Dr. Karin Stalzer & Christina Schnitzler

Was den einen nährt, macht den anderen krank

Fünf-Elemente-Ernährung
für jeden Stoffwechseltyp

BACOPA VERLAG

Wichtiger Hinweis: Die hier vorgestellten Methoden, Ideen und Vorschläge können und sollen nicht die Beratung durch einen Arzt oder Heilpraktiker ersetzen. Bei Gesundheitsproblemen sollten Sie daher einen kompetenten Therapeuten konsultieren. Sprechen Sie mit Ihrem Therapeuten über die Empfehlungen in diesem Buch, aber auch über gesundheitliche Probleme, die eventuell medizinisch diagnostiziert oder betreut werden müssen. Autoren und Verlag lehnen jegliche Verantwortung für Folgen, die direkt oder indirekt aus der Lektüre dieses Buches entstehen, ab.

Komplett überarbeitete Neuausgabe der 6. Auflage 2018 der im Windpferd Verlag erschienenen Erstausgabe *Was den Einen nährt, macht den Anderen krank*

Umschlaggestaltung und -illustration: Jennifer Jünemann – bitdifferent
Layout und Satz: Marx Grafik & ArtWork
Printed in Germany · ISBN 978-3-86410-055-0

Dieser Titel wurde von Windpferd in den BACOPA Verlag übernommen.

4521 Schiedlberg/Austria
Telefon: +43 (0)7251 22235
E-Mail: office@bacopa.at, verlag@bacopa.at. www.bacopa-verlag.at

7. überarbeitete Auflage 2024

Printed in the European Union

ISBN 978-3-99114-078-8

Vorwort zur 7. Auflage

Die Zeit ist reif: Wir verabschieden uns endlich von allgemein gültige Ernährungsregeln, die für alle Menschen gesund sein sollen! Das Umdenken ist zu spüren: Viele Menschen stoßen an ihre Grenzen mit „gesunder" Ernährung und machen sich auf die Suche. Moderne Wissenschaftler forschen weltweit und suchen die Personalisierte Ernährung. Auch die noch junge Epigenetik erforscht, wie wir mit unserer Ernährung und Lebensführung das Ablesen unserer Gene möglichst günstig beeinflussen können. Das ist sensationell: Glaubte man doch lange, seinen Genen ausgeliefert zu sein.

Trotz einer Flut neuester Erkenntnisse sind moderne Gentests immer noch nicht in der Lage, ein Profil abzubilden, von dem man eine wohltuende Alltagsernährung ableiten kann. Vielmehr zeigen die Auswertungen vor allem, wo man gewisse Engpässe hat zum Beispiel bei der Entgiftung, dem Stressabbau, dem Bilden von Vitamin D, weil bestimmte Enzyme und Rezeptoren besser oder schlechter gebildet werden können.

Das hat uns in unserem Grundsatz bestärkt, immer zuerst die Ernährung in Ordnung zu bringen, also die angeborenen Bedürfnisse nach Nährstoffen wie in diesem Buch beschrieben mit köstlichen Mahlzeiten zufriedenstellen. Das bringt unsere Leser und Kunden in die Eigenverantwortung für ihre Gesundheit und ihre Zufriedenheit – mit etwas, was sowieso jeder täglich tut: Essen. Dadurch erhöht sich ihr Wohlbefinden enorm und unsere Leser und Kunden stellen sich allen Herausforderungen im Leben auf einem höheren Niveau.

Die wichtigsten Änderungen in dieser Auflage:

- Wir haben aufgrund unserer langjährigen Erfahrungen bei einigen Rezepten den Kohlenhydratanteil reduziert und den Fettanteil erhöht. Unser Ziel ist es, dazu beizutragen, den Anstieg an Menschen mit Insulinresistenz und Diabetes Typ 2 zu stoppen und eine Umkehr zu bewirken. Zu diesem Zweck führen wir derzeit mit mehreren Kolleginnen eine Studie durch.

- Unser Test ist genauer geworden: Seit wir den angeborenen Stoffwechseltyp testen und nicht das, was sich gerade zeigt, weil die Testperson stark unter Stress ist, sind die Testergebnisse klarer geworden und die Kunden finden noch schneller ihre Wohlfühlernährung.

Viel Spaß beim Lesen wünschen Dr. Karin Stalzer und Christina Schnitzler

Mühldorf, März 2024

Danksagung

Unser ganz besonderer Dank gilt Daniela Gallerano für das biochemische Wissen, das sie uns mit viel Geduld und Geschick vermittelt hat. Vielen Dank für das Korrekturlesen und die wertvollen Anregungen zum Manuskript beim Werden dieses Buches an Christinas Mutter, Irene Groß, mit ihrer langjährigen Verlagserfahrung, und an Dr. Günter Baumgart, mit seinem journalistischen Gespür.

Ein großes Dankeschön auch an unsere Seminarteilnehmer und Klienten, von denen wir während unserer Arbeit ständig dazulernen: Danke für das Vertrauen, das Sie uns entgegenbringen und die Bereitschaft und Offenheit von uns zu nehmen.

Wir bedanken uns ebenso bei unseren Lehrerinnen Barbara Temelie und Susanne Peroutka, die es uns mit ihren Ausbildungen ermöglicht haben, diesen Weg zu gehen.

Last but not least, unseren Männern Gerhard und Reinhard danke für die liebevolle Unterstützung nicht nur beim Schreiben dieses Buches, sowie auch an Christinas Kinder Timon und David, die sie zwischendurch immer wieder vom Computer weggelockt haben, um ihr zu zeigen, dass es auch noch andere wichtige Dinge im Leben gibt.

Wien, im Februar 2007

„Was den einen nährt,
bringt den anderen um.“

Titus Lucretius Carus, Römischer Dichter und Philosoph,
lebte vermutlich von 98 – 55 v. Chr.

Inhalt

TEIL 1:

Das Ernährungskonzept

Zwei Methoden – ein Ziel

Als wir uns unabhängig voneinander vor einigen Jahren dafür entschieden, eine Ausbildung in Ernährungsberatung nach der Traditionellen Chinesischen Medizin zu beginnen, waren wir Feuer und Flamme für dieses Ernährungskonzept. Daran hat sich bis zum heutigen Tag nichts geändert. Beide machten wir die ersten Erfahrungen mit den Prinzipien der 5-Elemente-Küche, wie die Ernährung nach der Traditionellen Chinesischen Medizin auch genannt wird. Schon bald stellten sich erste Erfolge ein: Uns war nicht mehr kalt, wir fühlten uns viel wohler, so manche Verdauungsprobleme, wie etwa Magendrücken oder Müdigkeit nach dem Essen, waren vorbei. Als wir dann, bereits als Ernährungsberaterinnen tätig, einander kennenlernten, hatten wir jedoch beide ein wenig zugenommen und waren immer noch nicht ganz zufrieden mit unserer Ernährung. Wir spürten: Irgendetwas passte noch nicht ganz – doch was? Auf einem Seminar, das wir zufällig gemeinsam besuchten, hörten wir von unterschiedlichen Stoffwechseltypen. Das konnte eventuell die Lösung für uns sein. Wir fassten damals den Entschluss, dieses Thema gemeinsam näher zu erforschen und das Wissen darüber in Seminaren weiterzugeben. Aus diesen Erfahrungen heraus entstand auch die Idee, darüber ein Buch zu schreiben. Das Ergebnis halten Sie nun in Händen.

Neu daran ist, dass wir auf unseren Seminaren und in diesem Buch zwei wichtige Ernährungs-Methoden von Ost und West in einer engen Verbindung miteinander vorstellen. Die Einzigartigkeit der chinesischen Ernährungslehre indes bleibt dabei ebenso erhalten wie der westliche Ansatz vom individuellen Stoffwechselprofil. Beide Methoden haben den ganzen Menschen im Blick und dasselbe Ziel, nämlich einen gesunden Stoffwechsel. Daher lassen sie sich gut miteinander kombinieren, und ihre Kombination ermöglicht es uns, in den Genuss einer Ernährung zu kommen, die auf die ganz individuellen, persönlichen Stoffwechselbedürfnisse eines Menschen eingehen und zugleich auf wichtige äußere Gegebenheiten, wie etwa Jahreszeit, Lebensalter, berufliche und familiäre Anforderungen, gezielt reagieren kann.

Es gibt keinen disziplinlosen Esser – nur die falsche Ernährung!

Nachdem wir unter Berücksichtigung unseres Stoffwechseltyps ohne Diät wieder abgenommen hatten, machten wir auch bei unseren Klienten die wichtige Erfahrung: Es gibt keinen disziplinlosen Esser – nur die falsche Ernährung.

Sobald unser Körper gut versorgt ist, sind wir zufrieden. Die Gier auf bestimmte Dinge fällt ganz von alleine weg. Dazu das Beispiel einer unserer Klientinnen, Alice K. 57 Jahre alt:

Mein ganzes Leben habe ich damit verbracht, ständig ab- und meistens wieder mehr als vorher zuzunehmen. Ich konnte mich nie „normal" ernähren, weil ich ständig Hunger hatte. In den letzten Jahren habe ich das Abnehmen auch nicht mehr geschafft und habe daher langsam, aber kontinuierlich mehr als 20 Kilo zugenommen. Ganz gleich, was ich aß und wie ich es aß, ich litt ständig unter Hungergefühlen, und Konditoreien bzw. Cafés übten eine ungeheure Anziehungskraft auf mich aus.

Nach der entsprechenden Ernährungsumstellung stellte ich fest, dass ich mit viel kleineren Portionen auch satt wurde, viel seltener Hunger bekam und auf Zwischenmahlzeiten und Konditoreibesuche sehr leicht verzichten konnte. Mit der Zeit wurden die Mahlzeiten noch etwas kleiner. Ich fühlte mich blendend. Noch nie in meinem Leben hatte ich so wenig Hunger – ja, ich dachte nicht mehr ständig ans Essen, und der Zeiger der Waage begann sich langsam, aber ständig abwärts zu bewegen. So etwas war mir noch nicht vorgekommen.

Frau K. vertritt den wahrscheinlich ältesten Stoffwechseltyp. Viele hunderttausend Jahre gab es auf dem Speiseplan des Homo sapiens nur wenig pflanzliche Nahrung, dafür aber vorwiegend tierisches Eiweiß. Die Menschen ernährten sich hauptsächlich von der Jagd und sammelten dazu nur in geringem Umfang wilde Pflanzen. Ackerbau und Viehzucht hingegen sind in unserer Ernährungsgeschichte erst seit kurzem vertreten. Viele Menschen vermochten sich zwar an diese „neue" Art der Ernährung anzupassen – aber nicht alle. Diejenigen, die es offenbar nicht konnten, brauchen, um sich wohl zu fühlen, nach wie vor relativ viel tierisches Eiweiß und Fett. Letztere wurden in unserer aufgeklärten westlichen Ernährungswelt pauschal für ungesund erklärt, und sie ohne strenge Beschränkungen zu sich zu nehmen, gilt nicht nur als unmodern, sondern ist geradezu verpönt.

Was macht man nun, wenn man aber so einem „alten, unangepassten" Stoffwechseltyp angehört? Man versucht, nicht weiter aufzufallen und ebenso diszipliniert zu sein wie die schlanken „Getreideesser", die man insgeheim bewundert. Leider ist jedoch dieser „alte" Stoffwechseltyp damit überhaupt nicht gut versorgt, bekommt sehr schnell wieder Hunger, vor allem auf Süßes, schleicht sich dann verstohlen in eine Konditorei, übt die altbekannte „Morgen-Diät" („Morgen beginne ich mit der Diät!") oder isst 5-mal am Tag, weil er ständig Hunger hat, und nimmt dann langsam, aber sicher zu.

Unser Stoffwechsel ist so individuell wie unser Fingerabdruck!

Dr. med. Roger Williams (1893 – 1988) war Medizinstudent, als sein Blick auf einer Übersicht in seinem Anatomiebuch hängen blieb: 19 Mägen, alle gesund, aber keiner glich dem anderen. Und Williams kam der Gedanke: Wenn wir Menschen uns nicht nur, wie jeder weiß, nach unserem Aussehen, nach Haarfarbe, Körpergröße, Schuhgröße, oder nach der Form unserer Arme und Beine voneinander unterscheiden, sondern derart auch in der Gestalt unserer inneren Organe, so ist es doch naheliegend, dass wir auch in unseren Zellen merklich verschieden sind. Und wenn wir uns da unterscheiden, ist es nur logisch, auch nach der unterschiedlichen Zusammensetzung unserer Körperflüssigkeiten zu fragen und – weiter – nach unterschiedlichen Ernährungsbedürfnissen und individuellem Nährstoffbedarf.

Roger Williams ließ dieses Problem von da an nicht mehr los. Er wurde ein berühmter Biochemiker und stellte später u. a. fest, dass der Kaliumspiegel im Blutplasma einzelner Menschen um 300 Prozent, der Kalziumbedarf um 500 Prozent variieren kann, und die pH–Werte im Urin von Kindern stark voneinander abweichen, selbst wenn diese Kinder die gleiche Nahrung zu sich nehmen und in der selben Umgebung leben.

Williams ging davon aus, dass die Menschen sehr krank werden können, wenn sie ihre unterschiedlichen Ernährungsbedürfnisse nicht oder nur ungenügend berücksichtigen. Er schrieb: *„Es ist für mich sonnenklar, dass Unterernährung auf Zellebene – das heißt, eine nicht ausgewogene oder* *ausreichende Ernährung – als eine der Hauptursachen menschlicher Krankheiten angesehen werden muss. Jahrzehntelange biochemische Forschung lassen nur diese eine logische Schlussfolgerung zu.*

Was bedeutet das für die Praxis? Wir müssen eine Methode entwickeln, um die individuellen Stärken und Schwächen der Menschen noch genauer zu erfassen. Nennen Sie es ‚Stoffwechselprofil' oder wie immer Sie wollen, aber auf jeden Fall brauchen Sie diese Informationen, um eine vernünftige Ernährungsempfehlung zusammenzustellen, die auf die individuellen Bedürfnisse zugeschnitten ist.“

Seinen Stoffwechsel kennen bringt viele Vorteile

Es ist sehr wichtig, zu wissen, welchem Stoffwechseltyp man angehört, denn das hat Auswirkungen auf unseren Ernahrungsbedarf, unsere psychische Zufriedenheit, unseren Charakter und nicht zuletzt auf die Lebensqualität und unser Wohlbefinden. Es besteht ein ganz unmittelbarer Zusammenhang zwischen unserem Verhalten nach außen und unserer Verfassung auf Zellebene. Gerade beim Essen, einem der elementarsten Bedürfnisse, lässt sich der wahre Sachverhalt schwer unterdrücken oder auf Dauer verleugnen. Sind unsere Zellen schnell und gefräßig, wird es uns schwer fallen, dies angesichts einer reich gedeckten Tafel nicht zu zeigen. Sind unsere Zellen gut gesättigt oder einfach langsam, so werden wir auch nicht übermäßig schnell zugreifen. Der Zellstoffwechsel gehört zu den Faktoren, die den Charakter prägen, und zeigt sich dabei insbesondere im Umgang mit dem Essen.

Um das zu verdeutlichen, haben wir fünf anschauliche Vertreterfiguren für die einzelnen Stoffwechseltypen erfunden, mit deren Hilfe wir anhand von Beispielen und Geschichten zeigen wollen, welche Prägungen und Vorlieben die Unterschiede im Stoffwechsel mit sich bringen können.

Lernen Sie unsere fünf Freunde gleich einmal kennen und verfolgen Sie gespannt mit uns, wie verschieden ihre Reaktionen angesichts eines reichhaltigen Büfetts ausfallen können:

„Das Buffet ist eröffnet!“

Mit diesen Worten hat soeben der Vater der Braut, **Werner Waghals**, seine Rede anlässlich der Hochzeit seiner Tochter Winnie beendet. „Na endlich!“ denkt sich **Erich Emsig**, einer der 150 geladenen Gäste. Ihm knurrt der Magen schon seit Stunden, und vom Buffet hatte ihn nur noch die Brautrede getrennt. Erich Emsig lässt sich die Aufforderung, das Festmahl zu beginnen, nicht zweimal sagen. Schon während der Rede hat er sich einen guten Platz am Buffet gesichert, nun langt er tüchtig zu. Den krönenden Abschluss bildet der wiederholte Gang zu den süßen Desserts.

Erich ist aber nicht allein, die Schar der Gäste beteiligt sich „an der Schlacht ums Büfett“. Aus sicherer Entfernung kann man beobachten, dass sich jeder ähnlich und doch auch wieder ganz anders verhält.

Winnie, die Braut, zum Beispiel, ist heute noch aufgeregter als sonst. Sie hat überhaupt keinen Hunger. Da geht es ihr ganz wie ihrem Vater Werner Waghals. Ihr Bräutigam, **Anton Ausdauer**, kann sie jedoch dazu überreden, ein wenig zu kosten. Winnie schwirrt deshalb im Laufe des Abends zweimal zum Buffet und nimmt sich etwas Suppe und ein klein wenig vom warmen Fischfilet mit Reis. Dann ist sie „ganz satt“, wie sie ihrem besorgten Ehemann versichert. Sie unterhält sich köstlich mit ihren Verwandten und Freunden, das Buffet lässt sie für den Rest des Abends links liegen.

‚Kein Wunder!‘, dass Winnie so schmal ist,“ denkt sich Tante Annie, „– das Kind isst ja nichts!“ Wenn Tante Annie ehrlich ist, hat sie Winnie in Bezug auf das Essen nie anders erlebt. Es ist, als wäre Winnie ständig auf der Flucht und das Essen würde ihren Magen unnötig belasten.

Annie Ausgewogen hält es beim Essen wie auch sonst in ihrem Leben – immer ausgewogen in der Mitte. Sie liebt es gemäßigt und von allem etwas. Sie wählt daher einige der Köstlichkeiten des üppigen Buffets und nimmt dann gern an den Reigen und Gesellschaftstänzen teil, die zur Unterhaltung der Gäste angeboten werden.

Anton Ausdauer, den Bräutigam, kann so leicht nichts aus der Ruhe bringen, nicht einmal die eigene Hochzeit. Er genießt ordentliche Portionen der herzhaften Leckerbissen und plaudert dabei mit seinen Freunden und Verwandten, die sich im Laufe des Abends zu dem umgänglichen und gemütlichen Anton gesellen.

In der Zwischenzeit hat **Lisa Langsatt,** ohne es zu ahnen, Erich Emsig verärgert. Lisa war unmittelbar vor ihm in der Schlange zur Hochzeitstorte gestanden und hatte so lange gustiert, bis eine andere Reihe schneller bedient worden war. Als nämlich Lisa endlich wusste, was sie wollte, war das letzte Stück Trüffeltorte, das Erich Emsig gern gehabt hätte, von der anderen Seite her schon weg geholt worden, und Erich musste mit der Schwarzwälder Kirschtorte vorlieb nehmen. So etwas kann ihm schon mal die Laune verderben!

Verlassen wir die Hochzeitsgesellschaft nun an diesem Punkt. Wir werden Annie Ausgewogen, Werner und Winnie Waghals, Anton Ausdauer, Lisa Langsatt und Erich Emsig auf den Seiten dieses Buches noch öfter begegnen. Einen wesentlichen Schwerpunkt wird dabei die Beschreibung der passenden Ernährung für die einzelnen Stoffwechseltypen bilden, denn mit dem „richtige Futter" bleibt Anni weiterhin so ausgewogen, sind Werner und Winnie nicht mehr ständig auf der Flucht, hat Anton etwas mehr Antrieb, findet Lisa ihr Stück Torte schneller und hat Erich keinen Heißhunger mehr. Wenn wir wissen, was unserem Stoffwechsel gut tut, können wir unsere Ernährung verbessern, indem wir sie unserem individuellen Nährstoffbedarf anpassen. So können wir gezielt unsere Lebensqualität steigern und den Stoffwechsel auf allen Ebenen unseres Körpers, mental wie körperlich, wieder voll funktionstüchtig machen. Als Folge eines vollkommen gesunden Stoffwechsels bessert sich die Gesundheit meist deutlich.

Ein Organismus ist nicht wirklich ausgeglichen und gesund, solange er nicht optimal versorgt ist!

Unterschiede zur westlichen Ernährungslehre

Seit René Descartes (1596–1650) spricht man bei uns im Westen von wissenschaftlicher Vorgehensweise, wenn etwas ganz genau analysiert, also in seine Einzelteile zerlegt worden ist. Dies folgt einem mechanistischen Weltbild, in dem der Mensch letzten Endes als eine Maschine betrachtet wird. Obwohl dieser Denkansatz in den Köpfen nicht weniger Vordenker längst überwunden ist, beherrscht er immer noch den etablierten Wissenschaftsbetrieb. Dies gilt auch für die westliche Ernährungslehre. Da sie als wissenschaftlich anerkannt werden will, liefert sie eine genaue Analyse der Inhaltsstoffe der Nahrungsmittel und bemüht sich um ein Modell der biochemischen Vorgänge im menschlichen Körper. Im Ergebnis wird dann versucht, alle für die einzelnen biochemischen Abläufe in unserem Körper notwendigen Lebensstoffe aufzulisten und die dafür entsprechend ihrem Gehalt geeigneten Nahrungs- und Nahrungsergänzungsmittel zu empfehlen.

Das wäre im Prinzip auch in Ordnung, wenn die westliche ***Diätetik*** dabei im Großen und Ganzen nicht davon ausginge, dass die gesunde Ernährung für alle Menschen ein und dieselbe ist, und nicht allen Menschen dieselben Anteile an Fett, Eiweiß und Kohlenhydraten vorschriebe.

Die chinesische Ernährungslehre hingegen, aber auch die Arbeit mit den Stoffwechseltypen, unterscheiden sich in manchem, besonders aber in diesem Punkt sehr von der westlichen Ernährungslehre. In der chinesischen Ernährungslehre wird das Prinzip der Bekömmlichkeit groß geschrieben. Die Frage, ob mein Körper die Inhaltsstoffe aus der Nahrung auch aufnehmen und zu seinen eigenen machen kann, also auch tatsächlich „verstoffwechselt", ist hier mindestens genauso wichtig, wie die Frage nach den Inhaltsstoffen. Was nützen die besten Inhaltsstoffe, wenn mein Körper sie nicht verwerten kann?

Bei der Berücksichtigung der Stoffwechseltypen wird darauf geachtet, ob die aufgenommene Nahrung den individuellen Nährstoffbedarf auch tatsächlich befriedigt. Was helfen die „gesündesten" Inhaltsstoffe, wenn mein Körper, so wie er beschaffen ist, ganz andere braucht? Was bringt mir der gesündeste Fisch, wenn ich mich nach dem Essen nicht wohl fühle, sehr gereizt bin und daher mit meinem Partner zu streiten anfange? Was nützt mir der ach so gesunde grüne Tee, wenn er mich abkühlt, austrocknet und so meine Körpersäfte reduziert?

Die schwache Seite stärken!

Die schwache Seite ist Ausdruck eines körperlichen Ungleichgewichts, welches sich in Symptomen niederschlägt. Es gibt zwei Wege, mit diesen Symptomen umzugehen: Man kann das Symptom unterdrücken, dem Körper sozusagen eine Krücke geben. Oder aber man versucht, das Übel an der Wurzel zu packen und die Ursache zu beseitigen. Sowohl die chinesische Medizin und Ernährungslehre, als auch die Berücksichtigung des Stoffwechseltyps arbeiten nach dem Grundsatz die schwache Seite zu stärken, und nehmen so dem Symptom die Ursache. Dazu ein Beispiel: Jemand leidet unter trockenen Augen. Symptombehandlung: Der Betreffende besorgt sich in der Apotheke Augentropfen. Die Augentropfen befeuchten zwar die Augen, nehmen die Ursache für die Trockenheit aber nicht weg. Das Symptom der trockenen Augen wird lediglich unterdrückt, solange die Tropfen wirken.

Ursachenbehandlung: Bei der chinesischen Ernährungsberatung wird Leber-Blut-Mangel festgestellt – gemäß der Traditionellen Chinesischen Medizin ein Ungleichgewicht, das unter anderem mit trockenen Augen einhergeht. Der Betreffende gleicht durch entsprechende Ernährung den Leber-Blut-Mangel aus. Er behebt somit die Ursache für die trockenen Augen langfristig.

Die Augentropfen verschaffen Linderung, verhindern aber, sich mit dem Ungleichgewicht auseinanderzusetzen. Dadurch kann es im Lauf der Zeit schlimmer werden, die Symptome werden stärker oder neue kommen hinzu. Es kann also sein, dass man dem Körper mit ausschließlicher Symptombekämpfung langfristig schadet. Ideal wäre aus unserer Sicht eine Kombination beider Methoden: Lindern und Ausgleichen.

Sowohl die Traditionelle Chinesische Medizin als auch die Berücksichtigung des Stoffwechselprofils stärken die jeweils schwache Seite des Körpers.

Die Vorteile sind zahlreich: Der Körper kommt wieder ins Gleichgewicht, „in seine Mitte“; Energieniveau, Aktivität und Leistungsfähigkeit steigen; die Fähigkeit zu Muße und Regeneration verbessert sich deutlich; die Selbstheilungskräfte können sich entfalten.

Warum Sie dieses Buch unbedingt lesen sollten

In den folgenden fünf Kapiteln erfahren Sie Näheres über die typischen Charaktermerkmale, Vorlieben und Abneigungen der einzelnen Stoffwechseltypen. Im Anschluss daran lernen Sie die Prinzipien der chinesischen Ernährungslehre kennen.

Sie erfahren, was es bedeutet, auf Kälte, Hitze oder Stress mit Ernährung adäquat zu reagieren, wie Ihnen die Ernährung bei Schlaflosigkeit helfen kann, was Sie bei einer beginnenden Erkältung tun können, wie Sie Ihr Immunsystem stärken oder Verdauungsbeschwerden loswerden.

Ebenso erfahren Sie, wie die Stoffwechseltypen entdeckt worden sind, welche die theoretischen Hintergründe dieser Stoffwechsellehre sind und wie es zur Ausprägung der einzelnen Typen gekommen ist. Wir unternehmen einen kleinen Abstecher in die Biochemie und zeigen die Unterschiede der einzelnen Typen in Zellstoffwechsel und autonomem Nervensystem auf. (Beide Körperebenen werden durch Essen ganz unmittelbar beeinflusst.)

Der Praxisteil gehört dem Konzept einer idealen Ernährung. Hier lernen Sie die unterschiedlichen Stoffwechselprofile mit ihren Ernährungsvorlieben kennen und erfahren, wie Sie sich bekömmlich ernähren und zugleich so richtig „zufrieden-essen" können. Dadurch tragen Sie zur Verbesserung Ihres Wohlbefindens, Ihrer Vitalität, Ihrer Lebensfreude und nicht zuletzt zu Ihrer Gesundheit bei.

Im dritten Teil finden Sie zahlreiche Rezepte, die alle, wie man hier sagt, ***„im Kreis"*** geschrieben sind. Es handelt sich dabei nämlich um eine bestimmte, ganz leicht zu erlernende Kochtechnik der chinesischen Ernährungslehre, die es ermöglicht, zu würzen wie ein Sternekoch, selbst wenn man nie kochen gelernt hat. Für jeden Stoffwechseltyp gibt es eine Auswahl an schnellen Rezepten mit Zutaten, die fast ausschließlich aus unserer Region stammen.

Wenn wir am Anfang dieser Einführung festgestellt haben, dass wir uns beide nach wie vor den Prinzipien der chinesischen Ernährungslehre verpflichtet fühlen, so stimmt das mit folgendem Zusatz: unter Berücksichtigung des Stoffwechselprofils. Erst die Kombination der Prinzipien der 5-Elemente-Lehre mit dem jeweiligen Stoffwechseltyp ermöglicht nach unserer Überzeugung allen Menschen eine individuelle Ernährungsform, die zufrieden, ja, glücklich macht. Bei dieser Kombination spüren Sie, dass Sie wirklich satt werden und gut versorgt sind. (Das Wissen darum und die Schritte zu seiner Umsetzung möchten wir mit Ihnen teilen. Deshalb dieses Buch.)

Unsere Stoffwechseltypen Annie, Lisa, Erich, Anton, Winnie und Werner sind frei erfunden. Ähnlichkeiten mit Ihnen, Ihren Freunden, Familienmitgliedern oder Bekannten sind natürlich erwünscht, damit Sie sich und andere wiedererkennen. Wir können jedoch nur einen mehr oder minder groben Umriss der Typen vermitteln, denn jeder von uns hat seine eigene individuelle Prägung. Nicht alle der vorgestellten Merkmale müssen bei jedem der hier beschriebenen Typen zu finden sein.

Und: Im Falle von Krankheit ersetzt stoffwechselgerechte Ernährung den Arztbesuch nicht, ist aber eine gute Begleitung, um eine möglichst hohe Lebensqualität zu erlangen oder sogar gesund zu werden.

Ernährung nach dem Stoffwechseltyp

Der unternehmungslustige Sympathikustyp Werner Waghals

Auf dem Weg zwischen unseren beiden Praxen steht mitten in Wien ein Bunker, der aus dem Weltkrieg übrig geblieben ist. Seine Sprengung würde an den umliegenden Gebäuden zu viel Schaden anrichten und so wird er nun lieber genutzt, und zwar mehrfach, unter anderem als Kletterwand. Oft beobachten wir dort drahtige, dynamische Gestalten bei dem ehrgeizigen Versuch, die ca. 30 Meter hohe 90-Grad-Wand zu erklimmen. Würde man ihren Stoffwechsel testen, wäre die Ausbeute an Sympathikustypen überdurchschnittlich hoch. Sympathikustypen sind von Natur aus eher schlank bis hager, bewegen sich ausgesprochen gern und gut. Sie besitzen ein sehr gutes Körpergefühl, haben gute Reflexe, sind „trittsicher" und können sich auf ihren Körper verlassen. Angst in Bezug auf körperliche Funktionen ist ihnen fremd. Sympathikustypen findet man oft unter Sportlern, wie zum Beispiel **Werner Waghals**. Vor rund 20 Jahren hatte er die Sportteile der Tageszeitungen gefüllt, als es für ihn fast Routine war, zahlreiche Berge ohne Seil und Pickel zu erklimmen. Er war Extremkletterer. Als dann jedoch seine Tochter Winnie auf die Welt kam, gab er diese Sportart im Interesse seiner Familie auf. Sein Leben aber wurde dadurch um nichts ruhiger. Werner Waghals hat seine Finger, wie man zu sagen pflegt, beinahe überall drin. Ihm gehört eine Kette von Wettbüros für Sportwetten, er ist Funktionär in zahlreichen Sportvereinen und Entdecker und Förderer so manchen Nachwuchstalents im Klettersport, um nur einige seiner Beschäftigungen aufzuführen.

Werner Waghals liebt schnelle Autos und pflegt einen rasanten Fahrstil. Insider-Kreise nennen ihn den „Schnellen Werner". Er ist nicht nur selbst schnell, er erwartet auch von seinen Mitmenschen ganz selbstverständlich, dass sie mit seinem Tempo mithalten und kann sehr ungeduldig werden, wenn dem nicht so ist. Auch beim Essen hat er wenig Verständnis für Menschen, die langsam sind und das Essen so richtig genießen wollen.

Seiner Überzeugung nach ist Ernährung nur notwendig um zu überleben, mehr nicht. Das ganze „Getue ums Essen", wie er alle Aktivitäten nennt, die sich länger als 10 Minuten um diese schmackhafte Angelegenheit drehen, kann ihn geradezu verärgern. Werner ist zwar kein Vegetarier, aber es macht ihn nervös, wenn er aus irgendwelchen Gründen öfter als dreimal mal pro Woche Fleischspeisen zu sich nehmen muss. Hat er mal zu viel gegessen, tut ihm „Dinner Cancelling" sehr gut, und er isst ab 17 Uhr nichts mehr. Das macht ihn wieder richtig fit. Wenn es seinen Freunden körperlich schlecht geht, ist Werner mit gut gemeinten Ratschlägen für Abhilfe stets zur Stelle. Leider halten seine Freunde Dinner Cancelling nicht so gut durch wie Werner. Der meint, das läge daran, dass seine Freunde einfach zu verweichlicht seien.

Als seine Tochter Winnie und sein Schwiegersohn Anton Ausdauer unlängst auf Hochzeitsreise in Wien waren, erfuhren sie während einer Führung durch die Hofburg – der Winterresidenz der österreichischen Herrscher – Näheres über den Essstil von Kaiser Franz Josef I. Bei festlichen Banketten war es Sitte, dass alle das Besteck in dem Augenblick weglegen mussten, sobald der Kaiser seine Mahlzeit beendet hatte. Franz Josef war kein Freund langatmiger Essgelage und so schnell, dass seine Minister und hohen Beamten dabei nie satt wurden. Es gehörte bereits zur Tradition, dass diese sich anschließend im Hotel Sacher trafen, um sich ausgiebig satt zu essen. Anton Ausdauer, in vieler Hinsicht das genaue Gegenteil seines Schwiegervaters, musste bei dieser Geschichte sehr an die Familientreffen mit Werner Waghals denken. Er beschloss im Stillen, es beim nächsten Mal auch so zu halten wie des Kaisers Minister im gemütlichen Wien, und anschließend woanders in aller Ruhe weiterzufeiern.

Wen wundert es, dass Werner Waghals bei so viel Tatendrang dazu neigt sich zu verausgaben. Aus chinesischer Sicht kann das zu Säftemangel führen. Die sogenannte Körpersäfte stabilisieren uns, sie geben uns Bodenhaftung, beruhigen den Geist, machen den Körper gelassen und entspannt. Werner verfügt also typbedingt über wenig Säfte und ist daher sehr geräuschempfindlich und leidet oft an Schlafstörungen. Schon als Kind hatte er einen leichten Schlaf und ein sensibles Nervenkostüm. Er neigt auch dazu, sich stets über alles Mögliche große Sorgen zu machen: Bevor er das Haus verlässt, kann es durchaus sein, dass er zwei- bis dreimal zurückläuft um zu kontrollieren, ob das Licht abgedreht oder die Tür zugesperrt ist. Winnie bekam das als junges Mädchen zu spüren, wenn sie abends allein unterwegs war. Ihr besorgter Vater rief sie mehrmals am Abend an, um sich nach ihrem Wohlergehen zu erkundigen. Und ohne triftigen Grund fragt sich Werner des öfteren, ob er wohl alle Rechnungen bezahlen kann. Die Beispiele ließen sich fortsetzen.

Es gibt immer wieder Zeiten in seinem Leben, da ist Werner Waghals Burn-out-gefährdet, was für ihn große Erschöpfung bis hin zu panikartigen Attacken bedeutet. Ein Zustand, den er leider schon kennengelernt hat. Er ist dann sogar zu erschöpft um schlafen zu können – ein Teufelskreis, denn auch das Abschalten braucht Kraft. Außerdem ist der Säfte- bzw. Yin-Mangel dafür verantwortlich. Ist das Yin reduziert, kommt der Geist nicht zur Ruhe. Dieses Ausgebranntsein geht bis in die tiefen Wurzeln des Körpers, der lange Zeit braucht, um sich zu regenerieren. Sympathikustypen neigen naturbedingt eher zum Burn-out-Syndrom als andere Stoffwechseltypen. Deshalb ist es wichtig für sie, genug zu schlafen, auch regelmäßig vor Mitternacht, und sich säftebildend zu ernähren. Suppen, Kompotte und Gedünstetes – also „suppige, saftige und soßige" Speisen sollten Teil der täglichen Nahrung sein, denn trinken allein gleicht diesen Säftemangel nicht aus.

Werner Waghals fühlt sich wohl, wenn er regelmäßig Getreide zu sich nimmt. Gekochtes Getreide z. B. in Form von Reis und Polenta bekommt ihm wesentlich besser als Brot. Ebenso braucht er viel Gemüse, lieber gekocht und gedünstet als roh. Wenn tierisches Eiweiß auf dem Speiseplan steht, wählt Werner am liebsten Pute, Huhn oder Fisch. Dann und wann isst Werner Waghals auch Schwein. Seit er stets auf genügend Eiweiß zu jeder Mahlzeit achtet, durchaus auch in pflanzlicher Form, also Bohnen, Linsen, Tofu und Tempeh, geht es Werner Waghals gesundheitlich deutlich besser. Er leidet nicht mehr so oft unter Blähungen, grippalen Infekten und schläft auch schon viel besser.

Bei Sympathikustypen überwiegen die Sympathikusreize des autonomen Nervensystems. Mit anderen Worten: Ihr autonomes Nervensystem aktiviert den Körper ständig so, als müssten sie vor einer Gefahr flüchten. Der Grundzustand von ausgeprägten Sympathikustypen ist, als wären sie ständig auf der Flucht: Die Blase hält den Urin zurück, der

Darm den Stuhl, die Nebennieren werden permanent angeregt Adrenalin auszuschütten, was zu einem gewissen Aufgeregtsein als Grundgefühl führt. Die Schilddrüse wird ebenfalls angeregt. Die Stoffwechselrate ist deshalb erhöht, und das führt dazu, dass Sympathikustypen meistens sehr schlank sind. Der Blutdruck kann erhöht sein, weil die Herzfrequenz typbedingt ebenfalls höher ist. Bei vielen sind die Pupillen erweitert, der Gesichtsausdruck ist wach. Sympathikustypen haben manchmal sogar Probleme mit dem Schlucken vor allem großer Bissen, weil die Speiseröhre zur Erschlaffung neigt.

Schwaches Verdauungssystem

Alle Funktionen rund ums Verdauen sind beim Sympathikustyp gehemmt, insbesondere die Magenperistaltik, die Drüsentätigkeit und die Darmperistaltik. Deshalb muss dieser Stoffwechseltyp unbedingt auch auf bekömmliche Portionen achten, andernfalls empfindet er schnell ein Völlegefühl und neigt zu Verstopfung.

Der Sympathikustyp hat von Natur aus ein schwaches Verdauungssystem. Wie soll er auf der Flucht auch noch ein Steak verdauen? Seine Leber baut vermehrt Glykogen ab, weshalb er Kohlenhydrate besser umwandelt.

Besonders abends wird Essen nur noch schlecht umgewandelt und verstärkt die Schlafprobleme, zu denen der Sympathikustyp ohnehin neigt. Das erklärt, wieso Werner Waghals in der Regel fleischloser Kost den Vorzug gibt und Dinner Cancelling liebt.

Generell wird die Arbeit seiner Bauchspeicheldrüse gehemmt, was zu einer geringeren Insulinproduktion führt. Dadurch ist der Blutzuckerspiegel nach einer Mahlzeit länger erhöht. Zugleich werden die Zellen schlechter mit Zucker versorgt, weil eben nicht genug Insulin da ist, um den Blutzucker zu den Zellen zu transportieren. Das führt einerseits zu einem lang anhaltenden Sättigungsgefühl, andererseits zu Verlangen nach Süßem und Obst. Der Blutzucker signalisiert Sättigung, die hungrige Zelle aber möchte vor allem mit Zucker versorgt werden, den Süßes und Obst versprechen. Ein Problem für den Sympathikustyp, dass aber dadurch „versüßt" wird, dass er weniger gefährdet ist, an Diabetes Typ 2 zu erkranken. Denn seine Bauchspeicheldrüse läuft kaum auf Hochtouren und kann sich daher auch nicht so leicht verausgaben, wie z. B. beim Glykotypen.

Seine ausgezeichnete Reaktionsfähigkeit und sein klares Denkvermögen verdankt er der guten Versorgung von Muskulatur und Gehirn mit Energie, was „auf einer Flucht“ sicher eher zum Überleben beiträgt als eine gute Verdauung.

Starke Stimmungsschwankungen, verursacht durch die wechselnd starke Anregung der Hormondrüsen, sind ebenfalls typisch für den Sympathikustyp. Die innere Anspannung und der Druck unter dem ein Sympathikustyp oft steht, kann sehr leicht zu Blockaden führen. Die chinesische Medizin bezeichnet es als Leber-Qi-Stagnation, wenn der freie Fluss des Qi im Körper unterbrochen ist. Durch die Blockade entstehen Überdruck auf der einen und Unterdruck auf der anderen Seite, bzw. kommt es zu Erscheinungen von Überfülle und von Mangel. Das wirkt sich auch auf unsere Emotionen aus: Reizbarkeit und Geladensein auf der einen Seite, Depression und Frust auf der anderen. Ein Zornesausbruch oder der Genuss von Alkohol verschafft zwar kurzfristig Erleichterung, aber am Tag danach ist meistens alles nur noch schlimmer. Der Sympathikustyp neigt mehr zur Überdruckseite: Nichts geht rasch genug, nichts geschieht so, wie man es möchte, und alles nervt.

Geringe Energiereserven

Das ständige Getriebensein kann mit der Zeit den gesamten Organismus des Sympathikustyps, vor allem die Nebennieren erschöpfen. Es ist daher sehr wichtig, die Sympathikusausprägung bei jeder Mahlzeit durch entsprechende Nahrung auszugleichen und in die Mitte zu bringen, so dass der Betreffende etwas ruhiger und langsamer wird. Wie, das erfahren Sie im Praxisteil!

Der gemütliche Parasympathikustyp Anton Ausdauer

Hier haben wir es mit jemandem zu tun, den nichts so leicht aus der Ruhe bringen kann. Unser Anton Ausdauer ist imstande, sich vor der eigenen Hochzeit noch ein Stündchen aufs Ohr zu legen, obwohl die ersten Gäste bereits eintreffen. Er bringt damit Winnie, seine Braut, und auch alle um sich herum, die nicht mit diesem Phlegma ausgestattet sind, zur Verzweiflung. Dafür hält Anton aber die ganze Nacht gut durch, verspeist gegen Morgen noch eine kräftige Portion Fleisch vom Hochzeitsbuffet und legt sich mit vollem Bauch zufrieden schlafen. Mit Letzterem hat er generell kein Problem. Im Gegenteil: Wenn er auf gut gemeinte Ratschläge hört, abends doch nur etwas Leichtes zu essen, kann es passieren, dass er mitten in der Nacht aufwacht und etwas essen muss, weil er sonst vor Hunger nicht weiterschlafen kann. Der Grund dafür ist seine starke Insulinproduktion, die auch dazu führt, dass er morgens schwer in Gang kommt, weil die Kohlenhydratreserven bereits aufgebraucht sind und der Blutzuckerspiegel niedrig ist. Anton hat deshalb morgens schon großen Hunger und freut sich auf ein Omelett aus mehreren Eiern, um dann gestärkt den Tag anzugehen.

Bei Anton Ausdauer wie bei Werner Waghals hat das autonome Nervensystem einen starken Einfluss auf die Charaktereigenschaften und die passende Ernährung. Nur sind bei Anton im Gegensatz zu Werner die Parasympathikusreaktionen besonders stark ausgeprägt. Keine Spur von Flucht wie bei Werner Waghals, sondern genau das Gegenteil: Heim kommen, zur Ruhe kommen, es sich in seiner Höhle behaglich machen. Unter dem Einfluss des Parasympathikus wird die Herzfrequenz gesenkt und werden alle Organe und Drüsen, die mit dem Verdauen zu tun haben, angeregt. Gute Restaurants nutzen das geschickt aus: Mit gedämpftem Licht und einer ruhigen Atmosphäre stärken sie den Parasympathikus ihrer Gäste, was den Appetit und die Verdauung fördert. Verdauungsprobleme kennt Anton Ausdauer auch nicht. Sowohl sein Magen als auch sein Darm sind sehr aktiv und verarbeiten die einverleibten Portionen problemlos.

Da er sich nicht in einer Fluchtposition befindet, schütten Antons Nebennieren wenig Adrenalin aus und die Schilddrüse arbeitet eher langsam. Auch seine Reflexe sind längst nicht so gut wie beim Sympathikustyp. Das ist auch der Grund, weshalb Anton körperliche Herausforderungen meist vorsichtig angeht. Spiele und Sportarten, bei denen man rasch reagieren muss, wie zum Beispiel Tennis, gehören nicht zu seinen Favoriten. Antons Körper ist darauf „programmiert“, Reserven aufzubauen. Auch schlanke Parasympathikustypen wirken selten mager und haben oft einen starken Knochenbau.

Seinem Wesen nach ist Anton Ausdauer eher konservativ. Unter Stress kann er nicht so gut denken, und so kommt es schon mal vor, dass er Neues, Ungewohntes lange vor sich her schiebt, vielleicht sogar die eine oder andere gute, kreative Idee im Sande verlaufen lässt. Wenn er sich aber durchgerungen hat, hilft ihm sein gutes Durchhaltevermögen seine Ziele zu erreichen.

Freunde schätzen an Anton vor allem seine Gemütlichkeit und die Gelassenheit die er verbreitet. Er kann stundenlang mit ihnen zusammen sitzen, ohne viel zu tun. Winnie hat in den Anfängen ihrer Beziehung oft versucht, Anton Ausdauer anzutreiben, was für ihn lästig, für Winnie mühsam war. An Antons Grundtyp änderte sich dadurch nichts. Winnie hatte sich bei dem Versuch Anton zu ändern, beinahe die Zähne ausgebissen. Sie stand kurz davor, die Beziehung zu beenden. Ein Gespräch mit ihrer Tante Annie Ausgewogen hat jedoch alles verändert. Nachdem Winnie nicht nur erkannt sondern auch akzeptiert hatte, dass sich Antons Phlegma niemals ändern wird, konnte sie viel besser damit umgehen. Inzwischen haben sie sogar geheiratet. Dass Anton so antriebsarm und träge ist, macht Winnie zwar zu schaffen, andererseits schätzt sie seine große Geduld und seinen Gleichmut. Den beiden ist jetzt schon klar, dass es vor allem Anton sein wird, der auf den zu erwartenden gemeinsamen Nachwuchs aufpassen wird. Die Ruhe, die er ausstrahlt, wird den Kleinen sicher gut tun, denkt sich Winnie oft.

Für Anton ist Essen eine überaus angenehme Beschäftigung. Am liebsten isst er fettes, rotes Fleisch, dazu Kartoffeln oder Knödel. Kurz: Es darf deftig sein. Zu Antons Lieblingsspeisen zählen neben Schweinebraten, Blut- und Leberwurst, Innereien und auch Eier. Wenn Winnie ihm eine besondere Freude machen will, bereitet sie ihm eine Gans zu, von der sie selbst nur kostet. Auch Butter mag Anton sehr, die haben sie immer im Kühlschrank.

Oft lieben Parasympathikustypen wie er Kaffee und scharfes Essen. Beides regt den Stoffwechsel an. Schärfe hilft zusätzlich Schleim zu vertreiben, der sich bei diesem Typ leichter ansammelt. Aus Sicht der chinesischen Medizin neigt ein Parasympathikustyp vermehrt zu Feuchtigkeitsansammlungen im Gewebe. Das sind z. B. nicht umgewandelte Nährstoffe, die abgelagert werden und häufig zu Übergewicht führen. Bei diesem Typ mit seinem ausgezeichneten Verdauungssystem ist Feuchtigkeit im Gewebe meist die Folge von Überkonsum. Besteht ein Großteil der Mahlzeiten aus Milchprodukten, Rohkost und Brot, kann das zu feuchter Kälte im Gewebe führen. Wenn die Kälte lange bestehen bleibt und Wärmendes in Form von scharfen Gewürzen, Alkohol oder emotionalem Stress dazukommen, wandelt sie sich sehr oft in feuchte Hitze um, die man unter anderem an stinkenden Stühlen, Blähungen, Problemen mit der Gallenblase und Migräne erkennt. Wird gegen die feuchte Hitze nichts unternommen und der falsche Ernährungsstil beibehalten, kann die Feuchtigkeit im Gewebe zu Schleim eindicken. Dieser bildet nach chinesischem Verständnis die Grundlage für Arteriosklerose und deren Folgen. Aber auch Gallensteine können durch lang anhaltende feuchte Hitze entstehen. Es ist daher auch für einen Parasympathikustyp wichtig, bei den Speisen und dem Ernährungsstil trotz seiner guten Verdauungstätigkeit auf Bekömmlichkeit zu achten. Auch dazu Näheres im Praxisteil.

Der aufgedrehte Glykotyp Erich Emsig

Erich Emsig wäre beinahe Werner Waghals' Schwiegersohn geworden. Winnie und Erich hatten eine heiße Affäre miteinander, die ein gutes Jahr dauerte. Anfangs war Erich schwer verliebt und sogar der Überzeugung, in Winnie seiner Traumfrau begegnet zu sein. Die Gründe dafür lagen auf der Hand. Winnie sieht nicht nur hinreißend aus: schlank, blond und sehr hübsch; es bereitet ihr auch keine Schwierigkeiten, auf seinen schnellen Witz einzusteigen. Mühelos folgt sie Erich, wenn er stundenlang in atemberaubendem Tempo von seinen Projekten erzählt, die ihn gerade beruflich und privat in Anspruch nehmen. Ebenso wie Erich, ist auch Winnie immer aktiv und stets zu Abenteuern aufgelegt. In ihrem gemeinsamen Jahr haben sie als Tramper eine tolle Fernreise unternommen und sich zwischendurch noch einige Städtereisen gegönnt. In der zweiten Hälfte des gemeinsamen Jahres war Erich jedoch zusehends müder geworden. Beruflich sehr ausgelastet, konnte er die vielen sportlichen und anderen Freizeitbetätigungen nicht mehr so ohne Weiteres durchhalten. Auf Dauer wurde ihm das zu viel und zugleich zog ihn Winnies Art nicht mehr so magisch in den Bann. Bevor es noch richtig zu kriseln begann, beendete Erich die Beziehung. Winnie und er sind gute Freunde geblieben.

Begleiten wir Erich Emsig nun auf einer seiner zahlreichen Dienstreisen: Wir befinden uns in einer größeren Stadt vor einem Hotel und sehen, wie er gerade die verschiedensten Sachen gleichzeitig macht. Während er telefoniert, zückt er seinen Notizblock und schreibt etwas auf. Nebenher winkt er ein Taxi heran und achtet darauf, dass sein Gepäck gut verstaut wird. Gerade hat er ein typisches Hotelfrühstück, bestehend aus Gebäck, etwas Butter, Marmelade, Kaffee und Orangensaft, hinter sich. Es fällt auf, wie viel er auf einmal erledigen kann. Er macht einen sehr energiegeladenen Eindruck und scheint alles unter Kontrolle zu haben. Dabei wirkt er ein bisschen wie ein Workaholic. Jedenfalls macht es Erich Emsig sichtlich Spaß, so viel auf einmal zu erledigen.

Obwohl erst Anfang 30, ist Erich Emsig bereits ein erfolgreicher Geschäftsmann und liebt es, neue Projekte anzugehen. Wie so oft fährt er heute mit dem Taxi zum Flughafen. Einige Telefonate später kommt er dort an. Er bezahlt den Fahrer und checkt sein Gepäck ein. Nur wenig später fällt sein Blick auf ein Flughafen-Café und, weil er noch etwas Zeit hat, gönnt er sich einen Espresso mit etwas Gebäck. Die anregende Wirkung des Koffeins hält aber nicht lange an, sehr bald wird er müde.

Bis vor einigen Jahren war Erich Emsig schön schlank. Inzwischen schleppt er ca. 20 kg Übergewicht mit sich herum. Die Ursache sieht er zwar in seinen vielen Geschäftsessen, aber er muss auch zugeben, dass er den vielen Verlockungen zwischendurch nicht widerstehen kann. In erster Linie locken ihn Backwaren wie Kuchen, Torten und Kekse. Selten bleibt es bei einem kleinen Stück, denn er kann nur schwer stoppen.

Die zwei Diäten, die Erich Emsig inzwischen hinter sich hat, zeigten nur kurze Zeit Wirkung. Bald meldeten sich die heruntergehungerten Kilos wieder an den Hüften und um den Bauch. Es waren nach jeder Diät sogar ein paar Kilo mehr als zuvor. Herr Emsig wurde von seinem Diätberater mit dem Prädikat „undiszipliniert" versehen, das er auch bereitwillig akzeptiert. Schließlich erlebt er sich ja selbst als unbeherrscht beim Essen. Im Unterschied zu seinen Kollegen, kann er an Bäckereien und Cafés leider kaum vorbeigehen ohne sich eine Kleinigkeit zu kaufen und diese auch gleich zu verzehren.

Ist Erich Emsig nun wirklich unbeherrscht und ein für allemal verloren für vernünftige Ernährungsvorschläge und ein Leben mit 20 Kilo weniger?

Wir sagen nein! Was steckt hinter seinem Essverhalten? Diese Frage lässt sich am besten klären, wenn wir zu den Ursprüngen seines Stoffwechseltyps zurückkehren. Da sind wir bis jetzt zwar auf Spekulationen angewiesen, weil die entsprechenden Erkenntnisse wissenschaftlich noch nicht ganz gesichert sind, aber etwa wie folgt, könnte es gewesen sein:

Wenn wir rund 500.000 Jahre in der Menschheitsgeschichte zurückgehen, begegnen wir unserem direkten Vorfahren, dem archaischen Homo sapiens. Mit ihm sind wir genetisch nahezu identisch. Die Abweichung beträgt lediglich 0,05 Prozentpunkte, denn es gibt geringfügige Unterschiede in der Anatomie. Diese Vorfahren lebten entweder in Afrika bzw. seit etwa 40.000 Jahren auch in Europa und erlebten hier die letzte Eiszeit. Europa war damals vom Norden bis nach Spanien mit Eis und Schnee überzogen. Es gab keine Jahreszeiten, dafür lange Perioden mit minus 30 Grad. Die Ausbeute an kohlenhydratreichem Essbaren, die unsere Vorfahren auf ihren Wanderungen fanden, war äußerst gering. Es werden vielleicht ein paar Flechten und Moose gewesen sein. In Ost-Afrika war die Situation zwar anders, aber nicht besser. Das viele Wasser war in Form von Eis gebunden und stand daher nicht zur Bewässerung zur Verfügung. In den Teilen der Welt, in denen es kein Eis gab, herrschte große Trockenheit. Die Ausbeute an Kohlenhydraten wird auch in Afrika eher bescheiden ausgefallen sein. Was also fanden die Menschen zum Essen um zu überleben? Vor allem Tiere. Tierisches Eiweiß hatte bei den kalten klimatischen Verhältnissen während der Eiszeit auch den Vorteil, dass es genügend Wärme und Energie lieferte.

Der damalige Mensch hatte mehrere tausend Jahre und unzählige Generationen Zeit, seinen Stoffwechsel an diese Gegebenheiten anzupassen. Er entwickelte Enzyme, die mit den seltenen Kohlenhydraten sehr effizient umgehen konnten. Diesem Stoffwechsel ging kaum ein Kohlenhydratmolekül durch die Lappen. Anders bei Fleisch und Fett. Wenn die mal nicht optimal verwertet werden konnten, war das kein großer Schaden, sie kamen ja viel öfter auf den Speiseplan.

Warum musste mit Kohlenhydraten so effizient umgegangen werden?

Unser Hirn benötigt Glukose, diese wird in erster Linie aus Kohlenhydraten erzeugt. Kohlenhydrate sind allerdings nicht essentiell. Das bedeutet, der Körper kann sich helfen und funktioniert auch dann, wenn er keine Kohlenhydrate von außen zugeführt bekommt. Um dann doch Glukose zu erzeugen, baut er Muskelmasse und Bindegewebe ab, um mit dem freigewordenen Eiweiß in einem besonderen Stoffwechselprozess, der so genannten Glukoneogenese, wieder Zucker bzw. Glukose aufzubauen. Dieser Prozess ist mühsam und verbraucht Körpergewebe, es ist also für den Körper leichter, wenn er direkt auf Kohlenhydrate zurückgreifen kann.

Für den eiszeitlichen Glykotyp bedeutete es also ein Festessen, wenn er Kohlenhydrate bekam, was allerdings sehr selten gewesen sein muss.

Der Glykotyp ist daher besonders begabt in der Glykolyse. Er wird auch oft als Fast-Oxidizer, zu Deutsch: Schnell-Verbrenner, bezeichnet, womit die effiziente Kohlenhydratverdauung gemeint ist.

Wir vergleichen das gerne mit einem Hochofen: Das Verdauungsfeuer des Glykotyps brennt lodernd vor sich hin. Kaum kommt ein Kohlenhydratmolekül hinein, ist es auch schon verbrannt. So schnell, dass man gar nicht mehr sicher sein kann, ob da überhaupt eines in den Ofen gekommen ist.

Die letzte Eiszeit ist längst vorbei und das Nahrungsangebot hat sich seitdem sehr gewandelt, das genetische Material von uns Menschen aber nicht unbedingt. Für den ausgeprägten Glykotypen von heute bedeutet diese Differenz: Er lebt in einem Schlaraffenland. Nach wie vor kann er Kohlenhydrate überdurchschnittlich schnell verdauen, nur besteht die Notwendigkeit dazu nicht mehr. Das aber hat sein Stoffwechsel auf Zellebene noch nicht „mitgekriegt".

Wie ergeht es Erich Emsig nach dem Genuss einer Kohlenhydrat-Mahlzeit? Er ist zunächst sehr gut drauf, ihm steht sehr schnell sehr viel Energie zur Verfügung, er kann sogar richtig überdreht sein. Diese Energie hält aber nicht lange an. Rasch bekommt er wieder Hunger und wird müde. Erich ist gewohnt, sich in solchen Fällen mit Kaffee und hochglykämischen Kohlenhydraten, also mit solchen, die den Blutzucker schnell und stark ansteigen lassen, aufzuputschen. Er ist sich dessen völlig unbewusst, aber sein Körper bekommt damit ein Problem und muss diese

Energie nun für später aufheben – er deponiert es als Fett. Herr Emsig weiß noch nicht, dass ihn zu viele Kohlenhydrate nicht satt, aber dick machen. Er empfindet sich selbst, wie gesagt, angesichts seines ständigen Kohlenhydratkonsums und seines Übergewichts als einen undisziplinierten Esser, er erlebt sich als „Daueresser". Der wahre Grund für sein Dilemma ist allerdings nicht mangelnde Disziplin, sondern sein Zellstoffwechsel. Die Kohlenhydrate, die Erich Emsig als Glykotyp so schnell verdaut, lassen seinen Blutzuckerspiegel, wie schon erwähnt, zunächst einmal rasch ansteigen, was das hohe Energieniveau, das relativ gute Gefühl und das Überdrehtsein erklärt. Dieser Energieschub hält aber nicht lange an, denn der Blutzuckerspiegel sinkt ebenso rasch wieder ab, und zwar umso schneller, je steiler er zuvor angestiegen ist. Erich bekommt sehr bald wieder Hunger und fühlt sich dann auch emotional nicht mehr so gut und beschwingt. Was liegt also näher, als erneut ein wenig zu essen, vorzugsweise Kohlenhydrate, die den Blutzucker rasch wieder in die Höhe treiben. Dass das für die Insulinproduktion auf Dauer nicht gesund sein kann, liegt auf der Hand. Wenn Erich Emsig diesen Ernährungsstil so weiter betreibt, läuft er Gefahr, irgendwann einmal an Diabetes Typ 2 zu erkranken. Die rasche Verbrennung lässt außerdem viel Kohlendioxid anfallen, was zur latenten Übersäuerung seines Blutes führt. Das kann die mal leicht ängstliche, mal leicht angriffslustige Grundhaltung des Glykotyps verstärken. Keinem Menschen tut es gut, ständig auf Hochtouren zu laufen. Früher oder später führt dieser Ernährungsstil bei Glykotypen wie Erich Emsig zu einer wachsenden Erschöpfung, die sie sich meistens nicht eingestehen und deshalb in der Regel so weitermachen wie bisher. Außerdem führt diese Art der Ernährung mit Sicherheit zu Übergewicht. Abhilfe bringt hier nur die Verlangsamung der Verbrennungsrate durch entsprechende Nahrungsmittel. Auch die für Erich ideale Ernährung finden Sie im „Teil 2: Praxisteil" dieses Buches.

Der langsame Betatyp Lisa Langsatt

Lisa Langsatt ist frisch verliebt. Der Glückliche ist uns bereits bestens bekannt, es ist Erich Emsig. Erich und Lisa haben einander vor ein paar Wochen auf der Hochzeit ihrer Freunde kennen gelernt. Lisa war Erich aufgefallen, als sich beide um ein Stück Hochzeitstorte angestellt hatten. Lisa hatte Erich erst bemerkt, als dieser später am Abend zufällig am selben Tisch Platz nahm, um sich von den wilden Tänzen mit der Braut Winnie zu erholen. Erich, wegen des verpassten Tortenstücks insgeheim noch ein wenig verärgert, wollte jedoch nicht unhöflich sein und so hat sich zwischen den beiden ein Gespräch entsponnen, das dann doch abendfüllend geworden war. Lisa Langsatt erzählte Erich zu vorgerückter Stunde, wie sie als Kind von den anderen gehänselt und „Lisa Langsam" geschimpft worden war.

Erich hat es fast zornig gemacht das zu hören und da fiel ihm auf, dass Lisa Langsatt ihm keineswegs gleichgültig war.

Lisa und Erich genießen ihre junge Liebe und beschließen einen gemeinsamen Urlaub in Italien zu verbringen. Kaum ist der Beschluss gefasst, findet man Erich einen ganzen Nachmittag in einem Spezialgeschäft für Wanderkarten. Lisa wundert sich ein wenig als sie Erichs dicke Tasche, prall gefüllt mit Karten und Plänen, beim Reisegepäck entdeckt, sagt aber nichts. Als Erich beim ersten Urlaubsfrühstück eine Wandertour von 7 – 8 Stunden vorschlägt, gesteht ihm Lisa, dass sie sich ihren Urlaub etwas ruhiger vorgestellt hätte. Erich schwant nichts Gutes. In seinen Gedanken bricht soeben das Kartenhaus aus Wander- und Tourenkarten in sich zusammen, mit denen er den gemeinsamen Urlaub mit Lisa bereits so nett geplant hatte. Während des Gesprächs mit Lisa wird ihm zusehends klar, dass es diesen Urlaub nach seinen Vorstellungen nicht geben wird. Fürs Erste lässt sich Erich mal auf Lisa und ihren so ganz anderen Rhythmus ein. Schon nach wenigen Tagen bemerkt er jedoch, um wie viel mehr das zu seiner eigenen Entspannung beiträgt. Bei Lisa brauchen Dinge und Tätigkeiten, denen er normalerweise kaum Beachtung und Zeit widmet und die er gleichsam nebenbei erledigt, sehr viel länger. Nicht dass sich Erich schon ganz angepasst hätte und restlos damit einverstanden wäre, aber er lernt damit zu leben. Insgeheim ist Erich von Lisas Art, den Dingen mehr Zeit zu widmen und den eigenen langsameren Rhythmus ernst zu nehmen, fasziniert.

Für Lisa ist es ein Albtraum, die heiß ersehnten Urlaubstage voll gestopft mit Aktivitäten zu verbringen. Nach einem klärenden Gespräch mit Erich hat sie sich wieder erholt und muss zugeben, dass ihr die vielen

Anregungen und Ideen die Erich einbringt, schon sehr gut gefallen. Ihr wird auch bewusst, dass ihr bisheriges Leben ohne Erich zwar wesentlich ruhiger verlaufen ist, jedoch auch etwas eintönig war, mit Erich hingegen an Schwung und Freude gewonnen hat. Sein dynamisches Wesen wirkt auf die manchmal leicht pessimistische Lisa belebend.

Auch bei den gemeinsamen Mahlzeiten sind die zwei sehr verschieden. Während Erich nach dem Frühstück, bestehend aus leckeren Croissants mit Butter und Marmelade, schon am Vormittag wieder einen Bärenhunger hat, ist Lisa zu dieser Stunde noch immer recht zufrieden und hat auch mittags noch keinen großen Appetit. Es ärgert sie etwas, dass sie mit Erich immer zeitig Essen gehen muss, denn sie fühlt sich ständig überfüttert und nimmt außerdem langsam aber sicher zu. Auch findet Lisa es komisch, dass Erich so mit dem Essen aufpassen muss bzw. peinlich genau darauf achtet, ob auch keine Zusatzstoffe drin sind, auf die er sofort reagiert. Lisa kennt diese Probleme nicht. Sie verträgt eigentlich alles gut. Nur zu fettes Essen macht sie müde und schlapp. Da sie Fett aber ohnedies nicht mag, lässt sie es nach Möglichkeit gleich weg.

Nach diesem Urlaub weiß jeder noch besser, was er am anderen liebt. Erich mag Lisas sanfte, ruhige Art, die ihm hilft etwas abzuschalten. Bei Lisa kann Erich so richtig gut entspannen. Lisa schätzt an Erich vor allem seine Vitalität und Lebensfreude. Beide stehen der Idee einer gemeinsamen Zukunft positiv gegenüber. Sehr bereichernd empfinden die beiden auch ihren Austausch beim Sport. Erich kann Lisa zum regelmäßigen Joggen und Radfahren motivieren. Sie spürt, dass ihr dies gut tut, weil sie dadurch insgesamt aktiver wird. Erich selbst lernt durch Lisa Entspannung durch Yoga kennen und wundert sich, warum er nicht schon von selbst auf die Idee gekommen ist, einen Kurs zu belegen.

An den Wochenenden macht Lisa gern ein Mittagsschläfchen, denn die schnelllebige Zeit, der sie in ihrem Job als Officemanagerin ausgesetzt ist, entspricht nicht ihrem normalen Rhythmus und sie sehnt sich deshalb nach Ruhepausen. Wenn Lisa im Büro zu viel auf einmal zu tun hat, reagiert sie auch mal gestresst, obwohl sie im Allgemeinen eher ruhig und überlegt ist.

Lisa Langsatt ist ein sogenannter ***Betatyp,*** der von seinem Wesen her eher als langsam und ruhig gilt. Er braucht diesen gemächlichen Rhythmus und wird alles tun, um ihn aufrechtzuerhalten bzw. um ihn wiederzuerlangen, wenn er mal genötigt war, anders zu leben. Das hat viel mit dem Zellstoffwechsel des Betatyps zu tun, den wir noch genauer kennenlernen werden. Wichtig ist jedoch, dass er nicht zu ruhig wird und in eine depressive, pessimistische Stimmungslage verfällt oder die Verdauung so langsam wird, dass er nach dem Essen vor Müdigkeit fast umfällt. Die richtige Ernährung kann den Betatyp sehr gut davor bewahren helfen.

Der Balancierte Stoffwechseltyp
Annie Ausgewogen

Annie Ausgewogen erfreut sich eines sonnigen, ausgeglichenen Gemüts. Sie wird von allen Seiten respektiert und geschätzt. Sie versteht ihre Mitmenschen recht gut, wenn sie deren Ansichten auch nicht immer teilt. Für ihre Toleranz und ihr Verständnis wird Annie von ihren Freunden und Bekannten sehr geschätzt, vor allem für ihre Art zuhören zu können und dann oft etwas zu sagen, das genau ins Schwarze trifft.

Seit sie denken kann, wollte Annie Ausgewogen mit Menschen arbeiten. Schon bald nach ihrer Ausbildung zur Lehrerin belegte sie Zusatzkurse und arbeitet nun als Lebensberaterin. Sie unterstützt ihre Klienten sehr erfolgreich, wenn diese für sich neue Wege entdecken. Annie liebt und braucht Gesellschaft, sie kann stundenlang mit Menschen zusammen sein. Im Gegensatz zu manch anderen, muss sie sich nicht zurückziehen um sich wieder erholen zu können. Der Grund dafür, so ungewöhnlich das klingen mag, ist ihr Stoffwechseltyp. Das stark ausgeprägte Bedürfnis des ausgewogenen Stoffwechseltyps, in der (eigenen) Mitte zu bleiben, bedeutet nämlich auch Wunsch und Fähigkeit, sich von einer Person oder einem Thema nicht gänzlich vereinnahmen zu lassen. Es verleiht Annie nach außen hin den Eindruck einer leichten Distanziertheit.

Annie geht die Dinge eher sachlich an, ganz im Gegensatz zu ihrem leidenschaftlichen Schwager Werner Waghals oder zu ihrer Nichte Winnie, die im Rahmen von Greenpeace für den Umweltschutz am liebsten durchs Feuer geht und schon aktiv an so mancher Aktion teilgenommen hat. Diese gewisse Nüchternheit befähigt Annie Ausgewogen dazu, auch bei Streitigkeiten zu vermitteln. Indem sie sich nie ganz auf eine Seite einlässt, bleibt ihr das Vertrauen beider Streitparteien erhalten. Da sich beide Parteien gleichermaßen von ihr verstanden fühlen, bringt sie auch in scheinbar verfahrenen Situationen einen Dialog zuwege, der letzten Endes meist in eine neue Lösung mündet. Kein Wunder, dass Annie in letzter Zeit des öfteren für Schlichtungen gefragt ist.

Annie Ausgewogen macht sich keine großen Gedanken über das Essen. Sie liebt es, ihre Speisen regelmäßig zu sich zu nehmen, am besten gekochte und warme, und achtet darauf, dass sie Kohlenhydrate, Fett und Eiweiß in jeder Mahlzeit hat, um nicht einseitig zu sein. Annie ist 50 Jahre alt und erfreut sich bis heute sehr guter Gesundheit, was man natürlich auch auf ihr lebensbejahendes, strahlendes Naturell zurückführen kann. Sie ist weder gertenschlank, noch dick. Freunde bezeichnen sie als „wohlproportioniert“. Für ihre Freunde kocht Annie sehr gern, meist probiert sie Gerichte aus allen Ecken der Welt aus. Als junges Mädchen war Annie in einen Vegetarier verliebt und hat sich aus Liebe zu ihm ebenfalls drei Jahre strikt vegan, also ausschließlichen von pflanzlichen Produkten ernährt. Das ist ihr damals gar nicht gut bekommen. Sie nahm stark ab, hatte keine Monatsblutungen mehr und bekam einen Ausschlag, gegen den keines der üblichen Mittel half.

Wenn man Annie heute zu ihren Ernährungsvorlieben befragt, sagt sie: „Ich brauche regelmäßig tierisches Eiweiß, damit ich gesund und leistungsfähig bleibe!“ Sie verlässt sich dabei ganz auf ihr Körpergefühl. Wenn sie auf Reisen ist, probiert sie getreu dem Motto: „When you are in Rome, do as the Romans do!“ aus, was die Einheimischen essen und trinken. Zu den Mahlzeiten isst sie mit Genuss. Zwischenmahlzeiten braucht sie nicht. So ist Annie Ausgewogen erzogen worden und das tut ihrem Körper bis heute gut. Übrigens, eine Beobachtung am Rande aus unseren Praxen: Klienten, die diesem Stoffwechseltyp angehören, sind von Beruf häufig Lebensberater, Krankenschwestern oder Therapeuten.

Ernährung nach der chinesischen Medizin

In China spielt Ernährung seit jeher eine wichtige Rolle. Sie ist ein Teilgebiet der Medizin und unter der Bezeichnung „Ernährung nach der chinesischen Medizin“ oder „5-Elemente-Ernährung“ auch bei uns schon recht bekannt.

Lassen wir Sun Simiao, einen berühmten Arzt, welcher Ende des 6. und Anfang des 7. Jahrhunderts n. Chr. in China lebte, selbst zu Wort kommen: „Ein wirklich guter Arzt sucht zuerst nach den Ursachen einer Krankheit und versucht, nachdem er sie herausgefunden hat, die Ursachen durch die Ernährung zu kurieren. Erst wenn das fehlschlägt, verschreibt er eine Arznei!“

Zur Zeit Simiaos genoss die Heilkunst die sich der Ernährung bediente, innerhalb der Medizin seines Landes den größten Stellenwert. Aber selbst heute noch wird in China die Nahrung sowohl vorbeugend als auch zur Therapie eingesetzt. Die Chinesen wissen von klein auf über die Wirkung der einzelnen Nahrungsmittel auf den Körper Bescheid. Das ist kein Wunder, denn sie verfügen seit vielen Generationen über dieses Jahrtausende alte Wissen. Ihre Küche wird von dessen Grundsätzen geprägt, und sie achten darauf, auch mit Hilfe der Ernährung gesund und vital zu bleiben. Darüber hinaus wird das Wissen um die Zusammenhänge, die zwischen der Wirkung von Lebensmitteln und den Vorgängen im Körper bestehen, von den Ärzten gezielt eingesetzt, um kranke Menschen wieder gesund zu machen.

Die 5-Elemente-Ernährung, wie wir sie in diesem Buch beschreiben, ist jedoch noch etwas umfassender als die chinesische Ernährungslehre. Es handelt sich dabei um eine Anwendung der Prinzipien dieses uralten Wissens auf unsere Gegebenheiten, abgestimmt auf die modernen, westlichen Ernährungsgewohnheiten. 5-Elemente-Küche bedeutet also nach unserem Verständnis nicht, genau so zu kochen und zu essen wie ein Chinese. Wir sind Mitteleuropäer, und das wollen wir auch bleiben.

Die 5 Elemente – altbewährte Prinzipien

Eine Einteilung der Welt nach Elementen ist auch dem Westen nicht fremd. Seit Aristoteles unterscheiden wir Feuer, Erde, Wasser und Luft. Die Chinesen kennen 5 Elemente, von denen sogar drei mit den unseren übereinstimmen: Feuer, Erde, Wasser. Dazu kommen noch Metall und Holz. Die Elemente sind, wenn sie bildhaft dargestellt werden, oft im Kreis angeordnet.

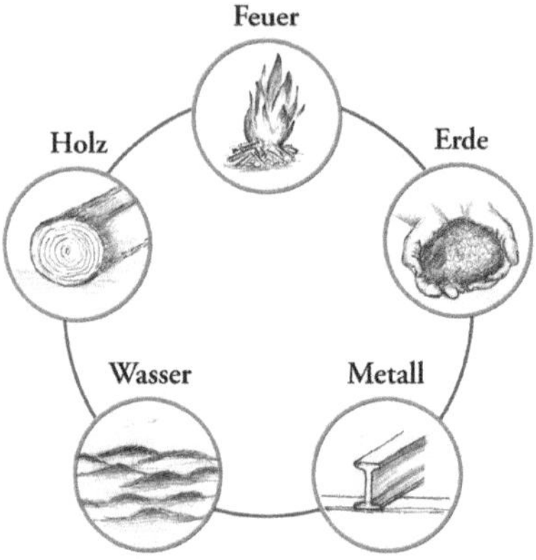

Alles, was existiert, wird seinen Eigenschaften gemäß dem einen oder anderen Element zugeordnet, weil es dem, was dieses Element symbolisiert, am ehesten entspricht. Bei den Chinesen wird dabei zwischen Geist und Materie nicht unterschieden. Ganz anders unser westlich geprägtes Denken. Wir trennen fein säuberlich: Psyche, Geist, Emotionen einerseits und Gegenstände „zum Anfassen" andererseits. Im chinesischen, man kann auch sagen im östlichen Denken geht das eine in das andere über – der Übergang ist fließend. Qi (ausgesprochen: „Dschi"), die Ur-Energie, die wir noch näher kennen lernen werden, ist immer da. Einmal manifestiert sie sich materiell, ein andermal bleibt sie Energie. Daher werden im System der Entsprechungen, wie die Einteilung nach den Elementen auch genannt wird, nicht nur Gegenstände aus der materiellen Welt, sondern auch abstrakte Dinge und psychische Zustände erfasst.

Die Entsprechungen

Übersicht über die wichtigsten Entsprechungen

	Holz	Feuer	Erde	Metall	Wasser
Jahreszeit	Frühling	Sommer	Spätsommer	Herbst	Winter
Lebensalter	Kind	Jugendlicher	junger Erwachsener	reifer Erwachsener	Alter/Greis
Farbe	grün	rot	gelb	weiß	schwarz
Klimatischer Faktor	Wind	Hitze	Nässe	Trockenheit	Kälte
Himmelsrichtung	Osten	Süden	Mitte/der eigene Stand-ort	Westen	Norden
Stimmlicher Ausdruck	Schreien	Lachen	Singen	Weinen	Stöhnen
Geschmack	Sauer	Bitter	Süß	Scharf	Salzig
Wirkrichtung der Geschmacksstoffe im Körper	Nach unten und innen	Nach unten	Verteilt in alle Richtungen	Nach oben und außen	Nach innen und unten, löst Blockaden

Der Grund für diese Einteilung ist das menschliche Bedürfnis, in den Geschehnissen und Abläufen des Universums Gesetzmäßigkeiten zu erkennen. Unter Universum verstehen wir dabei nicht nur den Makrokosmos, die Welt um uns herum, unsere Erde und das All, sondern auch den Mikrokosmos, die kleine Welt in allen Dingen, also auch in uns, in unserem Inneren. Die Zuordnung zu den Elementen und damit zu den Entsprechungen hat den Sinn, dass man auch dann, wenn man einen Begriff, eine Situation, ein Gewürz, den Charakter eines Menschen, das Wesen einer Krankheit, die Wirkung eines Lebensmittels usw. noch nicht genau kennt, dennoch sogleich weiß, welche Qualitäten der die oder das Betreffende verkörpert. Das System dient also sehr gut der Orientierung auf vielen Gebieten, wie etwa dem der Medizin, der Ernährung, der Astrologie, der Gartenkunst, der Baukunst, der Charakterkunde, und es bewährt sich bis heute bestens.

Wollen Sie das gleich mal selbst ausprobieren? Dazu müssen wir zunächst die Eigenschaften der einzelnen Elemente näher unter die Lupe nehmen.

Das Element Holz

„Im Holz beginnt's!" Holz steht für Neubeginn, ob es sich dabei um den Frühling, den Start eines Betriebes, einer Unternehmung – ein Buch schreiben etwa – oder um ein junges beginnendes Dasein handelt. Alles entspricht dem Wesen von Holz: neues aufkeimendes Leben, aufstrebendes Sprießen, durch nichts aufzuhalten, auch nicht durch eine Betonschicht über dem Samen eines zarten Grashalms – sie wird durchbohrt. Mit dieser Energie sind nicht nur Kinder, sondern alle Neuanfänge ausgestattet.

Wasser- und Holz-Anfang

Aber halten wir bei dieser gewaltigen, hochlebendigen, strebsamen Energie mal kurz inne. Steht der Frühling wirklich am Anfang eines Jahres? Ist die Neueröffnung eines Geschäfts oder Ladens wirklich der Beginn der Unternehmung? Ist der erste in den Laptop geklopfte Satz eines Romans wirklich dessen Beginn? Ist nicht jeweils der eigentliche Startschuss viel früher gefallen? Mit den Behördenwegen für die Gewerbeanmeldung etwa, mit den Gesprächen bei der Bank, mit den monatelangen Recherchen im Internet oder in Bibliotheken und mit der Idee, ein Unternehmen zu starten? Der Jahresanfang liegt auf jeden Fall in allen Kulturen noch vor dem Ausbruch des Frühlings, bei uns mitten im Winter. Winter aber entspricht dem Element Wasser. Und denken wir einmal nach: Woher, sagen die Biologen, kommen wir? „Aus dem Meer!" Von dort hat sich alles Leben auf unserem Planeten entwickelt. Das Wasser ist die Quelle für alles, was lebt. Keim und Samen aber sind, bevor die Sprosse treiben, meist nicht auszumachen. Was im Winter unter der Schneedecke im Boden liegt, sieht man nicht. Ebenso ist eine Idee, die nur in den Köpfen existiert, noch nicht mit Händen zu greifen, was für das Element Wasser charakteristisch ist. Es braucht die Eigenschaft des Holzes, wenn etwas sichtbar nach außen treten will. Nach der Lehre von den 5 Elementen hat daher alles einen Holz- und einen Wasser-Anfang. Um das zu verdeutlichen, ein Beispiel aus der Natur, verknüpft mit Brauchtum: In Österreich ist es üblich, am 4. Dezember, dem Fest der Hl. Barbara, frisch geschnittene Kirschzweige nach Hause zu tragen. Die Zweige steckt man in eine Vase mit Wasser und stellt sie in einen warmen und hellen Raum.

Bis zum 24. Dezember, Weihnachten also, sollen diese Zweige dann in voller Blüte stehen, was nicht nur hübsch aussieht, sondern auch Glück bringen und möglicherweise bedeuten soll, dass es in diesem Hause eine zukünftige Braut gibt. Die Kirschzweige tragen schon am 4. Dezember, also noch mitten in der kältesten Jahreszeit, ihre Knospen. Alles was die Blüte später braucht, ist schon im Winter, also im Wasser-Element, voll angelegt. Einzig der richtige Zeitpunkt, das passende Umfeld, die aufsteigenden Säfte sowie Licht und Wärme fehlen noch. Im Frühling, wenn das Element Holz regiert, ist es dann soweit. Die Qualität des Neubeginns hängt dabei ganz wesentlich von der Qualität der Samen ab. Die Energie des Holzes mag noch so überbordend sein, wenn die Samen nur mäßig gut sind, kann sich das Unternehmen, das daraus hervorgeht, nicht über eine bestimmte Grenze hinaus entfalten. Hat man also zuwenig geforscht, sind die Verhandlungen mit der Bank schlampig geführt worden usw. usf., dann kann einem unterwegs schon mal die Luft ausgehen. Weil die Qualität der Essenz, also der Samen und der Eizelle, so wichtig ist, bereiten sich chinesische Paare zwei Jahre lang auf die Zeugung eines Kindes vor, um in dieser Zeit die eigenen Erbanlagen gut zu pflegen, damit das Kind die besten Startchancen hat. Übersetzt in unsere Kultur könnte das bedeuten: in dieser Zeit nicht zu rauchen, auf gute und passende Nahrung aus wertvollen Inhaltsstoffen zu achten, sich nicht mit kräfteraubenden Projekten auszupowern und ausreichende Ruhephasen einzulegen. Zurück zum Holzelement: Bei einer so aufstrebenden, überschäumenden Energie kann es schon mal stürmisch zugehen, ähnlich wie bei jungem Wein. So präsentiert sich uns auch der Frühling oft mit seiner Windenergie und seinen Wetterkapriolen. Die Farbe des Holzes ist – wie könnte es besser passen – GRÜN.

Das Element Feuer

Die Feuerqualität folgt dem Holz. Nach dem geballten Wachstum steht das junge Leben nun in Fülle ausgebildet da – voller Neugier und unverbrauchter Energie, mit der Überzeugung: „Jetzt komme ich!“ Es ist willens und fühlt sich in der Lage, alles neu zu machen, unbekannte Wege zu erforschen, bereit, sich hinzugeben und sich dabei zu verbrauchen, vorbereitet auf das Abenteuer Leben – voll ansteckender Daseinsfreude!

Nach dem chinesischen Kalender (siehe Näheres dazu ab Seite 58) regiert Feuer die Jahreszeit Sommer – von Mitte Mai bis Ende Juli, wenn die Sonne am höchsten steht, sehr oft die Zeit der größten Hitze im Jahr. In unserem Leben ist die Zeit des Feuers die der Ausbildung, des Studiums, die Zeit der jungen Liebe, der Romantik – die Zeit, in der wir noch keine volle Verantwortung übernehmen müssen und das Leben in vollen Zügen, unbeschwert genießen können. Die Farbe des Feuers – ROT – steht bekanntlich auch für die Liebe.

Das Element Erde

Wem dabei der Begriff „Mutter Erde" einfällt, der hat das Wesen dieses Elements erfasst. Hier geht es um das Reifen, das Nähren, die liebevolle Fürsorge (sich und andere gut „füttern"). Alle Nahrungsmittel die uns vor allem nähren, gehören daher grundsätzlich zum Element Erde. Ist man vom Lebensalter her in der Phase der Erde, gründet man seine Familie, baut sein Haus, sorgt für die Kinder, arbeitet zielstrebig an seiner Karriere. Erde trachtet danach, dass alle versorgt sind. Zum Reifen gehört aber auch, an sich selbst zu denken und gut für sich zu sorgen. Nur eine Mutter, der es selbst gut geht, kann auch geben, weiß andere an ihrem eigenen Reichtum, an ihrer eigenen Schönheit teilhaben zu lassen und vermag den Kindern auf diese Weise auch Lust auf eigene Kinder zu machen. Die Farbe der Erde ist GELB, die Jahreszeit der Spätsommer, also die Zeit der Ernte, aber auch, wie wir noch genauer sehen werden, die Übergangsphasen zwischen den Jahreszeiten.

Das Element Metall

Auf die Reife der Erde folgt das Metall. Ist der Mensch vom Lebensalter her im Metallelement angelangt, genießt er bereits die Früchte seines Lebens: Die Kinder haben eine gewisse Erziehung genossen, man hat sich eingerichtet und viele Erfahrungen gesammelt, die man nun nutzen kann. Hier ist der „Club der grauen Panther!" anzusiedeln. Gemeint sind Menschen, deren Schläfen bereits ergraut sind und die über Wissen, gekoppelt mit reicher Erfahrung, verfügen. In unserer schnelllebigen Zeit wird oft der Jugend der Vorzug gegeben. Einige Firmen setzen verstärkt auf junge Mitarbeiter und meinen, auf die Erfahrung der älteren verzichten zu können. Das ist unserer Meinung nach kurzsichtig und wird sich bald wieder ändern. Wir durchleben die Elemente eines nach dem anderen; keines kann voll ausreifen, wenn wir das vorhergehende nicht durchschritten haben. Nur auf diese Weise gewinnt man an Kraft und Tiefe für sein Leben. Diese Kraft des 5-Elemente-Zyklus können auch Firmen gewinnbringend für sich einsetzen.

Jede Lebensphase hat ihre Besonderheiten und Vorteile, jedoch ist keine höher zu bewerten als die anderen – jede hat ihre Zeit, und jede ist zu ihrer Zeit die wichtigste. Metall hat auch viel mit Schärfe, mit Schneiden und mit Trennen zu tun! Messer, Scheren, der Pflug und viele andere Geräte sind aus Metall. Metallenergie befähigt, Situationen und Problemstellungen messerscharf zu durchschauen und gut analysieren zu können sowie die daraus notwendigen Konsequenzen zu ziehen – gegebenenfalls also auch Abschied zu nehmen und loszulassen. Sich von Überholtem zu lösen, Platz zu schaffen für Neues, das gehört zur Energie von Metall! Zu diesem Element gehört die Zeit der Pensionierung. Wenn wir unser Berufsleben beenden, bedeutet das für uns einerseits Freude und die Befreiung von der Last großer Verantwortung, von jahrelanger Routine. Die von vielen als Qual erlebte Tretmühle kommt zum Stehen. Andererseits kann damit auch ein Verlust an Macht verbunden sein. Es mag sich auch eine Leere auftun: Was soll man mit sich und was mit dem Partner, der nun immer mit zuhause ist, anfangen? Meist ist das die Zeit, in der die Kinder das Elternhaus endgültig verlassen. Das Thema „Wechsel" ist jetzt für beide Geschlechter aktuell, obwohl der hormonelle Wandel für Frauen meistens stärker spürbar ist. Metallzeit bedeutet Umbruch. Das merkt man auch an der Jahreszeit Herbst. Die Ernte ist eingebracht, man hat den Lohn dafür in klingender Münze (auch Metall) erhalten. Felder und Gärten werden für den Winter vorbereitet. Nach der Fülle regiert die Trockenheit. Die Felder sind abgeerntet, trocken und stoppelig. Der Sommer ist endgültig vorbei. Es ist ratsam, das Auto mit Winterreifen zu bestücken und die Wintergarderobe hervorzuholen. Wenn man sich auf die Metallenergie einlässt und Umorientierung zulässt, hat Neues die Chance ins Leben zu treten. Viele stellen fest, dass sie nun Zeit haben, sich Dingen zu widmen, die bisher oft hintanstehen mussten: Reisen oder Lesen zum Beispiel, Spazierengehen, Wanderungen unternehmen, ein Studium beginnen. Es ergibt sich ein neues Miteinander in der Partnerschaft, man kommt sich wieder näher. Neues kommt auf einen zu, auch in Gestalt von Enkelkindern, denen man nun mehr Zeit widmen kann als den eigenen Kindern, als diese klein waren.

Die Farbe WEISS steht für Metall; in asiatischen Ländern ist sie oftmals auch die Farbe der Trauer.

Das Element Wasser

Nach dem Loslassen kommt der Rückzug. Die Natur ist bereit für den Winter. Die Bäume lassen ihre Blätter fallen, alles wird kahl. Wasser steht im Leben für das hohe Alter, den Lebensabend, das Ende, den Tod, aber auch für Weisheit, geboren aus der Erfahrung aller Lebenszyklen. Zugleich schließt sich im Wasserelement der Kreis: Das Neue ist schon angelegt und bereit.

Der Winter, der dem Wasserelement zugeordnet wird, ist die ideale Zeit für Rückzug. In der Tiefe und Stille erfolgt Regeneration, werden die Keime für neues Leben gebildet und aufbewahrt. Wenn Sie im Winter gut für sich gesorgt und sich nicht zu sehr verausgabt haben, werden Sie im Frühling kaum an Frühjahrsmüdigkeit leiden. Deshalb ist es gerade im Winter wichtig sich zu schonen. Einem guten Neustart sind dann Tür und Tor geöffnet. Die Farben von Wasser sind BLAU und SCHWARZ.

Die einzelnen Organe im System der Entsprechungen

Probieren wir doch einmal, ob man bei der Zuordnung eines Begriffs zu einem Element sogleich etwas von seinem Wesen erfassen kann:

Auch Organe des menschlichen Körpers werden Elementen zugeordnet. Die **Leber** gehört zum Element Holz. Was könnte das bedeuten? Dass die Leber, chinesisch betrachtet, ein sehr brodelndes, energiegeladenes, nach oben strebendes, urlebendiges Organ ist? Ja! – Versuchen Sie mal, einen reißenden Fluss zu stauen! Das schaffen unsere Ingenieure heute nur mit gewaltigen Staumauern. Wird die aufgestaute Energie – gut portioniert – wieder losgelassen, kann man damit sehr viel Strom erzeugen. Eine einzige Kraftwerksanlage versorgt eine Kleinstadt mit 500.000 Einwohnern und ein paar Industriebetrieben! Die Leber als das wichtigste Holzorgan, steht für alles Junge, Freie, Neue in unserem

Körper sowie für unsere Kreativität und unsere Visionen, für die Fähigkeit neue Wege einzuschlagen, die Fähigkeit unsere Träume zu verwirklichen. Am allermeisten hasst die Leber Druck. Unter Druck und Stress kann unsere Leberenergie gewaltig gestaut werden. Verdauungs- und Menstruationsprobleme oder emotionale Blockaden sind die Folge. Dann kann es schon mal zu großen Zornesausbrüchen kommen.

Das Partnerorgan der Leber ist die **Gallenblase.** Während die Leber wie ein General auftritt, verhält sich die Galle mehr wie ein Beamter, der die Strategien der Leber umsetzt und dabei nach der Korrektheit des Handelns fragt. Man könnte die Gallenblase auch mit einem Controller vergleichen. Entscheidungsschwäche ist immer ein Zeichen für eine schwache Gallenblase. Wir sind heute täglich gefordert, sehr viele Entscheidungen zu treffen. Um die Gallenblase zu entlasten, kann man ein paar von den täglichen Entscheidungen so einfach wie möglich gestalten. Zum Beispiel bei der Frage „Was soll ich heute anziehen?“ oder „Was soll ich heute kochen?“. Wenn Sie von einer Gastgeberin gefragt werden, was Sie sich zum Essen wünschen, steckt oft der Versuch dahinter, die schwierige Qual der Wahl zu delegieren. Wenn Sie dann einen Wunsch äußern, stärken Sie die Gallenblase Ihrer Gastgeberin, denn Sie nehmen ihr damit die Entscheidung ab. Ein ehemaliger österreichischer Bundeskanzler entledigte sich der täglichen Frage nach dem richtigen Anzug folgendermaßen: Er trug tagein, tagaus einen dunkelblauen Anzug des gleichen Modells, dazu ein weißes Hemd mit einer roten Krawatte. Ebenso hatte er eine bestimmte Schuhmarke, und wenn er neue Schuhe brauchte, bestellte er sie telefonisch. Das spart nicht nur viel Zeit, sondern auch eine Menge Gallenblasenenergie. Man kann Gleiches auf weniger drastische Weise erreichen, wenn man eine kleine Auswahl an Kleidern für den Beruf oder die Freizeit in seinem Schrank hängen hat. Auch das macht die Mühe der täglichen Wahl leichter und hilft, Zeit zu sparen!

Im Kreis der Elemente folgt als nächstes das Organ **Herz** im Feuerelement. In der chinesischen Medizin wird das Herz als Kaiser bezeichnet. Es verkörpert Macht und Lebensfreude; zuviel von beidem kann das Herz ebenso schädigen wie ein Mangel daran. Das **Perikard,** der Herzbeutel, ist so etwas wie der Oberste Kammerherr, der bestimmt, wer zum Kaiser vorgelassen wird, welche Emotionen, Gedanken und Eindrücke es wert sind, dass sich der Herrscher näher damit befasst. Das Perikard wird dabei vom **Dünndarm** unterstützt. Dieser gilt als ein Beamter, der das Empfangen und Umwandeln beaufsichtigt. Er nimmt auf und trennt das Wichtige vom Unwichtigen, das Richtige vom Falschen, und zwar sowohl im Materiellen als auch im Geistigen. So gehen z. B. chronische Darmentzündungen oft mit einer verminderten Fähigkeit einher, Wichtiges von Unwichtigem zu trennen. Man kann sich, wenn man erkrankt ist, vielleicht nicht für die geeignete Behandlungsmethode entscheiden, oder man bringt es nicht fertig, sich von Unwichtigem zu trennen. Eine Klientin mit Morbus Crohn erzählte uns einmal, dass sie schon seit Monaten eine riesige alte Sammlung von Ansichtskarten fein sortiert auf ihrem Esstisch aufbewahrt – und deshalb auch keinen gemütlichen Platz zum Essen hat –, nur weil sie sich einfach nicht entscheiden kann, was sie damit tun soll.

Milz und **Magen** sind die Organe des Erdelements. Da die Milz für die Ernährung besonders wichtig ist, wurde ihr ein eigenes Kapitel gewidmet („Die Milz gut pflegen und stärken"). Der Magen hat eher die Funktion eines Topfes, in dem der Nahrungsbrei zerkleinert, geknetet, angesäuert, gereift und fermentiert wird. Auf seine Bedeutung gehen wir im Kapitel über die Bekömmlichkeit („Wohl bekomm's – Nicht nur ein frommer Wunsch") näher ein.

Die **Lunge** und der **Dickdarm** gehören dem Metallelement an. Die Metallorgane grenzen uns nach außen hin ab: Sowohl Dickdarm als auch Lunge schützen unser Inneres mittels einer starken Schleimhautschicht. Abgrenzen hat auch etwas mit Riechen zu tun. Im Metallelement befinden wir uns auf der Ebene unserer Urinstinkte. Begegnen wir anderen Menschen, „entscheidet" unsere Nase in Sekundenbruchteilen über Sympathie und Antipathie, je nachdem, ob wir unsere Gegenüber „riechen" können oder nicht.

Im Metall regieren die Instinkte. Hier gibt es keinen Platz für Kreativität, und das ist gut so. Es gelten strenge Gesetzmäßigkeiten. Das Leben folgt diesem Takt, den die Lunge vorgibt – ausatmen, einatmen, Tag und Nacht, in jeder Lebenslage.

Der Dickdarm übernimmt die Nahrung vom Dünndarm, resorbiert das Flüssige und scheidet den Stuhl aus. Täglich pumpt er dabei rund

9 Liter Flüssigkeit in den Körper zurück. In alten Schriften heißt es, der Dickdarm sei der Beamte, der das Dao, den natürlichen Lebensrhythmus, verkündet. Erst im Einklang mit diesem Rhythmus können Veränderung und Wandel stattfinden.

Unterschätzen wir also den Dickdarm in seiner Bedeutung nicht! Er lehrt uns „beizeiten loszulassen". Die Entleerung ist Voraussetzung für neues Aufnehmen. Das Festhalten an wertlosen Dingen widerspricht den natürlichen Bewegungstendenzen des Dickdarms. Ist der Dickdarm nicht in seinem Rhythmus, kann es zu Verstopfung kommen. Dafür gibt es mitunter viele Ursachen, wie etwa Kälte (z. B. durch abkühlende Ernährung) oder das Gegenteil, Hitze, die die Säfte austrocknet, und vor allem Trockenheit aber auch emotionale Probleme.

Verstopfung aus der Sicht der TCM

Verstopfung ist auf allen Ebenen möglich: Körperlich kann es sich um Stuhlverstopfung, aber auch um Akne oder einen Blähbauch handeln. Geistig äußert sich Verstopfung in „schmutzigen" Gedanken, in negativem Denken, das unser Handeln auf Irrwege führt, oder in Gedanken, die uns lähmen. Im seelischen Bereich ist beim Phänomen Verstopfung die spirituelle Entwicklung blockiert. Emotional bedeutet es Unfähigkeit, Gefühle adäquat auszudrücken: Bei Verlust kann man keine Trauer zeigen, bei Einschränkungen wird man seinen Ärger oder Zorn verbergen und seinen Unmut unterdrücken. Im sozialen Umfeld ist es das Festhalten an unerträglichen Beziehungen, was uns verstopft, ebenso wie das scheinbare Gegenteil, eine Distanz, die keine Nähe mehr zulassen kann. Schließlich gehört dazu die Unfähigkeit zum Schwitzen, selbst bei großer Hitze; die Hautporen sind verstopft, so dass nichts ein-, aber auch nichts herausgelassen werden kann.

Eine gute Pflege des Dickdarms ist sehr wichtig, um auf allen Ebenen in Fluss zu bleiben. Auch Ausmisten und Aufräumen kann ein Anfang sein, dem Dickdarm die tägliche Entleerungsarbeit zu erleichtern.

Die **Nieren** gehören als Organ zum Wasserelement. Sie speichern unsere wertvollste Essenz, unsere Lebensenergie. Einen Teil dieser Energie erhalten wir von unseren Eltern im Augenblick der Zeugung. Dieser ererbte Teil kann nicht wieder aufgefüllt werden, deshalb müssen wir ökonomisch und schonend mit ihm umgehen. Den anderen Teil holen wir uns täglich zu zwei Dritteln aus der Nahrung und zu einem Drittel aus der Atemluft. Eine gute Qualität der Nahrung und der Atemluft ist also kein Luxus. Je stärker die aus ihnen gewonnene Energie ist, desto sparsamer können wir auch mit unserer ererbten Lebensenergie umgehen, desto länger steht sie uns zur Verfügung. Ist sie erst verbraucht, sind auch unsere Lebenskraft und -energie dahin. Wir sind dann vielleicht noch nicht tot, aber kaum in der Lage, ein selbstbestimmtes Leben in Glück und Freude zu führen. Die Nieren gehören zum Wasserelement wie der Winter. Das ist auch der Grund, warum wir im Winter unsere Nieren beispielsweise durch regelmäßigen Genuss von Kraftsuppen, Speisen aus Hülsenfrüchten oder qualitativ hochwertigem Schweinfleisch gezielt stärken können. Walnüsse (gekocht oder eingeweicht) und Gewürznelken haben ebenfalls eine hervorragende Wirkung auf die Nieren. Im Winter kann man sich die Nieren viel leichter verkühlen, und sie sind dann auch anfälliger gegenüber schwächenden Einflüssen wie erschöpfenden Tätigkeiten, wenig Schlaf, viel Arbeit, großem beruflichen oder privaten Druck, kalten Mahlzeiten, zuckerreichen Limonaden, Longdrinks, Punsch und Cocktails, kalten oder gar eisgekühlten Getränken. Existenzängste haben immer mit der Kraft unserer Nieren zu tun. Auch in unserer Sprache bedeutet „an die Nieren gehen", dass etwas an die Existenz rührt. Umgekehrt kann man die Nieren auch stärken, indem man etwas tut, was Überwindung kostet, z. B. ungewohnt eine Rede hält. Mut, Probleme beim Namen nennen, zu seiner Meinung stehen, Zivilcourage zeigen sind Ausdruck von Nierenkraft.

Element	**Holz**	**Feuer**	**Erde**	**Metall**	**Wasser**
Yin-Organ	Leber	Herz Perikard	Milz	Lunge	Niere
Yang-Organ	Gallenblase	Dünndarm	Magen	Dickdarm	Blase
Emotion	Zielstrebigkeit, Kreativität, Freiheitsdrang; Zorn	Freude; Überdrehtheit, nervöse Ängstlichkeit	Praktisches Denken; Grübeln	Dinge hinter sich lassen, Loslassen; Trauern	Mut, sich überwinden; Existenz-Angst

Die 5 Elemente als Wandlungsphasen

Die **Beziehung zwischen den Elementen** ist nicht statisch, sondern dynamisch, obwohl die deutsche Übersetzung „Element“ eher auf einen statischen Begriff schließen ließe. Der Begriff „Wandlungsphase“ ist eigentlich treffender, denn er schließt den dynamischen Aspekt mit ein. Da gibt es zunächst die **„Bruder-Schwester-Beziehung“**, die sich innerhalb desselben Elements abspielt und in der sich zum Beispiel Leber und Gallenblase gegenseitig unterstützen. **„Mutter-Kind-Zyklus“**, auch **„Fütterungszyklus“** genannt, ist die Beziehung, in der ein Element dem anderen folgt und seine Qualität von dem vorhergegangenen bezieht. Wir haben das bereits beim Holz als Neubeginn kennengelernt, dessen Potenzial sich letztlich von der Qualität des Wasserelements herleitet. Diese Dynamik, bei der ein Element seine Essenz stets an das nachfolgende Element weitergibt, macht man sich beim sogenannten Kochen im Kreis zunutze.

Mit dem Bild des Fütterungszyklus arbeitet auch die chinesische Medizin. Ist ein Organ nicht im Gleichgewicht, kann das nächste Element in Mitleidenschaft gezogen werden. Das Ganze geht im Kreis herum im Uhrzeigersinn weiter. Hier setzt auch die Therapie an: Wenn man ein Organ stärken will, stärkt man auch das im Kreis vorangehende. Um zum Beispiel die Lunge (Metallelement) und somit unsere Abwehrkräfte zu stärken, wird man auch die Milz im Element Erde stärken. Eine gekräftigte Milz unterstützt die Aufbauarbeit an der Lunge.

Ist ein Organ in Fülle, wird man versuchen, einen Teil der überschüssigen Energie durch das ihm folgende Element abzuzapfen. Das bedeutet, man arbeitet mit dem **„Erschöpfungszyklus“**.

Damit ein Element bzw. das entsprechende Organ weder in Fülle noch in Mangel gerät, gibt es jeweils einen Aufpasser. Es handelt sich dabei um das vorvorhergehende Element. Im Hinblick auf den Dickdarm (Metallelement) wäre dies das Herz (Feuer), welches zum Metall wie die Großmutter zum Enkel liegt. Man spricht deshalb auch vom **„Großmutter-Enkel-Zyklus“**, der auch **„Kontrollzyklus“** genannt wird. In feudalen Kulturen lebte oder lebt man meist in Großfamilien, wo alle mithelfen und wo den Großeltern, während die Eltern bei der Feldarbeit sind, ein Teil der Erziehungsaufgaben übertragen ist. Der besteht allerdings vor allem darin, zu verhindern, dass die Enkel Dummheiten machen wenn die Eltern aus dem Haus sind. Die Großeltern achten also in erster Linie darauf, dass die überschäumende Holz-Energie der Enkel in einem gewissen Rahmen bleibt. Das Ganze wird jedoch zu eng für die Enkel, wenn die Großeltern ihre Aufgabe allzu ernst nehmen und die Enkel „überkontrollieren". Übersteigerte Kontrolle, die oft bei einer gestauten Leber vorkommt bzw. eine gestaute Leber verursacht (also eine wechselseitige Angelegenheit), führt dann bei den Erdorganen Milz und Magen zu diversen Beschwerden. Die Nahrung wird schlechter umgewandelt, Magenschmerzen, sowie Durchfall und Verstopfung im Wechsel sind die Folge. Hier sind Maßnahmen nötig, die „die Großeltern besänftigen", den sogenannten Leber-Qi-Stau auflösen und gleichzeitig auch das Enkel-Element (Milz und Magen) stärken.

Ernst wird die Lage, wenn die Enkel so stark werden, dass sie die Großeltern überwältigen. Ein **„Überwältigungszyklus"** ist in jedem Fall ungesund. Hier muss man sofort Maßnahmen ergreifen, den Enkel wieder unter die Kontrolle der Großeltern zu bringen und auf diese Weise dafür zu sorgen, dass die Wandlungsphasen geordnet ablaufen und wieder Ruhe einkehrt.

Die Prinzipien in der 5-Elemente-Küche

Wie bereits erwähnt, bleiben wir Mitteleuropäer und übertragen lediglich die folgenden Prinzipien der chinesischen Ernährungslehre in unsere Kochtöpfe:

- Tägliches Stärken des Verdauungsorganes Milz.
- Bekömmlichkeit der Speisen. (Diesem Thema ist wegen seiner zentralen Bedeutung ein eigenes Kapitel gewidmet.)
- Kochen unter Berücksichtigung der Jahreszeiten und der Organuhr.
- Harmonie von Yin und Yang. Die Berücksichtigung der Konstitution.
- Qi im Körper immer frei und im Fluss halten.
- Therapie durch Essen. Wenn Ernährung zur Heildiät wird.

Die Milz gut pflegen und stärken

Das Organ, das aus Sicht der chinesischen Medizin gut für uns sorgt, ist die Milz. Wenn wir unsererseits gut für die Milz sorgen, wird uns das zu Gesundheit, Lebensfreude, Vitalität aber auch zu Muße und Entspannung verhelfen. Die Milz täglich zu stärken, ist daher eine vordringliche Aufgabe.

Aus chinesischer Sicht umfasst ein Organbegriff nicht nur das Organ selbst, sondern auch die ihm zugeordneten Meridiane und Emotionen. Meridiane sind die Energieleitbahnen im lebendigen Körper, deren Kenntnis sich die Akupunktur zunutze macht. Der „Funktionskreis Milz" wird im Folgenden der Einfachheit halber als „Milz" abgekürzt. Er besteht aus den Organen Milz und Bauchspeicheldrüse, der Zwischenzellflüssigkeit, dem Bindegewebe sowie den Meridianen der Milz und den Milz-Emotionen. Unter Emotionen versteht man im Falle der Milz den sogenannten gesunden Menschenverstand, die Fähigkeit, in jeder Lebenslage mit beiden Beinen auf dem Boden zu stehen und geschickt zupacken zu können, mit anderen Worten: Das Talent, in praktischen Dingen immer Rat zu wissen. Das ist z. B. bei vielen erfahrenen Müttern der Fall. Sie repräsentieren die Milz als „Mutter aller Organe" wie sie im Buche steht, „leibhaftig", zum Anfassen also.

Der gesamte „Funktionskreis Milz", wie gesagt kurz als „Milz" bezeichnet, erfüllt schwerpunktmäßig drei Aufgaben:

- Transformieren
- Transportieren
- Ausscheiden

Was bedeutet das im Einzelnen? Um **Nahrung** in körpereigenes Gewebe zu **transformieren,** unterstützt die Milz mit ihrer Wärme und Energie chinesisch würde man sagen, mit ihrem Milz-Qi und -Yang (Qi steht hier für Energie, Yang für Wärme) – den Magen dabei, den Nahrungsbrei so umzuwandeln, dass er danach ungehindert durch die Dünndarmzotten in unsere Blutbahn und schlussendlich in unser Bindegewebe und die Organe gelangen kann. Hier wird aus Fremdem zum ersten Mal Körpereigenes. Sehr anschaulich wird das im Kapitel „Wie die Nährstoffe in die Zellen gelangen – die Verdauung" (ab Seite 76) beschrieben.

Wie schon erwähnt, umfasst der Funktionskreis Milz auch unser Bindegewebe und die Körperflüssigkeiten zwischen den Zellen. Letztere bilden den Hauptanteil unserer Körpersäfte. Wir bestehen ja ungefähr zu 70 Prozent aus Wasser. In der Traditionellen Chinesischen Medizin sagt man, dass die Milz die Trockenheit liebt. Das ist kein Wunder, da sie größtenteils aus Wasser besteht und ein Zuviel an Feuchtigkeit ihre Arbeit behindert. Der Magen wiederum ist die Quelle aller Körperflüssigkeiten. Er mischt die Nahrung zu einem Speisebrei, befeuchtet sie wenn sie zu trocken ist, und bietet damit der Milz die Grundlage für die Körperflüssigkeiten. Die Milz, als richtig gute „Mutter aller Organe“, **transportiert** nach chinesischer Vorstellung die **Nährstoffe** nun **zu den** anderen **Organen.** Das bedeutet: Sie bekommt die Nährstoffe, Mineralien, Spurenelemente und den Sauerstoff vom Blutkreislauf gewissermaßen „vor die Tür“ gebracht. Spätestens von den Kapillaren aus müssen diese Stoffe das Bindegewebe und die Zwischenzellflüssigkeit selbst schwimmend durchmessen, um die Körperzellen der Organe zu erreichen. Das ist eine der Hauptaufgaben der Milz. Sie sorgt auch für eine gute **Ausscheidung.** Das heißt, dass die Milz ebenso dafür verantwortlich ist, dass die Abfallprodukte aus den Zellen durch Bindegewebe und Interzellulargewebe zu den venösen Kapillargefäßen „schwimmen“. Von dort werden sie dann über das Kreislaufsystem an den Darm, die Blase, die Haut und die Lunge zur Ausscheidung abgegeben.

Die Milz kann ihren Aufgaben nur dann optimal nachkommen, wenn sie selbst „rein und durchlässig“ ist. Je mehr verschlackt die Milz selbst ist, d. h. je mehr auf den Abtransport wartende Abfallstoffe das Gewebe verstopfen, desto weniger Nährstoffe können die Zellen erhalten und Abfälle loswerden. Die Transportwege sind schwer oder gar nicht mehr passierbar, und sowohl die Versorgung mit Nährstoffen als auch die Ausscheidung sind blockiert. Dieses erste Stadium von Verschlackung nennt man in der Traditionellen Chinesischen Medizin Milz-Qi-Mangel, erkennbar an Symptomen wie chronischer Müdigkeit, Orangenhaut, sowie permanent kalten Händen und Füßen. Außerdem führt ein Milz-Qi-Mangel häufig zu Cellulitis sowie zu Bindegewebsschwäche, Besenreisern und Krampfadern. Eine weitere Folge ist oft die sogenannte „Feuchtigkeit im Gewebe“. Hierbei handelt es sich bereits um Schlacken, die nicht ausgeschieden werden konnten, weil die Transportfunktion der Milz sowie die Kraft zur Ausscheidung geschwächt sind. Auch Übergewicht ist oft die Folge dieser „Feuchtigkeit".

Es ist also sehr wichtig, die Milz „rein und durchlässig" zu halten, da alle drei Punkte zusammen für eine starke Verdauungskraft unverzichtbar sind!

Eine gute Milzfunktion ist daher beim gesunden Zunehmen aber auch beim Abnehmen Grundvoraussetzung. Kommen wir nun zu der spannenden Frage, was die Milz braucht, um gut arbeiten zu können. Die Antwort lautet: Fett, Eiweiß und Kohlenhydrate, und zwar wohldosiert und in bekömmlicher Form. Fette, Eiweiße und Kohlenhydrate sind die Grundbausteine unserer Nahrungsmittel. Mit anderen Worten: Wir müssen gut essen, wenn wir die Milz gut versorgen wollen. Leider ignorieren das viele westliche Diäten und lassen das Nährende oft weg, ganz nach dem Motto: Nur wenn dem Körper weniger angeboten wird, wird er weniger. Das ist nach dem Verständnis der chinesischen Ernährungslehre anders.

Wenn wir einen Nährstoffmangel zulassen, wird die Milz geschwächt und sie kann die Nahrung nicht mehr so gut umwandeln, verteilen und ausscheiden, und die Folge ist Übergewicht. Der Funktionskreis der Nieren wird dabei ebenfalls geschwächt, da sie unter diesen Umständen versuchen, der Milz „unter die Arme zu greifen". Wir vergeuden dadurch wertvolle Energiereserven.

Mit Beginn der mittleren Lebensjahre (ab etwa 35 bis 40 Jahren) beginnt die Milz zu altern und die Bauchspeicheldrüse produziert weniger Verdauungsenzyme. Menschen, die ihr Leben lang die Milz durch viele Diäten stark geschwächt haben, nehmen dann oft permanent zu und mit herkömmlichen Methoden nicht mehr ab. Die 5-Elemente-Ernährung geht das Abnehmen deshalb grundsätzlich immer ohne Fasten an.

„Fasten schwächt das Qi", sagt man in China. Oder auch: „Einen halben Tag nichts essen schwächt, einen ganzen Tag nichts essen leert das Qi!" Das heißt, wir verlieren beim Fasten wertvolle Energie. Die Organe und das Gehirn werden außerdem schlechter mit Nährstoffen versorgt. Überschüssiges Gewicht kann aber nur abgebaut werden, wenn unsere Milz stark ist und wir genügend Energie für das Ausscheiden haben.

Am besten sind für die meisten Menschen drei warme Mahlzeiten unter Verzicht auf jegliches Zwischendurch. Dann ist unsere Milz gestärkt und hat genug Energie. Zusätzlich tut es diesem Funktionskreis, der ja „Trockenheit liebt", gut, wenn Sie allzu Befeuchtendes wie frisches Brot und überhaupt Brotmahlzeiten, stark Süßes, zu viele Getreidespeisen sowie Milchprodukte aller Art (also Joghurt, Käse – auch aus Schaf- und Ziegenmilch – oder Molke) weglassen. Nicht vergessen sollten Sie jedoch das Trinken – vorzugsweise heißes Wasser. Dieses hat sogar die Fähigkeit, Schlacken mit sich zu nehmen. Es ist wichtig, dass das heiße Wasser gekocht worden ist – idealerweise 10 Minuten lang am Herd, notfalls geht aber auch Wasser aus dem Wasserkocher. Der Unterschied zu heißem Wasser aus der Leitung besteht im unterschiedlichen Qi, der energetischen Qualität. Wasser ist als Medium an sich schon sehr gut zum Speichern von Informationen geeignet, besitzt aber diese Fähigkeit nach einem lebendigen sprudelnden Kochvorgang in noch stärkerem Maße. Es kann dann auch Schlacken viel besser abtransportieren, als wenn es längere Zeit, in einem Wasserrohr eingeengt, warm gehalten worden ist. Das gekochte Wasser sollte dann bei einer Temperatur getrunken werden, die Ihnen angenehm ist, aber so warm wie möglich.

Bei Feuchtigkeit im Gewebe wird also auf stark befeuchtende Nahrungsmittel verzichtet, aber in ausreichender Menge gekochtes Wasser getrunken! Wenn man auf diese Weise allmählich abnimmt, hat der berühmte Jojo-Effekt keine Chance, weil der Körper gleichbleibend gut genährt wird und die Milz nicht geschwächt worden ist.

Anders nach einer Fastenkur oder einseitigen Diät: Dann ist die Milz zu schwach, um nach Beendigung der Kur die übliche Nahrung wieder zu verdauen. Isst man nun wieder normal, ist das Zunehmen vorprogrammiert. Viele Menschen die mit Übergewicht zu uns in die Praxis kommen, sind trotz Übergewichts unterernährt, also trotz Körperfülle schlecht mit Energie und Nährstoffen versorgt. Unter diesen Bedingungen ist es besonders schwer, beim Essen maßzuhalten. Denn der Körper schreit nach mehr. Der einzige Ausweg besteht dann darin, zu lernen, sich mit den richtigen Nährstoffen zu versorgen.

Kochen nach den Jahreszeiten

In der chinesischen Tradition wird die Ernährung auch an die Jahreszeiten angepasst. Es wird mit Lebensmitteln gekocht, die in der Region, in der man lebt, gerade reifen. Außerdem werden z. B. die Außentemperaturen und die Wohnverhältnisse berücksichtigt: ein kaltes Haus, eine überhitzte Wohnung, Büroräume, trockene Luft, Feuchtigkeit, Zugluft, eine Klimaanlage usw.

Im Frühling empfiehlt es sich, die Leber zu entgiften mit Hilfe von Artischocke, Brennnessel, Löwenzahn oder auch Entschlackungskuren. Die Körpersäfte werden mit jungem, zartem Gemüse, mit Sprossen und frischen Kräutern wie Bärlauch, Sauerampfer oder Rucola erneuert.

Im Sommer gilt es vor allen Dingen, die Körpersäfte zu bewahren und so die Gefahr des Austrocknens zu bannen. Reduzierte Körpersäfte erkennt man z. B. an Müdigkeit, Kreislaufproblemen, Schwindel, Krämpfen, eingeschlafenen Gliedmaßen, brennenden Augen. Körpersäfte werden fast ausschließlich durch unsere Nahrung aufgebaut. Gekochte Speisen sind dabei deshalb so wichtig, weil der Körper aus ihnen viel direkter auf die Nahrungssäfte zugreifen kann als aus Rohkost. Trinken macht nur einen Teil der Säfte aus, es bewässert und nützt z. B. der Aufrechterhaltung des Zellvolumens. Um aus der Nahrung Blut und Körpersäfte aufzubauen, braucht man allerdings ein gesundes Milz-Qi. Die dafür vorteilhaftesten Lebensmittel finden Sie in der Nahrungsmittelliste unter den Rubriken „kühl" und „kalt". Sie sollten, was vielleicht paradox klingt, am besten gekocht, gedämpft oder blanchiert zu sich genommen werden. Als kühl einzustufen sind alle Blattsalate (diese werden jedoch in der Regel ungekocht verzehrt), die meisten Gemüse und Obstsorten, z. B. Beeren und Weintrauben, aber auch die Getreidesorten Gerste und Weizen, sowie Buchweizen. Abkühlend, auch in gekochtem Zustand, wirken Mungbohnen, Gurken, Tomaten, Wassermelonen, Spinat, Mangold, Joghurt, saure Milch, Buttermilch, Quark (Topfen), Orangen, Zitronen, Bananen.

Im Herbst ist es zur Vorbereitung auf die kalte Jahreszeit sinnvoll, die Abwehrkräfte der Lunge durch Wild, Hafer, Reis und Lauch zu stärken.

Im Winter wird Wärmen groß geschrieben. Lassen Sie jetzt alles Kalte und Abkühlende wie Zitrusfrüchte, Tomaten, Gurken, Zucchini, Auberginen (Melanzani), Paprika und andere typische Sommergemüse und -früchte weg. Verwenden Sie stattdessen wärmende Gewürze, Fleischspeisen, Lagergemüse (Kraut und Kohl), sowie Hülsenfrüchte und arbeiten Sie vermehrt mit längeren Kochzeiten, wie das bei Kraftsuppen vor allem aus Fleisch und Knochen der Fall ist.

Müssen Sie im Winter viel in trockenen, überheizten Räumen sitzen, „befeuchten" Sie Ihre Lunge mit Birnenkompott, worin ein wenig frischer Ingwer mitgekocht ist.

Der chinesische Kalender

Obwohl – wenn man den chinesischen Kalender mit dem unseren vergleicht – die Jahreszeiten etwas verschoben sind, hat er auch bei uns Gültigkeit, denn er nimmt Bezug auf die energetischen Strömungen im Jahr. Es gibt ebenfalls vier Jahreszeiten, die den Elementen Holz (Frühling), Feuer (Sommer), Metall (Herbst) und Wasser (Winter) zugeordnet sind. Das Element Erde regiert in der Erntezeit – nach dem chinesischen Kalender das Ende des Sommers und der Herbstanfang – und in den vier Übergangszeiten. Eine Jahreszeit besteht aus 72 Tagen. Wenn wir uns in der Einteilung zurechtfinden wollen, nehmen wir jeweils den Jahreszeitenbeginn aus unserem Kalender, also z. B. den Frühlingsanfang am 21. März und ziehen 36 Tage ab. Dann sind wir beim chinesischen Frühlingsbeginn (13. Februar). Rechnen wir 36 Tage dazu, haben wir das chinesische Frühlingsende (26. April). So verfährt man auch mit den anderen Jahreszeiten. Dazwischen gibt es jeweils eine etwa 18-tägige Übergangszeit, die sogenannte Dojo-Zeit. Diese dient dazu, den Körper auf die nächstfolgende Jahreszeit vorzubereiten. Man versucht, dem Körper die jeweilige Umstellung zu erleichtern, indem man nicht so üppig isst. Es ist die ideale Zeit zum Entschlacken – natürlich ohne zu fasten! Eine gute Gelegenheit, sich nicht nur von alten Schlacken, sondern auch von überholten Denkmustern, Beziehungen, Strukturen, von altem Gerümpel oder alten Kleidern zu trennen.

Obwohl der chinesische Frühlingsbeginn am 13. Februar, also noch mitten im Winter liegt, spürt man dennoch langsam die Energien des

Frühlings erwachen. Die Tage werden schon ein wenig länger, das merken auch die Vögel und beginnen wieder mehr zu zwitschern. Auch der Valentinstag fällt mit dem 14. Februar in diese Zeit des Frühlingserwachens. Er basiert auf einem Brauchtum der Römer und ist keine Erfindung der Blumengeschäfte. Am 14. Februar, dem Fest Lupercalia, warfen im alten Rom junge Männer das Los um unverheiratete junge Mädchen und zogen mit diesen dann um die Häuser. Das diente dazu, sich näher kennenzulernen. Vor allem in England und in den USA feiert man bis heute an diesem Tag das Verliebtsein und schenkt einander Blumen – alles Attribute des Frühlings. Das kann kein Zufall sein. Die Frühlingsenergie, die Mitte Februar bereits in der Luft liegt, wird nicht nur in China, sondern auch in Europa und Amerika wahrgenommen.

Jahreszeit	2024	2025
Dojo-Zeit	28. Januar – 12. Februar	27. Januar – 11. Februar
Frühling	13. Februar – 25. April	12. Februar – 25. April
Dojo-Zeit	26. April – 14. Mai	26. April – 15. Mai
Sommer	15. Mai – 26. Juli	16. Mai – 27. Juli
Dojo-Zeit	27. Juli – 16. August	28. Juli – 16. August
Herbst	17. August – 28. Oktober	17. August – 28. Oktober
Dojo-Zeit	29. Oktober – 14. November	29. Oktober – 14. November
Winter	15. November – 26. Januar	15. November – 26. Januar

Organuhr – den inneren Rhythmus beachten

03 – 05 Uhr	Lunge	15 – 17 Uhr	Blase
05 – 07 Uhr	Dickdarm	17 – 19 Uhr	Niere
07 – 09 Uhr	Magen	19 – 21 Uhr	Perikard
09 – 11 Uhr	Milz	21 – 23 Uhr	3-Erwärmer/ Kreislauf
11 – 13 Uhr	Herz	23 – 01 Uhr	Gallenblase
13 – 15 Uhr	Dünndarm	01 – 03 Uhr	Leber

Die Organuhr gibt an, wann der Qi-Fluss durch ein Organ am größten ist. Um diese Zeit verfügt das entsprechende Körperorgan über eine Extraportion Energie, und 12 Stunden zeitversetzt ist der Qi-Fluss am schwächsten.

Immer wieder kann man feststellen, dass Menschen, die Dickdarmprobleme haben, oft zwischen 5 und 7 Uhr nicht schlafen können und in diesem Bereich Schmerzen verspüren, weil der Darm in dieser Zeit versucht, aktiv etwas gegen sein Leiden zu tun. Wenn Sie hingegen zwischen 1 und 3 Uhr morgens wach werden, haben Sie vermutlich in irgendeiner Form Ihre Leber „beleidigt" – zu viel gegessen, zu viel Alkohol getrunken oder gerade viel Stress gehabt.

Die Verdauungsorgane Milz und Magen haben zwischen 7 und 11 Uhr ihre stärkste Zeit, abends zwischen 19 und 23 Uhr hingegen die wenigste Energie. Das bedeutet, dass ein Frühstück eine viel größere Chance hat, umgewandelt zu werden, als ein spätes, schweres Nachtmahl. Dieses bleibt im Organismus liegen, verfault oder gärt, erzeugt dabei schlechte Träume und Kopfschmerzen, macht uns am nächsten Tag träge und führt fast immer zu Übergewicht.

Ebenso wichtig wie das gute Funktionieren der Milz, sind die Harmonie von Yin und Yang in unserem Körper und der freie Qi-Fluss.

Yin und Yang ausgleichen

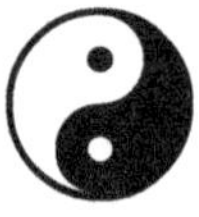

Wer kennt sie nicht, die zwei polaren Prinzipien, von denen man schon einige Tausend Jahre weiß und die etwa 700 v. Chr. erstmals Erwähnung finden? Sie sind so gegensätzlich wie Wasser und Feuer, Dunkelheit und Licht, weibliches und männliches Wesen. Sie stellen aber auch zwei Phasen einer zyklischen Bewegung dar wie Nacht und Tag, Schlafen und Wachen. Yin und Yang kann man überall antreffen, auch im menschlichen Organismus.

Yin steht für **Lebenssaft** und ist Substanz und Materie in Form der Körperflüssigkeiten und der festen Körperbestandteile (Zähne, Haare,

Nägel, Knochen). Yang steht für **Lebenskraft** und begegnet uns im lebendigen Körper als Energie, Körperwärme, Muskel- und Abwehrkraft. Wenn Yin und Yang im Organismus ausgewogen und alle Organe in Harmonie sind, fühlen wir uns gesund und im Gleichgewicht. Unser Körper ist deshalb ständig bemüht, einen Ausgleich zu schaffen zwischen Hitze und Kälte, Aktivität und Entspannung, Einatmen und Ausatmen. Bei Energiemangel zum Beispiel, werden wir müde und gleichen dies durch Schlafen aus.

Ausreichend Yin zu haben bedeutet auf körperlicher Ebene die Fähigkeit, zu entspannen, gut zu schlafen und gut „gepolsterte" Nerven zu besitzen. Unserer Psyche verhilft das Yin zu Gelassenheit und Geduld, zu der Fähigkeit abzuschalten und zu genießen. In unserem Liebesleben sorgt das Yin für Einfühlungsvermögen, Zärtlichkeit und Ausdauer.

Ausreichendes Yang bedeutet, einen leistungsstarken, dynamischen Körper zu haben, der über sehr gute Abwehrkräfte und eine ebensolche Verdauung verfügt. In der Psyche verhilft Yang zu guter Konzentration, starker Willenskraft und starkem Antrieb, aber auch zu guter Motivation, Lebensfreude und Mut. Für unsere Sexualität schenkt uns das Yang eine starke Libido und Potenzstärke, also auch die Fähigkeit, Kinder zu zeugen und zu empfangen.

Sind Yin und Yang im Ungleichgewicht, kann das zu verschiedenen Befindlichkeitsstörungen führen. Ein Ungleichgewicht im Yin- oder Säftehaushalt beispielsweise, kann Schlaflosigkeit oder Existenzängste nach sich ziehen. Gehören Sie zu den Menschen, die, wenn sie die Wohnung verlassen, mehrmals zurücklaufen, um sich zu vergewissern, dass der Herd auch wirklich ausgeschaltet ist? Dann können Sie davon ausgehen, dass Sie zu wenig Säfte im Herzen haben. Denn die Säfte, das Yin, stabilisieren uns, lassen uns mit beiden Beinen auf dem Boden stehen, helfen uns abzuschalten, und geben uns einen guten Schlaf. Wenn das bei Ihnen nicht so ist, sollten Sie unbedingt Ihre Säfte stärken. Ebenso, wenn Sie beim geringsten Geräusch oder einem unerwarteten Ereignis arg erschrecken und mit starkem Herzklopfen reagieren. Auch bei jemandem, der ohne Unterbrechung spricht, kann auf Säftemangel im Herzen geschlossen werden. Nachtschweiß ist ebenfalls ein Zeichen, dass Sie nicht über genügend Säfte verfügen. Zu wenig Yang dagegen bedeutet wenig

Lebensfreude, wenig Motivation, keinen Mut, neue Dinge anzugehen, keinen Forscher- oder Pioniergeist zu entwickeln. Meist sind Betroffene von Kältegefühlen, Antriebsschwäche, depressiven Verstimmungen und in reiferen Jahren oft von Übergewicht geplagt.

Hat man zu viel Yin, rührt das oft von „schlechten Säften" her. Dann existiert ein Zuviel an Körpersubstanz und -säften, an Ablagerungen, die wir nicht ausscheiden und die uns deshalb schwer und oft träge machen. In der Regel führt das zu Übergewicht. Zu viel Yang zu haben bedeutet, mit lauter Stimme und rotem Kopf durch die Gegend zu poltern, stets in Eile und auch alle anderen zur Eile antreibend, ein Zuviel an Wärme und Energie, das bei längerem Bestehen unser Yin aufbraucht.

Und nun die gute Nachricht: Ein gestörtes Verhältnis von Yin und Yang in unserem Körper kann man direkt mit der Ernährung wieder ausgleichen! Ziel dieses Ausgleichs ist Harmonie im gesamten Organismus.

Die Konstitution beachten

Der Kältetyp	**Der Hitzetyp**
hat zu viel Yin und zu wenig Yang	hat zu viel Yang und zu wenig Yin
neigt leicht zu Kälte, vor allem an den Füßen, Beinen, Hüften bis zum Po; braucht Kaffee, um „in die Gänge" zu kommen; neigt zu Übergewicht, Ödemen; ist erkältungsanfällig; ist oft verschleimt	schwitzt sehr leicht, auch nachts; muss Füße aus der Bettdecke strecken; hat Schlafprobleme; hat evtl. laute Stimme, rotes Gesicht
braucht yangisierende Kost	braucht yinisierende Kost

Wenn man eine Kälte- oder Hitzekonstitution besitzt, dann ist sie einem „in die Wiege gelegt" worden. Menschen, die damit „beschenkt" worden sind, müssen, wenn sie gesund bleiben wollen, Zeit ihres Lebens danach trachten, die Kälte oder Hitze bzw. Trockenheit in ihrem Organismus durch Nahrung auszugleichen. Symptome von Kälte- oder Hitzezuständen kann aber auch jemand haben, der sie durch seinen Lebensstil chronisch erworben hat. Auch diese Symptome kann man mit Ernährung gezielt beeinflussen bzw. auflösen. Die chinesische Ernährung geht dabei folgendermaßen vor:

Zum einen wird der Ist-Zustand eines Menschen festgestellt und ein eventuelles Ungleichgewicht erkannt. Als nächster Schritt werden entweder mehr erwärmende oder eher abkühlende Nahrungsmittel und Kochmethoden empfohlen. Leidet jemand an Kälte, rät man ihm zunehmend zu warmen und bis zu einem gewissen Grad sogar heißen Gewürzen, leidet jemand an Schlaflosigkeit und Hitze, kann ihm mit abkühlenden (erfrischenden), mitunter auch stark abkühlenden (kalten) Nahrungsmitteln geholfen werden, die er dennoch nicht roh, sondern gekocht zu sich nimmt. Vorsichtig wird er dabei „heruntergekühlt", während er dadurch gleichzeitig seine Säfte auffüllt. In beiden Fällen werden ungünstige Nahrungsmittel reduziert. Beim Kältetyp wird alles Abkühlende weggelassen, beim Hitzetyp alles Wärmende und alles, was die Säfte ausleitet oder austrocknet wie z. B. Kaffee, Kakao und vor allem heiße, scharfe Gewürze.

Durch Nahrung „Yang" in den Organismus bringen und damit wärmen nennt man „Yangisieren". Durch Nahrung „Yin" stärken, Säfte aufbauen und kühlen bezeichnet man als „Yinisieren".

Yinisieren geht im Einzelnen so vor sich: Sie arbeiten mit kurzen Kochzeiten bei dünn geschnittenem Gemüse und Fleisch, dämpfen und blanchieren. Es gibt bei Ihnen öfter Suppen und Kompotte, und Sie würzen in erster Linie mit frischen Kräutern und mit nicht zu heißen Gewürzen. Sie verwenden hauptsächlich erfrischende und kalte Nahrungsmittel wie Gemüse und Obst (aber gekocht), und reichen dazu Salate, frische Kräuter und Sprossen. Dadurch fügen Sie den Speisen ganz automatisch mehr Säfteaufbauendes und -bewahrendes zu.

Yangisierende Kochmethoden sind Grillen, Kochen mit großer Hitze, scharfes Anbraten, Räuchern, Backen, Kochen mit Alkohol und scharfen Gewürzen sowie stundenlanges Kochen von Eintöpfen und Suppen („Kraftsuppen"). Yangisierend wirkt natürlich auch die Verwendung energetisch heißer und warmer Nahrungsmittel wie z. B. Hirsch, Lamm, Wild und Kohlsprossen (Rosenkohl). Das Wissen um die Thermik und Wirkrichtungen der Nahrungsmittel befähigt den chinesisch-orientierten

Ernährungsberater zu einer gezielten Hilfestellung mit Nahrungsmitteln. Oft stellen sich schon nach ein bis zwei Wochen beachtliche Erfolge ein. Dazu einige Beispiele aus unseren Praxen:

Ein Mann, Mitte fünfzig, kam zur Ernährungsberatung weil er abnehmen wollte. Er war aber ganz offensichtlich nicht dick. Beim Abfragen der chinesischen Syndrome erwähnte er eher nebenbei, er leide an blutenden Hämorrhoiden und der Hausarzt habe bereits eine Operation in Erwägung gezogen. Die Antwort des Klienten auf unsere Frage nach seinen Ernährungsgewohnheiten erklärte vieles: Der Mann ernährte sich zum überwiegenden Teil von Nahrungsmitteln, die aus chinesischer Sicht „feuchte Hitze" aufbauen. Blutende Krampfadern wiederum entsprechen dem Syndrom „feuchte Hitze im Dickdarm". Wir mussten also nur die Speisen, die feuchte Hitze erzeugten, durch andere ersetzen. Im konkreten Fall wurden Frühlingsrollen (die Lieblingsspeise des Klienten), geröstete Erdnüsse (davon genoss er täglich eine Packung) sowie scharf angebratenes Fleisch (verzehrte der Mann ebenfalls jeden Tag, denn er war Koch und bot in seinem sehr beliebten Lokal täglich Gerichte aus dem Wok an) gestrichen und durch gekochtes Fleisch (z. B. Tafelspitz), Bohnen, englisch zubereitetes, d. h. gedünstetes Gemüse, sowie Suppen und Kompotte ersetzt. Nach 14 Tagen waren die blutigen Unterhosen Geschichte.

Ein anderes Beispiel: Ein Manager aus der Baubranche mit einer durchschnittlichen Wochenarbeitszeit von 60 Stunden – jahrelang, ohne Urlaub – bekam mit Anfang 60 auf einmal Neurodermitis. Außer regelmäßigen Aufenthalten am Toten Meer half nichts. Bei unserer Ernährungsberatung wurde Blut-Hitze festgestellt und diese mit Hilfe der Ernährung vorsichtig runtergekühlt: Das bedeutete im konkreten Fall: kein Lamm mehr! Das aber hatte der Klient, der als Manager oft auf Großbaustellen in der Türkei weilte, dort oft und gern verzehrt. Dafür gab es jetzt regelmäßig zum Frühstück gekochtes Getreide mit Kompott und ansonsten viel Fisch und Suppen, vor allem aus Bohnen und Linsen. Nach acht Wochen war die Neurodermitis, die zuletzt nahezu den ganzen Körper bedeckt hatte, bis auf ein Bläschen am Oberarm verschwunden.

Was Kälte anrichten kann, sieht man sehr gut am Beispiel einer allein erziehenden, berufstätigen Mutter von vier Kindern. Bei ihr muss es immer schnell gehen, auch das Kochen und der Haushalt. Sie kam zur Ernährungsberatung, weil sie hoffnungslos an Verstopfung litt. Keines der üblichen Hausmitteln half mehr. Sehr rasch stellte sich in der Ernährungsberatung Kälte im Verdauungstrakt heraus. Der Frau wurden Suppen empfohlen, vor allem Kraftsuppen aus Fleisch mit wärmenden Gewürzen (Diese Suppen können auf dem Herd köcheln, während man sich etwas anderem widmet. Die Zubereitung selbst braucht nur wenig Zeit.) sowie ein warmes Frühstück, keine Tiefkühlkost, heißes Wasser anstelle von abkühlenden Getränken, und für eine gewisse Zeit ein striktes Rohkostverbot (auch keine Salate!). Diese Frau war all dem gegenüber zunächst sehr skeptisch, sie hielt sich aber trotz innerer Zweifel an die Empfehlungen und konnte zu ihrem großen Erstaunen nach anderthalb Wochen schon feststellen, dass die Verstopfung so gut wie weg war.

Der gesunde Qi-Fluss

Sind wir gesund, fließt das Qi ohne Blockaden frei in unserem Körper.

Beim Milz-Qi ist es das freie Fließen der Nähr- und Schlackenstoffe in den Zwischenzellflüssigkeiten und im Bindegewebe, kann aber auch das freie Fließen unserer Emotionen bedeuten.

Der freie Qi-Fluss durch den Körper lässt sich sehr gut mit dem heutigen Verkehr vergleichen. Stellen Sie sich vor, es sind sehr viele Autos auf der Strasse. Da muss alles gut funktionieren, wenn es nicht zu einem Verkehrskollaps kommen soll. Fällt eine Ampel aus und jeder macht, was er für richtig hält (besonders anschaulich können Sie das täglich in Rom erleben!), staut sich der Verkehr. Für eine Strecke, die man mit dem Auto normalerweise in 10 Minuten zurücklegt, benötigt man nun eine halbe Stunde oder länger. So ist es mit dem freien Qi-Fluss in unserem Körper auch. Hält so eine Blockade länger an, kann das zu schweren gesundheitlichen Schäden führen. Überall wo Stagnation ist, können sich Schlacken ansammeln, die schließlich zu Schleim „eindampfen“. Schleim ist die Grundlage für Arteriosklerose mit all ihren Folgen wie Herzinfarkt, Schlaganfall, aber auch für Krebs. Es gehört also zur großen Kunst der chinesischen Lebenspflege, es niemals zu einer Unterbrechung des freien Qi-Flusses kommen zu lassen, und wenn er doch einmal gestört sein sollte, ihn möglichst rasch wiederherzustellen. Das gelingt ausgezeichnet durch Methoden wie Qi-Gong, Tai-Qi und Yoga. Regelmäßiges Shiatsu oder auch eine gute Tuina-Massage wirken hier wahre Wunder. Viele Chinesen betreiben täglich Qi-Gong. Auch Meditation kann den freien Qi-Fluss wieder ins Lot bringen. Nicht wenige Chinesen werden dadurch bei hoher Gesundheit und jugendlichem Aussehen (oft noch 80-jährig mit schwarzen Haaren) sehr alt. Es ist also durchaus keine Selbstverständlichkeit, ein langes Leben bei perfekter Gesundheit und gutem Aussehen zu haben – man muss nur gezielt daran arbeiten. Spätestens ab Vierzig oder Fünfzig fallen einem jugendliches Aussehen, freier Qi-Fluss, gute Verdauung, guter Schlaf und ausreichend Säfte nicht mehr in den Schoß. Viele von uns gehen regelmäßig zur Kosmetikerin, pflegen ihre Nägel und gehen zum Friseur – warum nicht auch regelmäßig gleich in der Früh etwas für die Aufrechterhaltung des freien Qi-Flusses tun? Hierbei handelt es sich nicht um Luxus, sondern um Lebenspflege. Der freie Qi-Fluss ist durch Nahrung allein nicht direkt wiederherzustellen, er kann jedoch durch falsche oder zu viel Nahrung empfindlich beeinträchtigt werden. Es gilt also hier in erster Linie, gewisse Nahrungsmittel und Zubereitungsarten zu vermeiden, aber auch ungünstige Essgewohnheiten, wie späte oder üppige Mahlzeiten.

Bei (Leber-)Qi-Stagnation:

Vermeiden:

- Paniertes
- Überbackenes
- Frittiertes
- sehr fettes und sehr üppiges Essen
- Alkohol im Übermaß
- spätes Essen
- Durcheinander verschiedener Speisen

Ideal:

- Nahrungsmittel mit saurem Geschmack regelmäßig, in sehr geringen Mengen zu sich nehmen, wie z. B. ein paar Tropfen Zitrone in einem Glas Wasser.

Mit Hilfe der Ernährung Ungleichgewichte ausgleichen

Chinesisches Syndrom	**Emotionales oder körperliches Ungleichgewicht**	**Nahrungsmittel**
Feuchtigkeit durch Milz-Qi-Mangel	Übergewicht, druckhelmartiges Gefühl beim Treppensteigen, geschwollene Füße, Abdrücke von Socken an den Beinen, Antriebsschwäche, Niedergeschlagenheit ohne äußeren Grund	Für eine gewisse Zeit täglich 2 EL gekochte Adzukibohnen, Kaffee oder Getreidekaffee mit einer Prise Kardamom, zusätzlich alle Maßnahmen zum Milz-Qi-Aufbau
Säfte- bzw. Yinmangel des Herzens	Ängste, Hektik, Zeitdruck, regelmäßig zu frühes Aufwachen, (gelegentliches) Herzrasen nachts, manisch, überdreht, spricht sehr schnell	Weizentee, Weizengrieß, Rote Rüben (Rote Beete), Kompotte aus roten Früchten und Trockenfrüchten, für einige Zeit Joghurt verdünnt mit Wasser und gewürzt (Lassi), Fischgerichte, Hülsenfrüchte und Linsen
Säfte- bzw. Yinmangel der Leber	Verletzlichkeit, Dünnhäutigkeit,	Austrocknendes wie Kaffee, Schwarztee, Rotwein, Kakao, Alkohol, scharfe Gewürze meiden
Leberblutmangel	Brüchige Nägel, Lichtempfindlichkeit, eingeschlafene Gliedmaßen, Einschlafschwierigkeiten	Blutaufbau durch Hühnersuppe, leicht saure Gemüse, frische Kräuter, Ente, regelmäßig Obst in Form von Kompott, Petersilientee
Kalte Nieren	Libidomangel	Lamm, Rotwein, Kräuter der Provence, Gewürznelken, Walnüsse
Heiße Leber	Zorn, Wut	Stangensellerie
Energiemangel in der Lunge	Traurigkeit, wenig Zuversicht	Reis mit frischem Ingwer, Rettich

Gestaute Leber	Zorn und Ohnmachtsgefühl zugleich	Artischocke, Löwenzahn, Grapefruit, etwas Zitrone, Erdbeere, Gerstenmalz
Beginnende Erkältung, eingedrungene Windkälte	Steife Gliedmaßen, vor allem steifer Nacken, Kälteschauer,	Ingwertee (3–4 Scheiben frischen Ingwer 20 Minuten in ½ Liter heißem Wasser köcheln lassen), vertreibt die Kälte in der Außenschicht unseres Körpers. Vorsicht: Bei Fieber und anderen Hitzezeichen wie Schwitzen keinen Ingwertee mehr trinken!
Schwache Immunkraft	Neigung zu Erkältungsanfälligkeit	Windpunkte schützen (Diese befinden sich am Nacken, dort kann der Wind in unseren Körper eindringen. Am besten durch einen Schal schützen.) Schlafen bei offenem Fenster vermeiden, kein Vitamin C, Abkühlendes vermeiden, regelmäßig Kraftsuppen mit frischem Ingwer, Gewürznelken, Piment, Chili, heißes Wasser, Kraut und Kohl, Fleisch

Anhand dieser Tabelle sehen Sie, dass in der 5-Elemente-Küche nichts wirklich verboten ist, es hat nur alles eine unterschiedliche Wirkung, die in einem Fall gewünscht, in einem anderen Fall unerwünscht ist. Zum Abschluss des Einblicks in diese Form der Ernährung eine kleine Empfehlung, die sich als sehr hilfreich erwiesen hat:

Nehmen Sie das, was Sie essen, bewusst zu sich. Hinterfragen Sie kritisch, ob Sie wollen, dass das, was Sie essen, tatsächlich zu einem Bestandteil von Ihnen wird. Der Körper kann nicht warten, bis Sie ihm etwas Hochwertiges anbieten, er muss mit dem vorlieb nehmen, was gerade da ist. Das betrifft auch unsere geistige Nahrung! Es kann schon einige Zeit dauern, bis „Junkfood" jeder Art den Organismus wieder verlassen hat. Wählen Sie hochwertige Zutaten aus, genießen Sie die Qualität der Speisen und erleben Sie die Wirkungen auf Ihren Körper. Er wird Sie dabei unterstützen, das für Sie Richtige und Wohltuende herauszufinden.

Gibt es den vollkommen gesunden Menschen?

Eine Ernährung für alle?

Der Zahnarzt Weston Price lebte von 1870 bis 1948 und bereiste von 1914 bis 1945 mit seiner Frau alle Kontinente auf der Suche nach dem „gesunden Menschen". Er machte sich auf den Weg zu den damals von unserer westlichen Zivilisation unberührten Naturvölkern.

Seine Hypothese war spannend: Zahnprobleme sind Ausdruck von Degeneration. Eventuell besteht sogar ein Zusammenhang mit dem Absinken der Begabung, dem Anstieg von Kriminalität und Geisteskrankheiten.

Gibt es den vollkommen gesunden Menschen?

Unser verbreitetes Denkmuster, wonach jemand, der zwar keine diagnostizierte Krankheit hat, aber unter immer währender Müdigkeit, ständigen Unpässlichkeiten, Mangel an Widerstandsfähigkeit, Unlust und Nervosität leidet, dennoch als gesund gilt, bedarf einer Richtigstellung. Muss ein Mensch mit einigen oder gar allen eben erwähnten Beschränkungen unseres Daseins leben, dann ist er – entgegen unserem gesellschaftlichen Verständnis von Gesundheit und Krankheit – nicht wirklich vollkommen gesund. Ein gesunder Mensch ist nicht nur frei von Leiden und Krankheiten, sondern auch in einer körperlichen, seelischen und geistigen Verfassung, die ihm die volle Entfaltung aller uns gegebenen Möglichkeiten bietet. Er hat ein blühendes Aussehen und eine perfekte Widerstandskraft.

Die Antwort auf die Frage nach diesem vollkommen gesunden Menschen koppelte Weston Price mit einer neuen Frage: Ja, es gibt wohl solche Menschen in unserer westlichen Kultur, jedoch nur vereinzelt. Aber gibt es auch ganze Volksgruppen, die diese Merkmale aufweisen? Prices damaliges Forschungsprojekt ist leider unwiederholbar – viele der seinerzeit von ihm besuchten Naturvölker leben heute bereits „zivilisiert".

Die Eskimos in Alaska lebten damals noch wie in der Steinzeit, erfreuten sich bester Gesundheit und waren arbeitsam, freundlich, ausgeglichen, redlich, hilfsbereit und gastfreundlich. Dort, wo sich ihr ursprüngliches Umfeld änderte und sie teils oder ganz von „Lagerkost“, also weißem Mehl, poliertem Reis, Zucker, Sirup, Süßigkeiten und Feinmehlgebäck lebten, wurden sie unruhig, reizbar und berechnend. Zahnverfall setzte ein: Von den Eskimos, die sich von Eingeborenenkost – also vorwiegend fettem Fisch und Fleisch – ernährten, litten 0,1 Prozent unter Karies. Diejenigen, die teilweise Lagerkost aßen, hatten zu 6,3 Prozent Karies; bei vorwiegender Lagerkost waren es 11,6 Prozent; bei ausschließlicher Lagerkost 21,1 Prozent.

Die Indianer in den Anden ernährten sich herkömmlich vor allem von Mais, Bohnen, Gemüse, Früchten, Vögeln, Eiern, Fleisch und an der Küste in erster Linie von Fisch. Diese Ernährungsweise hatte offenbar eine sehr lange Tradition und tat ihnen gut, denn bei der Untersuchung von 1300 Schädeln aus der Inka-Kultur konnte keine einzige krankhafte Veränderung festgestellt werden. Weston Price traf noch auf hochbetagte Indianer, die bei bester Gesundheit barfüßig den Herden der Lamas und Alpakas bis in die Schneeregionen folgen konnten.

Im südlichen Pazifik lebten die Menschen vor allem von Fischen, Krabben, Früchten, Gemüse und Wurzeln. Als sie Hafenarbeiter wurden, aßen sie Lagerkost. In der Folge hatten 26 Prozent von ihnen Zahnkaries und starken Zahnverfall; Degenerationserscheinungen und eine gesteigerte Anfälligkeit für Infektionen traten schon bei Jugendlichen auf.

Auf der Fidschi-Insel Veti-Levu waren die Stämme aus dem Inselinneren mit den Küstenstämmen verfeindet. Price hatte deshalb gehofft, abseits der Küste endlich ein Volk zu finden, dass sich nicht von tierischem Eiweiß ernährte. Als er nach einem mühsamen, beschwerlichen Aufstieg endlich ankam, fand er dort zu seinem Erstaunen ganze Berge von Abfällen an Muschelschalen. Es gab trotz der bestehenden Verfeindung, Träger mit dem Status der Unantastbarkeit, die aus dem Landesinneren Gemüse an die Küste trugen und von dort die kostbaren Meeresfrüchte mitnahmen.

In den Alpen, im Schweizer Lötschental, aßen damals die Bauern Rohmilch, Rohmilchprodukte, Brot, Roggenbrei, etwas Gemüse, regelmäßig ein wenig Fleisch. Weston Price war von der vollkommenen Gesundheit, der inneren Ruhe und Ausgeglichenheit dieser Menschen sowie ihrer hohen Charakterwerte sehr angetan. Soziales Verhalten wurde gefördert, Treue und Hilfsbereitschaft gelebt. Die Nahrung bestand aus Roggenvollkornbrot, Rohmilch, langsam gereiftem Käse, einmal in der Woche Fleisch, etwas Gemüse. Zum Frühstück gab es geröstete Roggenkörner. Price fand keinen Zahnverfall, keine Deformation der Zahnbögen, keine Verengung des Gesichtes, keine Anfälligkeit für Infektionskrankheiten, keinen einzigen Fall von Tuberkulose.

Für den Zahnarzt Weston Price war Zahnkaries ein Zeichen des gesundheitlichen Verfalls des Menschen. Der Umstieg auf denaturierte Kost bringt den Stoffwechsel aus seinem natürlichen Gleichgewicht, notwendige Stoffe fehlen, andere können nicht ausgenutzt werden. Der Anstieg des Zahnverfalls hat nichts mit nachlässiger Zahnpflege zu tun. Die Rolle der Zahnpflege ist nebensächlich. Bei starkem Kariesbefall ortete Price ein Defizit an Mineralstoffen und Vitaminen. Ein kariöser Zahn kann wieder Dentin und Zahnschmelz bilden, wenn er gesunde Ernährung erhält.

Weston Price kam durch seine Forschungen zu folgenden Erkenntnissen:

- Vollwertig ist jene Ernährung, die eine vollkommene Gesundheit herbeiführt und erhält.
- Ein kompletter Verzicht auf tierische Nahrung kommt ganz selten vor.
- Die Ernährungsbedürfnisse sind von einem traditionell lebenden Volk zum anderen sehr unterschiedlich.
- Es gibt keine Ernährung, die für alle Menschen gleichermaßen geeignet ist.

Ernährung früher und heute

Der Nährstoffbedarf des heutigen Menschen hat sich über einen Zeitraum von mindestens 2 Millionen Jahren entwickelt.

Den Homo sapiens gibt es auf unserem Planeten seit 100.000 Jahren. Das Nahrungsangebot hat sich in dieser Zeit kaum geändert. Lokal gab es durch die Völkerwanderungen Anpassungen, die jeweils viele Generationen, d. h. einige Tausend Jahre in Anspruch genommen hatten (z. B. bei den Eskimos, den Indern, den Insulanern, den Bergbewohnern und den Wüstennomaden). Die jeweilige Anpassung an neues, ungewohntes Nahrungsangebot erfolgte durch natürliche Selektion, denn nur diejenigen konnten sich in der neuen Umgebung gut fortpflanzen, deren Stoffwechsel die Nahrung verarbeiten konnte.

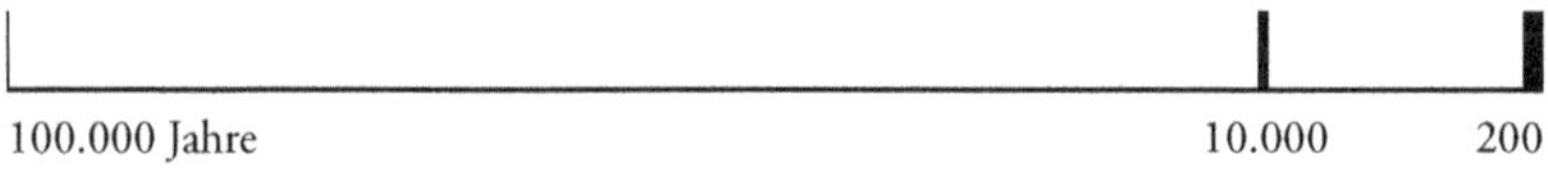

Zeitschiene:

- vor 100.000 Jahren: erstes Auftreten des Homo sapiens
- vor 10.000 Jahren: Beginn des Ackerbaus
- vor 200 Jahren: Beginn der industriellen Revolution

In den letzten 200 – 100 Jahren wird die Ernährung von der industriellen Revolution geprägt. Hier ein paar Eckpunkte:

- industrielle Herstellung von Nahrungsmitteln
- veränderte Landwirtschaft
  - intensive Bewirtschaftung
  - ausgelaugte Böden
  - Monokulturen
- Möglichkeit der Langzeitlagerung
- künstliche Stoffe: z. B. Süßstoffe wie Aspartam, Farbstoffe, Geschmacksverstärker usw.
- erhöhter Zuckerkonsum
- Überangebot an Nahrung – Wir essen zu viel!
- Überfluss an Suchtmitteln: Koffein, Schokolade, Nikotin, Alkohol
- genmanipulierte Nahrung

Mit einem Nahrungsmittelangebot, das in den letzten 200 Jahren alles Bisherige auf den Kopf gestellt hat, muss unser Stoffwechsel erst lernen umzugehen. Die Nahrungspalette, die uns demgegenüber die Natur bietet, besteht aus Früchten, Wurzeln, Samen, Pflanzen, Wildfleisch, Fisch und Eiern, und ist außerdem geprägt von Zeiten mit knappen Vorräten und knappem Nahrungsangebot.

Unsere heutigen Zuchtprodukte unterscheiden sich inhaltlich wesentlich von den ursprünglichen Nahrungsmitteln. So war zum Beispiel die Karotte einst eine ganz kleine Wurzel. Die heutige Karotte enthält viel mehr Wasser und dafür wesentlich weniger Carotinoide. Tiere aus konventioneller Landwirtschaft sowie Fische aus modernen Aquakulturen haben in ihrem Fleisch bis zu 30 Prozent weniger Fettsäuen als ihre frei lebenden Artgenossen.

Wir essen meist zu viel und zu häufig – sind dabei aber nicht unbedingt gut und ausreichend versorgt. Gelegentlich einen Hamburger zu essen ist keine Katastrophe, das Problem besteht vielmehr darin, dass der Körper bei solcher Kost auf Dauer nicht ausreichend versorgt wird. Unser Ernährungsbedarf entspricht nach wie vor dem eines Jägers und Sammlers und ist sehr anspruchsvoll, was die Qualität betrifft. Gut essen ist kein Luxus, sondern eine Lebensnotwendigkeit!

Die moderne westliche Ernährungswissenschaft geht auch heute noch davon aus, dass es für alle Menschen eine einzig richtige gesunde Ernährungsform gibt und versucht uns das in Form allgemeingültiger Ernährungspyramiden nahezubringen. Die alten Medizinsysteme der Welt beschäftigten sich indes schon seit Jahrtausenden mit der Unterschiedlichkeit der Menschen und haben funktionierende Modelle für ihre ganzheitlichen Ansätze. Die Ayurvedaärzte unterteilen uns mit Hilfe der drei Doshas Vata, Pitta und Kapha; die Traditionelle Chinesische Medizin verwendet die Modelle von Yin und Yang und den 5 Elementen, die ägyptische Medizin arbeitet mit 7 Organsystemen; Hippokrates unterteilte die Menschen mit Hilfe der Säfte- und Humorallehre in Choleriker, Sanguiniker, Melancholiker und Phlegmatiker, und schon der römische Dichter und Philosoph Titus Lucretius Carus wusste: „Was den einen nährt, bringt den anderen um."

Die Sehnsucht, eine allgemein gültige Ernährungsform zu finden, bewegt die Experten schon seit langer Zeit und führt immer wieder zu Fehlschlüssen. So haben wir den Ratschlag uns fettarm zu ernähren, vermutlich dem Ernährungsexperten Dr. Nathan Pritikin aus den USA zu verdanken. Er hatte festgestellt, dass die afrikanischen Bantus sowie einige andere Völker sehr fettarm essen und so gut wie keinen Herzinfarkt kennen. Daraus schloss er, dass die fettarme Ernährung die für alle

Menschen ideale sein müsse. Inzwischen wissen wir, dass sie dies zwar für einige Menschen ist, andere jedoch davon sehr krank werden können.

Auch die einzelnen Diäten zum Abnehmen werden stets als für alle Menschen heilsam und zum erwünschten Ziel führend angepriesen. Einen sicheren Erfolg gewährleisten aber nur jene Methoden, die die Individualität des Einzelnen berücksichtigen und eine Umstellung der Ernährungsgewohnheiten einschließen. Das hat sich auch in unseren Praxen bestens bewährt.

Die Entdeckungsgeschichte der Stoffwechseltypen

William Donald Kelley war Kieferchirurg und Zahnarzt. Mit knapp 40 Jahren erkrankte er an Bauchspeicheldrüsenkrebs und hatte nach Meinung seiner Ärzte nur mehr wenige Monate zu leben. Seine Mutter, Velmar Kelley, forderte von ihm, seine Ernährung auf Obst, Gemüse und Vollkornprodukte umzustellen. Seine Energie nahm zu, die Schwellung in seinem Bauch ging zurück. Nach zwei Jahren lebte er noch immer, schließlich war er irgendwann symptomfrei. Während seiner Krankheit forschte er viel in der Bibliothek. Kranke Menschen, denen zu Ohren gekommen war, dass er sich selbst von Krebs geheilt hatte, suchten ihn auf. Vielen konnte er helfen, manchen nicht. Die zweite Krise in seinem Leben betraf seine Frau. Nach einem Jahr Gesundheit dank Kelleys Vollwertkost kamen ihre schweren Allergien mit großer Heftigkeit zurück. Sie wurde dadurch so krank, dass sie nahe daran war, ins Koma zu fallen. In dieser für beide bedrängenden Situation, gab ihr Kelley das einzige Nahrungsmittel, das er noch nicht ausprobiert hatte, nämlich rotes Fleisch in Form von Rinderkraftsuppe. Binnen 24 Stunden konnte sie wieder aufstehen. Das war für Kelley, der ein brillanter Forscher und Denker war, die Geburtsstunde der Stoffwechseltypisierung. Er ermittelte mit Hilfe des autonomen Nervensystems den individuellen Ernährungsbedarf. Kelleys Ansatz war ein ganzheitlicher: Nicht die Krankheit wurde behandelt, sondern ausschließlich die Gesundheit durch Ernährung aufgebaut.

Der Psychiater Dr. George Watson erkannte, dass psychische Probleme ihre Ursachen oft im Ungleichgewicht des Stoffwechsels haben. Er fand einen direkten Zusammenhang zwischen den psychischen und emotionalen Eigenschaften eines Menschen und der Geschwindigkeit, mit der ihre Zellen Nährstoffe in Energie umwandeln. Watsons Methode berücksichtigt die Verbrennungsgeschwindigkeit der Nährstoffe auf Zellebene.

Die Methoden Kelleys und Watsons schienen auf den ersten Blick völlig gegensätzlich und unvereinbar zu sein, und doch hatten beide Erfolge aufzuweisen. Inzwischen gibt es einen Lösungsansatz, mit dem die scheinbare Gegensätzlichkeit in ein stimmiges System gebracht werden kann.

William L. Wolcott litt an schweren Allergien. 1977 hörte er von Kelley und wurde durch dessen Methode gesund. Er wurde Kelleys Assistent. Seine Aufgabe war die Untersuchung der Fälle, bei denen Dr. Kelleys Methode nicht zum Erfolg geführt hatte. Er stieß dabei auf die Arbeiten von George Watson und brütete lange über den Widersprüchen zwischen beiden Systemen, die ja, jedes für sich, sehr erfolgreich waren, bis er eines Tages die Lösung fand – die Dominanz: Bei manchen Menschen hat das autonome Nervensystem den stärkeren Einfluss auf den Nährstoffbedarf, während bei anderen das Verbrennungssystem darüber entscheidet, welche Ernährung sie brauchen.

Inzwischen gibt es mehrere Möglichkeiten den Stoffwechseltyp zu bestimmen. Näheres finden Sie im Kapitel „Wie man den Stoffwechseltyp bestimmen kann“ (ab Seite 101).

Wie die Nährstoffe in die Zellen gelangen – die Verdauung

In der Praxis erleben wir immer wieder, dass mit guter Verdauung gleichgesetzt wird, ausreichend Stuhl zu haben: „Mit der Verdauung habe ich keine Probleme, es klappt sogar mehrmals täglich." Der Stuhl ist ein sehr wichtiger Aspekt, umfasst aber längst nicht alle Abschnitte der Verdauung. Wir möchten deshalb den Begriff gerne etwas genauer erläutern.

Wir unterteilen die Verdauung in drei Abschnitte. Der erste findet zwischen Mund und Dünndarmzotten statt. Wir nehmen Nahrung zu uns, wobei das gründliche Kauen schon die erste Grundlage einer funktionierenden Verdauung ist. Dabei geht es nicht nur um die möglichst vollständige Zerkleinerung der Speisen. Der Speichel, der beim Kauen vermehrt freigesetzt wird, enthält die ersten Verdauungsenzyme und verflüssigt die Nahrung. Im Magen wird der Nahrungsbrei geknetet, mit Säure getränkt, in eine Emulsion verwandelt und für die spätere Aufnahme in das Blut vorbereitet. Dann gibt der Magen die Nahrung langsam an den Dünndarm ab. Dort werden die einzelnen Nahrungsbestandteile (die Eiweiße, Fette und Kohlenhydrate, deren biochemische Natur ja noch die von Tieren und Pflanzen ist) mit Hilfe von Enzymen in Aminosäuren, Fettsäuren und Glukose zerlegt. In dieser Form gelangen die Nährstoffe über die Dünndarmzotten in unser Blut und die Lymphe. Auch der Transportweg vom Magen in den Dünndarm sollte leicht zu passieren sein. Nicht bei allen Stoffwechseltypen ist jedoch die Magen- und Darmperistaltik gleich kräftig. Unsere Galle hilft uns nun, die Fette zu zerlegen, indem sie aus ihnen kleine Fettkügelchen bildet. Das bietet wiederum den Enzymen eine größere Angriffsfläche und erleichtert damit ihre Arbeit.

Wie gut in diesem ersten Abschnitt die Verdauung abläuft, hängt maßgeblich von unserer Enzymkraft ab. Mit zunehmendem Alter lässt die Fähigkeit, Enzyme zu produzieren, nach. Aber auch häufige Hungerkuren und ständiges Überfüttern sowie stark verarbeitete Nahrungsmittel schwächen den Hauptproduzenten der Enzyme, die Bauchspeicheldrüse, nachhaltig. Sollte das bei Ihnen der Fall sein, finden Sie viele wertvolle

Ernährungshinweise im Kapitel „Bekömmlich kochen und bekömmlich essen“ (ab Seite 105) – eines der wichtigsten Kapitel dieses Buches, weil dieser erste Abschnitt der Verdauung gut funktionieren muss, wenn wir überhaupt Energie aus der Nahrung gewinnen wollen. **Denn erst in den Zellen liefert uns die Nahrung erstmals Energie.** Bis dahin müssen wir unsere noch vorhandene Energie anzapfen, um die Nährstoffe dorthin zu bekommen.

Im Blut kreisen nun also die aufgespalteten Nährstoffe, die Aminosäuren, die Fettsäuren und die Glukose, die es zu den Zellen zu transportieren gilt. Dieser dort beginnende zweite Abschnitt unserer Verdauung – der Zellstoffwechsel – ist ebenfalls von enormer Bedeutung für unseren Körper. Auch er muss reibungslos vonstatten gehen, damit wir gesund und dynamisch bleiben. Wenn unsere Zellen nicht alles, was ihnen gebracht wird, verwerten können, bilden sich Stoffwechselschlacken oder auch Feuchtigkeit – wie die Chinesen nicht verdaute Nährstoffe nennen. Der zeigt sich meistens in Form von Übergewicht, aber auch schlanke Menschen können solche Ablagerungen ansammeln, die man z. B. an einer angeschwollenen Zunge erkennen kann.

Das Ausscheiden der Reste vollzieht sich dann im dritten Abschnitt unserer Verdauung. Daran beteiligt sind zum einen unsere Zellen, die nach der Energiegewinnung die „Produktionsabfälle“ loswerden müssen, zum anderen neben Niere und Blase unser Dickdarm. In ihm werden bisher unverdaute Speisereste mit Bakterien und Pilzen angereichert, weiter verdaut und nur die Reste mit dem Stuhl ausgeschieden. Gesunder Stuhlgang sollte regelmäßig erfolgen, täglich einmal am Morgen, ohne mühsame und lange Sitzungen. Der Stuhl sollte dabei weder zu dünn noch zu fest geraten und nicht stark riechen. Eine geformte mittelbraune „Wurst“ ohne Nahrungsreste lässt darauf schließen, dass die Nahrung gut verwertet wurde. Ein Schleimüberzug sollte den Stuhl an der Oberfläche so glatt machen, dass er beim Entleeren den After nicht beschmutzt und nur wenig Toilettenpapier erforderlich ist. Fett im Stuhl (gut erkennbar an abgesonderten Fettaugen) ist eines der ersten und zuverlässigsten Anzeichen für Verdauungs- und Resorptionsstörungen.

Gutes Essen aus hochwertigen, naturbelassenen Zutaten, bekömmlich zubereitet und in angenehmer Umgebung verzehrt, ist durchaus kein

Luxus. Es gewährleistet, dass wir unseren Körper gut nähren. Wer es schafft, zuerst sich selbst gut zu versorgen und dann den Alltag anzugehen, hat das Wichtigste für ein langes Leben in Gesundheit getan. Sie selbst und Ihre Angehörigen werden durch Ihre Ausgeglichenheit und Zufriedenheit reichlich belohnt.

In der chinesischen Medizin kommt dem Funktionskreis Milz die wichtigste Rolle bei der Verdauung zu. Er ist für die Umwandlung und den Transport der Nahrung zuständig, also für alle oben erwähnten Aspekte der Verdauung. Fast alle Klienten, die zur Ernährungsberatung kommen, leiden unter einer energetischen Schwäche dieses Funktionskreises. Eine Ursache dafür ist, neben qualitativ minderwertigen Nahrungsmitteln, bei vielen Menschen das Essverhalten: keine geregelten Mahlzeiten, viele Kleinigkeiten zwischendurch, keine Zeit zum Essen, Essen vor dem Bildschirm, beim Lesen oder bei der Arbeit. Aber auch die Zusammenstellung des Speiseplanes trägt dazu bei. Die abkühlende Wirkung einiger Nahrungsmittel wird in den westlichen Ernährungslehren nicht berücksichtigt und kann die Milz nachhaltig schwächen. Dazu zählen ein Übermaß an rohem Obst und Gemüse, zu viele Milchprodukte, vor allem Joghurt, aber auch zu viel Mineralwasser oder Tiefkühlkost. Das Abkühlen verlangsamt unseren Stoffwechsel, die Umwandlung geht langsamer vonstatten, wir brauchen mehr Enzyme. Wer sich zu abkühlend ernährt, hat meistens typische Symptome wie einen zu weichen Stuhl und Kältegefühl und kann eine deutliche Verbesserung des Wohlbefindens erzielen, wenn er den Anteil der abkühlenden Nahrungsmittel reduziert.

Fassen wir nochmal die Hürden zusammen, die unsere Nahrung überwinden muss:

- Im Mund findet die mechanische Zerkleinerung statt – gründlich Kauen ist die beste Starthilfe für eine gute Verdauung.
- Die Nahrung wird mit Speichel verflüssigt und zu bestimmten Anteilen sogar vorverdaut.
- Im Magen wird der Speisebrei geknetet, angesäuert und in eine Emulsion verwandelt.
- Die Galle ist für die Fettemulgierung verantwortlich.
- Im Dünndarm wird die Nahrung durch Enzyme gespalten.

- Die Peristaltik befördert den Brei durch den Verdauungstrakt.
- Durch die Dünndarmzotten gehen die Nährstoffe ins Blut.
- Über das Blut und die Flüssigkeit in den Zellzwischenräumen gelangen die Nährstoffe zu den Zellen.
- Dort gewinnen wir endlich Energie und bilden körpereigene Substanzen die uns nähren.

Durch die Kombination von 5-Elemente-Ernährung und Stoffwechseltypisierung sind wir erstmals in der Lage, diese Vorgänge auf allen Ebenen gezielt positiv zu beeinflussen.

Die unterschiedliche Verbrennungsgeschwindigkeit auf Zellebene nach Dr. Watson

Wir beziehen unsere Energie aus der Verbrennung der Nahrungsbestandteile Fett, Eiweiß und Kohlenhydrate mit Hilfe von Sauerstoff (O_2). Die Endprodukte sind Kohlendioxid (CO_2), Wasser (H_2O) und Energie in Form von ATP (Adenosintriphosphat). ATP gibt uns die Energie für alle Prozesse im Körper. Hinter dem Augen-Öffnen, Urin-Ausscheiden, Gähnen usw. verbirgt sich immer ATP. Es handelt sich dabei um eine Art Energiewährung, man kann sagen einen „Energieeuro", den unser Körper durch die Nahrungsaufnahme gewinnt.

Der Verbrennungsvorgang spielt sich in den kleinsten lebendigen Einheiten unseres Körpers ab, in unseren Zellen. Diese winzigen Wunderwerke der Natur sind in der Lage, die Grundfunktionen eines Organismus zu erfüllen. Dazu gehört auch der Stoffwechsel, bei dem zahlreiche chemische Umwandlungen stattfinden. Dafür gibt es in den Zellen unter anderem Enzyme. Außerdem sind beinahe alle Zellen mit sogenannten Mitochondrien ausgestattet. Das sind kleine Kraftwerke, in denen durch die Verbrennung der Nährstoffe weitaus mehr ATP erzeugt wird als in der Glykolyse (s. u.).

Für dieses Verbrennungsfeuer in den Zellen (den sogenannten Zitronensäurezyklus samt Atmungskette) wird neben Sauerstoff vor allem ein ganz bestimmter Hauptbrennstoff benötigt: *Acetyl-CoA* (nennen wir ihn vereinfachend Brennstoff 1). Alle drei Nahrungsbestandteile – Kohlenhydrate, Fett und Eiweiß – werden auf unterschiedliche Art und Weise zu diesem Brennstoff 1 verarbeitet. Die Verarbeitung von Kohlenhydraten nennt man **Glykolyse,** die von Fettmolekülen **Beta-Oxidation** und die von Eiweiß **Desaminierung.** Die Verdauung von Eiweiß, bei der zwar ebenfalls Brennstoff entsteht, spielt für die Energiegewinnung nur eine untergeordnete Rolle. Da dieser Nahrungsbestandteil in erster Linie zum Aufbau unseres Körpers verwendet wird – Eiweiß liefert z. B. Material für Muskeln, Zellen, Blut, Enzyme, Rezeptoren und vieles mehr –, können wir ihn vom Standpunkt der Energiegewinnung aus, zunächst einmal vernachlässigen.

Brennstoff 1 wird in den Verbrennungsvorgang eingeschleust und trägt so ganz unmittelbar zur Energiegewinnung bei. Die Verbrennung selbst kann unterschiedlich rasch erfolgen, je nachdem, ob die Zelle „gesättigt" ist und welche Brennstoffe vorhanden sind.

Der Idealfall (gleichmäßige Energieversorgung)

Die Zelle ist nicht gesättigt, Brennstoff 1 ist ausreichend vorhanden, aber nicht im Übermaß. Der Verbrennungsvorgang wird gleichmäßig von Brennstoff 1 gespeist bis die Zelle satt oder Brennstoff 1 erschöpft ist. Die Verbrennung läuft in gleichmäßigem Tempo.

Überessen (Fettaufbau)

Die Zelle ist zwar gesättigt, Brennstoff 1 wird jedoch weiterhin angeliefert. Das ist dann der Fall, wenn wir trotz Sättigungsgefühl weiterhin Nahrung zu uns nehmen. Auf Zellebene bedeutet das: Brennstoff 1 fällt an, kann aber nicht in die Zelle eingeschleust und damit nicht in den Verbrennungszyklus eingebaut werden. Sobald die Zelle genug Energie hat und gesättigt ist, wird die Verbrennung gedrosselt und das Energieniveau sinkt ab. Nehmen wir nun in der Hoffnung, die Energie damit wieder anzukurbeln, weiter Nahrung zu uns, wird der zusätzlich anfallende Brennstoff 1 nicht unmittelbar für den Verbrennungsprozess verwendet, sondern als Energiereserve in Form von **Depotfett** gespeichert.

Beschleunigung der Energiegewinnung oder Stagnation

Die Zelle ist zwar noch nicht gesättigt, aber der weiterhin angelieferte Brennstoff 1 kann von ihr nicht aufgenommen werden. Fällt mehr Brennstoff 1 an, als die Zelle momentan im Verbrennungsvorgang verarbeiten kann, führt das zu einem Überschuss an Brennstoff 1. Allerdings kann dieser Überschuss an Brennstoff 1 jetzt nicht in Depotfett umgewandelt werden, weil den Startschuss für eine Fetteinlagerung nur eine gesättigte Zelle geben kann. Nun gibt es zwei Möglichkeiten, aus dem Dilemma herauszukommen:

- Entweder Beschleunigung:
  - Der **Verbrennungsvorgang** (Zitronensäurezyklus samt Atmungskette) **wird beschleunigt.** Das ist aber nur in gewissem Maß mög-

lich, da es für die Geschwindigkeit dieses Prozesses eine Obergrenze gibt. Diese Beschränkung kann jedoch umgangen werden, indem mehr Feuer entfacht wird, d. h. zusätzliche Zitronensäurezyklen gestartet werden, was ebenfalls zu einer Beschleunigung der Gesamt-Verbrennung auf Zellebene führt. Dazu bedarf es allerdings eines zweiten Brennmaterials: Oxalazetat (vereinfacht Brennstoff 2), der aus Kohlenhydraten oder Eiweißmolekülen erzeugt werden kann.

- Oder Stagnation:
  - Vorausgesetzt, es ist zu wenig Brennstoff 2 vorhanden um den Überschuss an Brennstoff 1 zu kompensieren, dann wird sich Brennstoff 1 ansammeln, ohne dass er für den Verbrennungsvorgang genutzt werden kann. Unser Körper weiß auch dafür eine Lösung: Brennstoff 1 wird zur Leber transportiert und dort weiterverarbeitet (um hernach wiederum dem Hirn, dem Herzen, den Nieren und den Muskeln zur Verfügung zu stehen). Da diese Maßnahme nur für Notfälle vorgesehen ist (strenges Fasten bzw. Hungern oder Diabetes), wird es die Leber nicht „erfreuen", wenn sie sich regelmäßig zusätzlich zu ihrer normalen Arbeit mit einer Menge Brennstoff 1 „herumschlagen" muss, und wird „sauer" reagieren. Die chinesische Medizin kennt dafür den Begriff der **„Stagnation"**[1], insbesondere der **Leber,** und verbindet damit in erster Linie Zustände, in denen wir uns unter innerem Druck und unangenehmer Anspannung fühlen, was neben Verdauungsbeschwerden aller Art auch zu negativen Emotionen wie etwa heftigen Wutausbrüchen oder depressiven Verstimmungen führen kann.

Unsere Psyche ist in gewisser Weise auch ein Abbild unseres Zellstoffwechsels, und unser Wohlbefinden hängt in Vielem davon ab, wie dieser Stoffwechsel auf Zellebene funktioniert. Beide Systeme – Psyche und Stoffwechsel – haben einen sehr engen und unmittelbaren Kontakt zueinander und tauschen in Bruchteilen von Sekunden Informationen aus.

[1] Der hier geschilderte Fall ist eine vieler möglicher Ursachen für Leber-Qi-Stagnation.

Je schneller der Verbrennungsvorgang vor sich geht, desto mehr Energie steht zur Verfügung und umso rascher werden die Ressourcen aufgezehrt. Es kommt zu starken Blutzuckerschwankungen und es fällt mehr CO_2 an, welches das Blut sauer macht. Sind die Ressourcen verbraucht, bekommen wir sehr bald wieder Hunger. Was also sollte man dagegen tun? Bei den Mahlzeiten „richtig reinhauen"? Größere Portionen zu sich nehmen? Leider nein! Viel essen bedeutet nämlich nicht unbedingt, viel Energie zu tanken. Sind die Zellen gesättigt, können sie – wie oben dargelegt – nichts mehr aufnehmen und die überschießenden Brennstoffe werden in Depotfett umgewandelt oder verursachen allen Energie-Illusionen zum Trotz, allenfalls einen Stau – in der Verdauung und bei den Emotionen.

Die Verbrennungsgeschwindigkeit in unseren Zellen sollte daher im Idealfall stets gleichmäßig und weder zu schnell noch zu langsam sein. Nur so sind eine lang anhaltende Energieversorgung, körperliches und seelisches Wohlbefinden und optimale Ausnutzung der Ressourcen gewährleistet.

Wie schnell darf es bei Ihnen sein?

Im Unterschied zur gängigen Lehrmeinung in der Biochemie, wonach die Verbrennungsgeschwindigkeit für alle Menschen, unabhängig davon, was sie essen, gleich ist, geht die Stoffwechseltypisierung davon aus, dass die Menschen auf der Ebene des Zellstoffwechsels unterschiedlich „begabt" sind, was zur Herausbildung unterschiedlicher Stoffwechseltypen führt. Am besten lässt sich das anhand zweier Extreme erklären: Der ***Glykotyp*** ist besonders gut in der ***Glykolyse,*** der Umwandlung von Kohlenhydraten. Der ***Betatyp*** ist, wie sein Name schließen lässt, ein „Experte" in der ***Beta-Oxidation,*** der Fettverdauung.

Der Glykotyp verfügt vor allem über jene Enzyme, die ihn befähigen, Kohlenhydrate sehr rasch zu verdauen. Damit dabei kein Übermaß an Brennstoff 1 entsteht bzw. der übermäßige Hauptbrennstoff 1 verbrannt werden kann, wird ein Teil der Vorstufe gleich in Brennstoff 2, also in das Oxalazetat umgewandelt. Mit dessen Hilfe werden, wie oben erwähnt, zusätzliche Zitronensäurezyklen gestartet, was eine beschleunigte Verbrennung bedeutet.

Ähnlich wie auf seiner Zellebene, geht es dem Glykotypen auch psychisch. Er ist schnell, sein Stoffwechsel läuft durch einen reichlichen

Genuss von Kohlenhydraten auf Hochtouren. Das führt zu einer Rückkopplung. Der ohnedies schnelle Glykotyp rotiert noch schneller. Deshalb neigt der Glyko mit seiner übergroßen Begabung zur raschen Kohlenhydratverdauung, von allen Stoffwechseltypen am meisten zu Blutzuckerschwankungen und letztlich zu Diabetes Typ 2. Ein kohlenhydratlastiger Ernährungsstil führt bei ihm über kurz oder lang zu Übergewicht, weil ihn Kohlenhydrate nicht lange satt sein lassen und er deshalb bald wieder isst.

Der Betatyp hingegen verdaut Kohlenhydrate langsam. Das Endprodukt Brennstoff 1 wird sich dabei anstauen, weil Brennstoff 2, der bekanntlich für die Auflösung des Brennstoff-1-Staus gebraucht wird, noch nicht ausreichend erzeugt worden ist. Denn dazu braucht es in erster Linie die Kohlenhydratverdauung, für die der Betatyp nur mäßig begabt ist. Brennstoff 1 wird daher zur Leber transportiert, überflutet diese und schafft ihr übermäßige Arbeit, anstatt in den Zellen selbst das Energieniveau anheben zu können. Der Betatyp fühlt sich mithin gestaut und zugleich müde und antriebslos. Durch die langsame Verbrennung fällt sehr wenig CO_2 an, weshalb das Blut des Betatyps dazu neigt, zu basisch zu sein.

Der Betatyp muss stets darauf achten, genug Brennstoff 2 zu erzeugen, um den durch die Fettverdauung zu rasch und zu viel anfallenden Brennstoff 1 in den Verbrennungsvorgang einschleusen zu können. Das für ihn optimale Verhältnis zwischen den beiden Brennstoffen erreicht er nur, wenn er weniger Fett und dafür mehr Kohlenhydrate und mageres Eiweiß auf seinen Speiseplan setzt.

Glykotyp und Betatyp sind Extrembeispiele auf einer Skala mit beinahe unendlich vielen Teilstrichen. Sie markieren die gegensätzlichen Enden dieser Skala. Die meisten Menschen liegen irgendwo dazwischen – manchmal näher zu dem einen, manchmal näher zu dem anderen Ende. Wie sich diese Veranlagung in unserem Leben auswirken kann, haben Sie bei den unterschiedlichen Stoffwechseltypen ja schon gelesen.

Schlussfolgerung

Da die Verbrennung auf Zellebene – je nach Veranlagung bzw. Typ – ausgewogen, zu schnell oder zu langsam sein kann, muss sie mit jeder Nahrungsaufnahme in der Mitte gehalten bzw. wieder in die Mitte gebracht werden. Bereits durch eine einzige falsche Mahlzeit lässt sie sich aus dem Gleichgewicht bringen. Zum Glück kann sie aber durch richtige Ernährung auch wieder reguliert werden, meistens allerdings erst mit mehreren Mahlzeiten. Ist die Stoffwechsellage verschoben, zeigen sich die typischen Anzeichen zu schneller oder zu langsamer Verbrennung – Hyperaktivität oder Antriebslosigkeit. Wenn die Stoffwechsellage durch lang andauernde falsche Ernährung ständig verschoben ist, kann das zu schweren Krankheiten führen. Dies zu verhindern bzw. wieder zu korrigieren ist die zentrale Aufgabe einer Ernährungsumstellung. Für die einzelnen Verbrennungstypen müssen dabei die passenden Nahrungsmittel gefunden werden, die die notwendigen Anteile an den Hauptnährstoffen und anderen Inhaltsstoffen bereitstellen.

- Der schnelle **Glykotyp** sollte neben vorwiegend roten, purinreichen Eiweißsorten, weniger Kohlenhydrate und vermehrt Fett essen. (Besonders empfindlich reagiert er auf Kohlenhydrate mit hohen Stärke- und Zuckeranteilen.) In dieser Relation bewirken die Nahrungsmittel, dass sein ganzer Organismus langsamer und seine Energieversorgung stabiler wird. Das tut ihm gut und trägt langfristig zu seiner Gesundheit bei.

- Von allen Stoffwechseltypen sollte der langsame **Betatyp** am wenigsten Fett essen, denn Fett macht seinen Stoffwechsel noch langsamer, bewirkt Stauungen und Blockaden und gibt ihm wenig Energie. Der Betatyp muss daher darauf achten, dass hauptsächlich Kohlenhydrate und mageres Eiweiß auf seinem Speiseplan stehen. Das bringt ihm mehr Energie, macht ihn aktiver und hält ihn gesund.

- Der **gleichmäßige Verbrennungstyp – V-Balanciert** sollte bei jeder Mahlzeit Eiweiß, Fett und Kohlenhydrate in ausgewogenem Verhältnis zu sich nehmen. Die Verbrennungsgeschwindigkeit dieses

Stoffwechseltyps liegt in der Mitte. Er verfügt über ein ausgewogenes Verhältnis an Enzymen für beide Verbrennungsarten, sowohl für die Glykolyse als auch für die Beta-Oxidation. Will sich der gleichmäßige Verbrennungstyp wohlfühlen und gesund bleiben, muss er die Nahrungsmittel für jede Mahlzeit so wählen, dass seine Verbrennungsgeschwindigkeit erhalten bleibt.

Warum manche Menschen ständig auf der Flucht sind und andere die Ruhe weg haben – das autonome Nervensystem

Das autonome oder vegetative Nervensystem (ANS) ist der Teil unseres menschlichen Nervensystems, den wir mit unserem Willen nicht direkt steuern können. Es regelt wichtige Körperfunktionen wie z. B. die Atmung, die Verdauung und den Stoffwechsel. Es gewährleistet deren zentrale Steuerung und ihr Zusammenwirken. Das geschieht mit Hilfe der beiden Zweige des ANS – Sympathikus und Parasympathikus. Sie lösen oft sehr gegensätzliche Reaktionen im Körper aus und sind dabei ständig um ein Gleichgewicht bemüht.

Sympathikusreaktionen erhöhen das Adrenalin im Blut und machen extreme Belastungen möglich. Bei unseren frühen Vorfahren ergaben sich diese, wenn sie z. B. vor wilden Tieren fliehen mussten. Heute handelt es sich eher um Stresssituationen, die eine Adrenalinausschüttung bewirken. Das kann auf Dauer zu Krankheiten führen, denn Sympathikusreaktionen bewirken im Körper z. B. ein Ansteigen der Herzfrequenz und eine Verengung der Gefäße, was zu Bluthochdruck, aber im letzten Fall auch zu verringertem Ausscheiden von Urin und Stuhl führen kann, da bei langandauernder übermäßiger Adrenalinausschüttung sich die Schließmuskeln ebenfalls verengen. Unser Verdauungstrakt funktioniert unter diesen Bedingungen nicht so gut, Magen- und Darmperistaltik werden gehemmt und können die Nahrung nicht gut verwerten und transportieren. Das ist ursprünglich auch in Ordnung. Wer würde auf der Flucht vor dem hungrigen Wolf auf die Idee kommen, eine Mahlzeit zu sich zu nehmen?

Im Stoffwechsel werden von Sympathikusreaktionen die abbauenden Vorgänge unterstützt, um Energie für die Lebensfunktionen und für die Flucht zur Verfügung zu stellen. Wir zehren also ständig von unseren Vorräten. Bei Dauerstress sind wir ständig in Bereitschaft zu fliehen und ermöglichen dem Körper keine **Parasympathikusreaktionen**, mit denen er befähigt würde, die Herzfrequenz wieder zu senken, die Gefäße zu erweitern, den Verdauungstrakt anzuregen, den Darm und die Blase gut zu entleeren und – was dabei besonders wichtig ist – Reserven aufzubauen.

Sympathikus und Parasympathikus sind für die Regulierung von Organfunktionen und Körpersystemen zuständig. Sie wirken teilweise gegeneinander und sorgen so für die Erhaltung des Gleichgewichtes. Das funktioniert nur dann optimal, wenn beide Seiten des autonomen Nervensystems gleich stark sind.

Wir können zwar das autonome Nervensystem, wie oben beschrieben, nicht direkt mit unserem Willen steuern, sind aber der uns gegebenen Prägung trotzdem nicht hilflos ausgeliefert. Man kann die Qualität der Reaktionen z. B. durch Meditation und andere Entspannungsmethoden beeinflussen. **Außerdem hat die Ernährung einen großen Einfluss auf die Ausprägung der Reaktionen des autonomen Nervensystems.**

Sympathikusreaktionen	werden durch Eiweiß und Kalzium angeregt
Parasympathikus-reaktionen	werden durch Kohlenhydrate und Kalium angeregt

Auf der Ebene des autonomen Nervensystems gibt es drei Typen: den Parasympathikustyp, den Sympathikustyp und den ausgewogenen Ernährungstyp (A-Balanciert). Der Name des Typs wird abgeleitet aus dem, was stark ist. Der schwächere Partner muss gestärkt werden, damit das Gleichgewicht hergestellt wird.

Parasympathikustyp	hat einen schwachen Sympathikus, braucht deshalb für Ausgewogenheit mehr Eiweiß (auch tierisch) und Fett
Ausgewogener Ernährungstyp (A-Balanciert)	hat einen gleich starken Sympathikus und Parasympathikus, braucht deshalb ein ausgewogenes Verhältnis an Eiweiß, Fett und Kohlenhydraten
Sympathikustyp	hat einen schwacher Parasympathikus, braucht deshalb für Ausgewogenheit mehr Kohlenhydrate

Wenn Jäger zu Sammlern werden – zur Entwicklung der Stoffwechseltypen Sympathikus und Parasympathikus

Vor etwa 100.000 Jahren, nicht lange nach seinem ersten Auftauchen, verlässt der moderne Homo sapiens den afrikanischen Kontinent und breitet sich fast über die ganze Welt aus. So kommt er, wohl mehr Jäger als Sammler, bald nach Indien und findet dort reichlich Früchte, Wurzeln und Gemüse vor. Er beginnt, immer weniger zu jagen und sammelt aus dem Vorhandenen.

Aus heutiger Sicht ist es wahrscheinlich, dass durch das überwiegende Angebot an Kohlenhydraten bei diesen Menschen der Parasympathikus zunehmend gestärkt wurde. Doch reagierten die einzelnen vom autonomen Nervensystem geprägten Ernährungstypen unterschiedlich darauf. Beim ausgewogenen Ernährungstyp entstand ein Ungleichgewicht zugunsten des Parasympathikus. Dem Sympathikustyp tat das Überwiegen von Kohlenhydrate zu jeder Mahlzeit sehr gut. Er fühlte sich vitaler und leistungsfähiger und war widerstandsfähig gegenüber Krankheiten. Da vitalere Menschen unbewusst eher zur Fortpflanzung ausgewählt werden, wird dieser Typus auch häufiger weitervererbt.

Den Parasympathikustyp hingegen machte das neue Nahrungsangebot noch ruhiger, er tendierte zu Lethargie und Krankheiten, da seine schwache Seite, der Sympathikus, nicht gestärkt wurde. Dieser Typ wurde deshalb in Indien in den Erbanlagen eher selten weitergegeben, wodurch sich in dieser Gegend vermehrt der Sympathikustyp etablierte.

Eine andere, aber ähnlich interessante Entwicklung vollzog sich bei den späteren Eskimos, den Inuit, die vor rund 15.000 Jahren Kanada, die Arktis, Grönland und Nord-Sibirien besiedelten. Hier wird durch das einseitige Nahrungsangebot an fettem Fisch und Fleisch der Sympathikus sehr gestärkt, wodurch sich vor allem der Parasympathikustyp etablieren konnte.

Der ausgewogene Typ (A-Balanciert) entwickelte dadurch ein Ungleichgewicht zugunsten des Sympathikus, dessen Merkmale sich verstärkten.

Die Auswirkungen der unterschiedlichen Prägungen auf der Ebene des autonomen Nervensystems haben Sie bereits im ersten Teil des Buches in Gestalt von Werner Waghals (Sympathikustyp) und Anton Ausdauer (Parasympathikustyp) kennengelernt. Gemeinsam ist den beiden, dass sie durch die Stärkung des schwächeren Anteils ein Stoffwechselgleichgewicht erreichen und damit verhindern, dass sich die negativen Parasympathikus- bzw. Sympathikus-Symptome entwickeln können.

Dürfen wir Ihre Einmaligkeit in wenige „Schubfächer" packen? – Die dominante Stoffwechsellage nach Wolcott

Jeder Mensch hat einen Zellstoffwechsel, mit dessen Hilfe er die Endprodukte aus der Verdauung von Kohlenhydraten, Eiweiß und Fett am Ende zu CO_2, Wasser und Energie verbrennt, was je nach Veranlagung mit unterschiedlicher Geschwindigkeit geschieht. Ebenso verfügt jeder über ein autonomes Nervensystem; was bedeutet, dass man stets teilweise sympathikus- und teilweise parasympathikusgesteuert ist, auch hier ist die Ausprägung je nach Veranlagung unterschiedlich. Der einzelne Mensch ist nun irgendwo auf der Skala zwischen den Extremen angesiedelt und hat in jedem Fall einen ganz individuellen Stoffwechsel. All diese Eigenschaften haben ja Einfluss auf unseren Nährstoffbedarf. Verstehen Sie jetzt warum es schwer ist, Ernährungsberater zu sein? Erst die Zuordnung zu dem was am stärksten ist, ermöglicht es, ein System in das scheinbare Chaos zu bringen. Die Menschen in Ernährungsfragen den Typen zuzuordnen; sie sozusagen in eines der „Schubfächer" zu stecken, gibt uns ein einfaches Werkzeug in die Hand, womit wir Ernährungstipps geben können, die aus der Fülle des Angebots in die richtige Richtung zielen. Sehen wir uns die Schubfächer einmal näher an.

Aus den vorangegangenen Kapiteln wissen wir, dass es drei Basistypen aus der unterschiedlichen Verbrennungsfähigkeit gibt und drei weitere aus der unterschiedlichen Ausprägung im autonomen Nervensystem. Dabei fällt auf, dass es zwischen den einzelnen Typen Unterschiede aber auch Übereinstimmungen gibt. Sympathikus- und Betatyp einerseits sowie Glyko- und Parasympathikustyp andererseits, benötigen im Wesentlichen die gleiche Art von Ernährung.

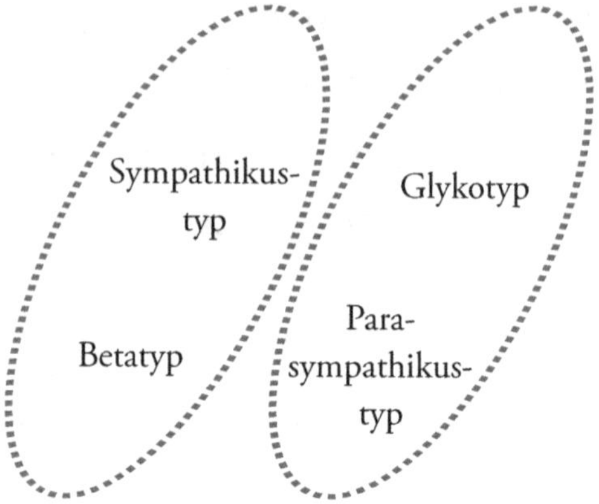

Im Hinblick auf die Psyche allerdings gehen die Typen gewissermaßen andere „Koalitionen" ein. So neigen Sympathikus- und Glykotyp zu Hyperaktivität und Azidose (Übersäuerung), Parasympathikus- und Betatyp hingegen zu Hypoaktivität, also einer gewissen Antriebslosigkeit, und Alkalose (Basenüberschuss). Man kann hier jeweils von Übereinstimmung in der Psyche sprechen.

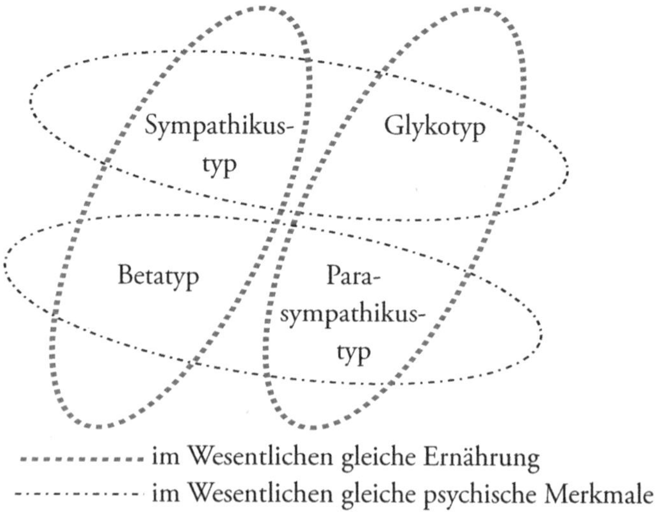

ANS und Verbrennungssystem verlangen also bei ähnlichen Merkmalen eine gegensätzliche Ernährung.

Gehen wir noch einmal zur Entdeckungsgeschichte der Stoffwechseltypen zurück: Dr. Kelley und Dr. Watson hatten Patienten mit gleichen Symptomen (übersäuert und hyperaktiv) mit gegensätzlichen Nahrungsempfehlungen behandelt – Dr. Kelley mit einer eiweiß- und fett**armen**, Dr. Watson hingegen mit einer eiweiß- und fett**reichen** Kost. In beiden Fällen hatte die entsprechende Ernährung – obwohl diametral entgegengesetzt – zur Gesundung der Patienten beigetragen. Beide Empfehlungen waren erfolgreich gewesen. Dr. Kelleys basische, hypoaktive Klienten hatten reichlich Fleisch, die Dr. Watsons dagegen reichlich Obst und Gemüse bekommen. Es war schwer gewesen, anhand äußerer Merkmale die zum Stoffwechsel passende Ernährung zu finden und nun machte es fast noch mehr Mühe, das Rätsel der unterschiedlichen Erfolgsrezepte von Kelley und Watson zu erklären.

In dieser Situation wurde Kelleys Assistent William Wolcott von ihm beauftragt, die scheinbaren Widersprüche zu Watsons Forschungsergebnissen genauer unter die Lupe zu nehmen. Nach einem Jahr intensiven Forschens und Nachdenkens stellte er fest, dass bei den meisten Menschen entweder das autonome Nervensystem oder das Verbrennungssystem einen stärkeren Einfluss auf den Nährstoffbedarf haben. Er nannte dieses Phänomen Dominanz.

Wer hat das Sagen?

Wie erfolgt nun die Bestimmung der Dominanz? – Zunächst wird jede der beiden Ebenen, also die des ANS und die des Verbrennungssystems, für sich genommen betrachtet. Dabei ergeben sich jeweils drei Stoffwechseltypen, die in Frage kommen:

Auf der Ebene des ANS

- Sympathikustyp (starker Sympathikus, schwacher Parasympathikus)
- Parasympathikustyp (starker Parasympathikus, schwacher Sympathikus)
- Ausgewogener Ernährungstyp (A-Balanciert – Sympathikus und Parasympathikus sind in etwa gleich stark)

Auf der Ebene des Verbrennungssystems

- Betatyp (verdaut Kohlenhydrate sehr langsam, zu viel Fett aus Beta-Oxidation staut sich auf)
- Glykotyp (verdaut Kohlenhydrate in der Glykolyse und im Zitronensäurezyklus sehr schnell)
- Gleichmäßiger Verbrennungstyp (V-Balanciert – verbrennt Kohlenhydrate in moderatem Tempo)

In einem zweiten Schritt muss festgestellt werden, welches der beiden Systeme den stärkeren Einfluss auf den Nährstoffbedarf hat. Ist es das Verbrennungssystem, also ist dieses dominant, steht die Be- oder Entschleunigung der Verbrennungsgeschwindigkeit im Vordergrund. Ist das ANS dominant, hat das Erlangen eines annähernden Gleichgewichtes von Parasympathikus und Sympathikus bei jeder Mahlzeit Priorität.

Je nach Paarung und Dominanz, ergeben sich in der Theorie insgesamt 27 verschiedene Stoffwechselkombinationen wie z. B. *Sympathikus-*/Betatyp, *Beta-*/Sympathikustyp, *Parasympathikus-*/Glykotyp, *Glyko-*/Parasympathikustyp, aber auch *Parasympathikus-*/Gleichmäßiger Verbrennungstyp usw., wobei der *kursive* Typ die dominante Ebene anzeigt. Wie wir eingangs schon festgestellt haben, liefert uns die Einteilung in die Stoffwechseltypen aus dem Blickwinkel der Dominanz überhaupt erst die Möglichkeit strukturierte Ratschläge und Tipps geben zu können. Sehen wir uns das anhand der folgenden Beispiele nun näher an.

Glückspilze und Unglücksraben?

Unser erster Beispielklient ist ein *Sympathikus-*/Betatyp. Menschen mit dieser Stoffwechselkombination sind sozusagen „auf der Sonnenseite". Sie haben es wirklich gut. Warum? Schauen wir einmal, womit dieser Klient gut versorgt ist. Als Sympathikustyp ist er es mit Kohlenhydraten und wenig Eiweiß, wenn tierisches, dann eher weiß und fettarm. Und als Betatyp? Als solcher fühlt er sich wohl, wenn er seinen Energiebedarf aus Kohlenhydraten und relativ viel Eiweiß deckt, wenn vom Tier, dann möglichst aus weißem Fleisch und fettarm. Beide Grundtypen haben einen ähnlichen Nährstoffbedarf.

Wie sieht die Sache nun aber auf der psychischen Seite aus? Völlig anders! Der starke Sympathikus würde unseren Klienten schnell, aufgedreht, immer aktiv und sogar wagemutig machen. Diese Merkmale werden allerdings besänftigt durch den eher ruhigen, besonnenen, etwas langsameren Betatypeinfluss. Je nachdem welche Ebene dominant ist, hat unser Klient mehr Sympathikuseigenschaften oder mehr Betaeigenschaften (in unserem Beispiel ist das Erstere der Fall), aber keine Seite kann sich voll ausprägen. Es gibt einen Ausgleich, und die ungünstigen Eigenschaften oder Symptome können sich nicht ungebremst manifestieren. Die passende Ernährung findet dieser Klient leichter, denn sowohl das ANS als auch das Verbrennungssystem brauchen durch ihre individuelle Ausprägung ungefähr dieselbe Ernährung um ins Gleichgewicht zu kommen. Dieser Klient ist aus unserer Sicht ein echter Glückspilz, dem alle Voraussetzungen für Gesundheit und ein langes Leben in die Wiege gelegt worden sind. Er sucht deshalb vermutlich keine Ernährungsberatung auf, wie auch alle anderen automatisch ausgleichenden Typen eher seltener dort anzutreffen sind.

Es gibt auch Menschen, bei denen die Kombination der Stoffwechsellage ANS und Verbrennungssystem auf den 1. Blick nicht so vieles selbst ausgleicht. Diese „Unglücksraben-Kombinationen" erleben wir viel seltener, seit wir den angeborenen Stoffwechseltyp testen. Sollten Sie dazugehören, müssen Sie deswegen nicht gleich verzweifeln – obwohl es hier etwas schwieriger ist, durch Ernährung auszugleichen. Unser zweiter Beispielklient ist ein *Glyko-*/Sympathikustyp. Stellen Sie sich sein Temperament vor: Auf beiden Ebenen überwiegt das Unruhige, Aktive, Hibbelige, eventuell auch Aggressive; ein echter Draufgänger, der nicht abschalten kann. Und was geben wir diesem Stoffwechseltyp zu essen? Der Glyko braucht viel Eiweiß und Fett; ideal sind für ihn die roten, purinreichen Fleischsorten und viel Kalzium. Das ist aber genau das, was die Sympathikusausprägung noch stärker macht. Genau das sollte ein Sympathikustyp ja nicht zu sich nehmen, weil es ihm auf lange Sicht nicht gut tut. Sein ohnedies schon schwacher Parasympathikus gelangt dadurch noch mehr in den Hintergrund. Keine Chance für Abschalten oder gar Entspannen! Was tun?

Hier kommt die Dominanz ins Spiel. Unter Berücksichtigung der dominanten Ebene werden die Ernährungsempfehlungen zusammengestellt. In unserem Beispiel ist das Verbrennungssystem dominant, also der Glykotyp. Deshalb konzentrieren wir uns auf die optimale Nahrung für den Glykotypen, um so zunächst den Nährstoffbedarf des dominanten Systems zu befriedigen. Im Gegensatz zu vielen Glykotypen, die erleichtert aufatmen, wenn Sie hören, dass sie von nun an rotes Fleisch essen sollen wenn sie gesund bleiben und abnehmen wollen, wird sich ein Mensch mit dieser Stoffwechselkombination dem Ganzen eher vorsichtig nähern, denn auch der Sympathikus prägt seine Vorlieben. Eine Klientin mit dieser Kombination, die auf ihrem Ernährungsweg bereits Vegetarierin gewesen war (was zwar für einen Sympathikustyp durchaus passt, nicht jedoch für einen Glykotyp), wäre laut ihrer eigenen Aussage vor ein paar Jahren noch schreiend davon gelaufen, wenn wir ihr damals rotes Fleisch empfohlen hätten.

Die Stoffwechselkombination des *Glyko-*/Sympathikustyps, bei der also nicht automatisch ausgeglichen wird, könnte vielleicht angeboren sein, hat sich aber vermutlich als Folge schwerer Erkrankungen bzw. von großem Stress entwickelt. Durch eine dem Typ angepasste Ernährung kann sich der Stoffwechsel wieder regulieren und man kommt langsam in den Genuss des automatischen Ausgleichs. Mit anderen Worten: Entweder ändert sich der Stoffwechseltyp noch, oder aber man lernt mit seiner Prägung zu leben! In der Praxis hat es sich bewährt von Zeit zu Zeit mal das zu essen, was dem zweiten, dem nicht dominanten Stoffwechseltyp gut tut. Um bei dem angeführten Beispiel zu bleiben: Unser *Glyko-*/Sympathikustyp gönnt sich eine Kohlenhydrat-Mahlzeit, z. B. Polenta mit Kompott. Das ist für den Glyko ungünstig, macht aber den Sympathikus zufrieden. In diesem Fall ist die Zugabe von ausreichend Eiweiß in Form von (gekochten) Nüssen oder Nussmus besonders wichtig. Allerdings sollten solche besonderen Ausnahmelösungen nur sehr selten praktiziert werden, damit das ohnedies nicht so stabile Gleichgewicht des Glykos in Hinblick auf den Blutzuckerspiegel nicht in Gefahr gerät.

Ein weiteres Beispiel ist der *Beta-*/Parasympathikustyp. Sein Betaanteil macht ihn eher langsam und gemütlich und die Parasympathikusprägung verstärkt das noch ordentlich! Weitere Merkmale sind die ausgeprägte

Angewohnheit, Dinge mit sich alleine auszumachen sowie der etwas zerstreute Zugang zu den praktischen Angelegenheiten des Lebens. Meist besteht bei diesem Typ ein leichter Hang zur Traurigkeit oder depressiver Verstimmung. Außerdem verstärken sich die ungünstigen Merkmale, und auf Ernährungsebene kann man schwerer ansetzen. Das, was die eine Ebene ausgleicht, bringt die andere ins Ungleichgewicht. Wenn Sie selbst, Ihr Partner, ein enger Verwandter oder ein guter Freund diesem Stoffwechseltyp angehören sollten, dann empfehlen wir Ihnen das Buch „Die Entdeckung der Langsamkeit" von Sten Nadolny zu lesen. Dieses Buch wurde scheinbar genau für diesen Stoffwechseltyp geschrieben!

Zum Abschluss noch die Kombination *Glyko-/*ausgewogener Ernährungstyp. Hier dominiert der lebhafte Glykotyp. Mit im Gepäck hat er ein sensibles ausgewogenes ANS. Sensibel ist es vor allem, was die Aufrechterhaltung des Gleichgewichtes anbelangt. Wie soll das von der Ernährungsebene her gesteuert werden? Der Glyko gehört zu den extremen Vertretern der „Fleischesser". Will er auf der Ebene des Zellstoffwechsels nicht in eine zu schnelle Verbrennungslage kommen, und das passiert ihm sehr leicht, dann tut er gut daran, sich durchaus an seine extreme Kost zu halten, nämlich vermehrt tierisches Eiweiß und Fett und möglichst wenig Kohlenhydrate zu sich zu nehmen. Er spürt am schnellsten von allen Typen die Auswirkungen einer falschen Mahlzeit. Abhilfe verschafft ihm vermehrt tierisches Eiweiß in Kombination mit ausreichend Fett und solchen Kohlenhydraten, die den Blutzuckerspiegel nicht stark ansteigen lassen. Dabei wird aber möglicherweise das ANS verschoben, denn Nahrung in dieser Zusammenstellung tut zwar dem Parasympathikustyp gut, nicht aber dem Sympathikustyp. Bei einem Menschen von diesem Typ werden also durch eine Glyko-Ernährung die Sympathikuseigenschaften wie Unruhe, schlechte Verdauung, schlechte Darmperistaltik und schlechter Schlaf noch verstärkt. Dieser Klient kann aber, um so auch das ANS im Gleichgewicht zu halten, das überwiegend tierische Eiweiß des Glykos öfters mal durch Hülsenfrüchte oder gekochte bzw. eingeweichte Nüsse ersetzen. Außerdem hilft es, mit Atemübungen und Stressmanagement den Parasympathikus zu stärken.

Ganz gleich welche Stoffwechselkombination vorliegt, der dominante Verdauungstyp hat Vorrang in Hinblick auf die Ernährungsempfehlungen. Darüber hinaus ist auch der sensible Umgang mit allfälligen Veränderungen wichtig. Deshalb lohnt es sich, im Zweifelsfall nachzutesten.

Kleine Typologie der Typenlandschaft oder die Verteilung der einzelnen Stoffwechseltypen

Die Stoffwechseltypen, die nicht automatisch ausgleichen können, machten in den letzten 20 Jahren ungefähr 20 % unserer Kunden aus. Seitdem wir nun explizit den angeborenen Typ testen, geht dieser Prozentsatz inzwischen fast gegen Null. Und das macht durchaus Sinn. Warum sollte die Natur Menschen erschaffen, deren autonomes Nervensystem andere Nährstoffe braucht, als die Zellebene um optimal zu regulieren und uns gesund zu halten. In den Anfängen unserer Arbeit mit den Stoffwechseltypen war uns das nicht bewusst, hatten wir doch im Ernährungsbereich kaum erforschtes Neuland betreten. Wie schon erwähnt: Seit wir den angeborenen Typ testen, kommen wir schneller zu klaren Testergebnissen, was den Kunden die Umsetzung deutlich erleichtert. Und Sie erinnern sich: Die Zahl der Glückspilze ist dadurch deutlich gestiegen!

Die Auswertung von 1700 Datensätzen hat gezeigt, dass sehr viele Glykotypen (35 %) in die Ernährungsberatung kommen. Das macht durchaus Sinn, denn sie leiden am meisten, wenn sie versuchen, sich gesund zu ernähren, wie wir später im Buch noch sehen werden. Sie brauchen deutlich mehr tierisches Eiweiß und Fett, als bei uns als gesund gilt, und sie vertragen kein Getreide und entwickeln viele Symptome, wenn sie es essen. Symptome und Krankheiten, deren Ursache lange nicht erkannt werden, wie zum Beispiel Reizdarmsyndrom oder Autoimmunerkrankungen. Glykotypen habe oft einen langen Leidensweg hinter sich, bevor sie zu uns kommen und ihren richtigen „Treibstoff" kennenlernen.

Dann folgen mit 28 % die Ausgewogenen Stoffwechseltypen, mit 20 Prozent die Parasympathikustypen. Sympathikustypen kamen ca. 9 % in die Beratung, Betatypen ca. 8 %.

Wenn wir nun das autonome Nervensystem und die Geschwindigkeit, mit der wir die Kohlenhydrate in den Zellen verbrennen unten im Diagramm in Relation zueinander setzen, bekommen wir ein interessantes

Bild: nur ca. 17 % unserer Kunden könnten sich gut vegetarisch ernähren, 83 % brauchen regelmäßig tierische Produkte, 55 % davon deutlich mehr als allgemein gegessen und empfohlen wird. Ob diese Aufteilung Schlüsse auf die Bevölkerung zulässt, wissen wir natürlich nicht. Aber wir gehen davon aus, dass es eines Tages ganz normal sein wird, seinen Stoffwechseltyp zu kennen und eine bessere Datenlage entsprechende Schlüsse zulässt.

Autonomes Nervensystem	Sympathikus-Typ „Werner und Winnie Waghals“			17 %
	Ausgewogen „Annie Ausgewogen“		28 %	
	Parasympathikus.Typ „Anton Ausdauer“	55 %		
		Glyko-Typ „Erich Emsig“	Ausgewogen „Annie Ausgewogen“	Beta-Typ „Lisa Langsatt“
		Verbrennungssystem (Zellebene)		

Spannend finden wir, dass der Glykotyp auch im Kollegenkreis, denen wir unser Wissen zum Thema Stoffwechseltypen als Weiterbildung anbieten, auffallend zahlreich vertreten ist. Wir führen das darauf zurück, dass der Glykotyp, wenn er viel Getreide isst, nicht gut versorgt ist und langsam aber sicher zunimmt. So war es uns selbst ja auch gegangen, nachdem wir die vielen köstlichen, aber für uns unpassenden Getreidefrühstücke mit

Obst, Trockenfrüchten und Nüssen verzehrt hatten. Außerdem zeigt es auch, dass viele Ernährungsfachleute noch auf der Suche sind, was ihre eigene Ernährung und die ihrer Kunden betrifft.

Interessant war auch, dass über 30 % der Teilnehmer in den Abnehmgruppen der von uns betreuten Fitnesscenter, als Parasympathikustypen getestet wurden. Viele von ihnen hatten gezielt auf tierisches Eiweiß und Fett verzichtet. Die meisten waren dann froh, als ihnen sozusagen mehr davon „verordnet" wurde und haben mit der neuen Zusammenstellung der Mahlzeiten auch rasch abgenommen.

Wir empfinden den Umgang mit den unterschiedlichen Stoffwechseltypen als enorme Bereicherung für unsere Beratungstätigkeit. So können wir nun einige Verhaltensmuster unserer Klienten besser verstehen und lernen damit umzugehen. Parasympathikustypen zum Beispiel kommen meist dann, wenn sie unbedingt abnehmen wollen oder sollen und von einem treusorgenden Familienmitglied zur Beratungspraxis „geschleift" werden. Dieser Helfer ist es dann in der Regel auch, der die Tipps und Infos mitschreibt. Das lässt sich leicht nachvollziehen. Der Parasympathikustyp ändert nämlich bestehende Verhältnisse ebenso ungern wie der Betatyp, vielleicht ist er sogar der Konservativere von beiden. Verfügt er doch von allen Stoffwechseltypen über das beste Verdauungssystem und sieht deshalb kaum einen Grund, seine Ernährung umzustellen. Dass er damit z. B. seine Antriebslosigkeit ausgleichen kann, war ihm ja bisher nicht bewusst.

Betatypen sind in unseren Praxen jedoch recht häufig anzutreffen. Auch dafür haben wir eine Erklärung gefunden. Sie haben zwar eine effiziente Fettverbrennung, wobei sie der Genuss von Fett jedoch langsam und unglücklich macht. Ihnen leuchtet die Idee einer Ernährungsberatung schon viel eher ein und sie versprechen sich – völlig zu Recht – eine Verbesserung ihrer Verdauungs- und Gewichtsprobleme. Dazu das Beispiel einer unserer Klientinnen, die vom Stoffwechseltyp her eine „Betafrau" ist. Sie begann nach der Beratung, sich gemäß ihrem Stoffwechseltyp zu ernähren, was ihr überhaupt nicht schwer fiel. Sie nahm dadurch in einem halben Jahr rund 12 kg ab und hat seitdem eine Traumfigur. Sie meinte einmal „Das war echt teuer!" Auf die bestürzte Frage „Was, die Ernährungsberatung?", kam die beruhigende Antwort: „Nein, aber ich musste mich komplett neu einkleiden!"

Wie man den Stoffwechseltyp bestimmen kann

Als wir 2006 die erste Auflage dieses Buches geschrieben haben, gab es einige Fragebögen und ein Gerät, mit dem man die Stoffwechseltypen bestimmen konnte. Einfach und schnell ging es mit den relativ kurzen Fragebögen aus den Büchern „Ihr Ernährungstyp" von Ann Gittleman und „Essen, was mein Körper braucht" von William Wolcott. Man benötigte etwa 30 Minuten zum Ausfüllen und ermittelte, ob man ein Eiweißtyp, ein Mischtyp oder ein Kohlenhydrattyp ist. Für eine Ernährungsberatung sind diese Fragebögen jedoch unseres Erachtens zu wenig aussagekräftig.

Wesentlich umfangreicher war die Stoffwechselanalyse nach Wolcott und der PEP-Fragebogen von Peter Königs. Das Ausfüllen dauert bis zu vier Stunden. Der Fragebögen werden online ausgefüllt, ausgewertet, und man bekommt dann ausführliche Unterlagen über die passende Ernährung zugesendet. Festgestellt werden:

- Stoffwechseltyp
- Dominanz
- Drüsentyp

Die Ergebnisse sind recht zuverlässig, der Zeitaufwand aber relativ hoch. Und ein Handicap ist: Der Auswerter hat keinen direkten Kontakt zum Klienten.

Lange haben wir selbst den Stoffwechseltest mit Hilfe eines Gerätes und eines kinesiologischen Muskelreflextests durchgeführt. Dabei wird der Ist-Zustand der Stoffwechsellage festgestellt. Ermittelt werden:

- Stoffwechseltyp
- Dominanz
- Vitalität des Stoffwechsels
- notwendige Anteile an Eiweiß, Fett und Kohlenhydraten
- Empfindlichkeit auf Nahrungsmittel mit hohem glykämischen Index

- bei Bedarf Nahrungsmittelunverträglichkeiten sowie vorteilhafte oder wenig sinnvolle Nahrungsergänzungsmittel

Inzwischen testen wir den angeborenen Stoffwechseltyp ohne Gerät, rein kinesiologisch und bringen den auch unseren Schülern bei. Es ist der effizienteste Weg, den Stoffwechseltyp inklusive Nährstoffbedarf und Unverträglichkeiten zu ermitteln.

Der Test dauert keine Viertelstunde. Er liefert eine hohe Genauigkeit und ist zudem preiswert. Subjektive Beurteilungen der Symptome, wie es beim Ausfüllen der Fragebögen vorkommt, sind ausgeschlossen. Eine persönliche Beratung des betreffenden Klienten ist sofort möglich.

Unsere Erfahrungen in der Praxis zeigen, dass nur die umfangreichen Fragebögen oder der kinesiologische Test zuverlässige Ergebnisse bringen, mit denen man in der Praxis gut arbeiten kann, wobei der Test die schnelleren Resultate liefert.

TEIL 2:

Die Praxis

So können Sie alles verwerten: Bekömmlich kochen und bekömmlich essen

Bekömmlichkeit ist ein sehr wichtiges Prinzip in der chinesischen Ernährungslehre. Es bedeutet, alles zu vermeiden, was die Verdauungskraft schwächt, und alles zu tun, um sie bestmöglich zu unterstützen! Nur so ist gewährleistet, dass die Nährstoffe in den Zellen ankommen und dort Energie daraus gewonnen wird.

Bekömmlichkeit verlangt die Kunst des Kochens

Bekömmlich kochen ist die Kunst, die Nahrung so zubereiten, dass unser Körper

- die enthaltenen Nährstoffe aufnehmen,
- in körpereigene Stoffe umwandeln,
- und den Rest wieder ausscheiden kann.

Dies geschieht durch die Verwendung energetisch **gehaltvoller** Nahrungsmittel die einem Qi geben und nicht rauben, unterstützt durch den Einsatz wertvoller Gewürze.

Ein bekömmliches Essen ist nicht selbstverständlich – es setzt einiges an Fachkenntnissen voraus: Wissen über die Funktionsweise unserer Verdauungsorgane und Wissen über die Wirkung von Gewürzen sowie der einzelnen Nahrungsmittel. Es ist eine der großen Stärken der chinesischen Kochkunst, die Nahrung verdaulich und bekömmlich zuzubereiten. Die 5-Elemente-Küche kennt außerdem noch eine wunderbare Methode, wie Sie (und das garantieren wir Ihnen) Ihre Küche gezielt verfeinern können, ohne dass Sie teure Zutaten verwenden oder sich mit aufwändigen Zubereitungsarten plagen. Die Zauberformel heißt: **Kochen im Kreis.** Dazu ein Beispiel: Auf einem Kochseminar empfahlen wir einer Mutter, die vier Kinder großgezogen und ihr ganzes Leben lang viel und gut gekocht hatte, sie möge einen Teil des zuvor marinierten Rindfleischs auf die ihr gewohnte Weise und den anderen Teil „im Kreis“ kochen. Sie tat das. Über den geschmacklichen Unterschied waren wir alle verblüfft, sogar die kritischste Teilnehmerin, die die Methode für einen „Riesenblödsinn“ hielt, war für kurze Zeit sprachlos. Einen größeren Unterschied an Geschmacksqualität zugunsten des im Kreis gekochten haben selbst wir selten wahrgenommen! Probieren Sie es einfach mal aus!

Es funktioniert so: Die Nahrungsmittel werden dazu in einer bestimmten Reihenfolge in den Kochtopf gegeben. Man hält sich dabei an den sogenannten Fütterungszyklus oder Mutter-Kind-Zyklus (vgl. „die Mutter nährt das Kind“ im Kapitel über die 5 Elemente).

Dazu möchten wir Ihnen die **Nahrungsmittelliste** erklären.

Alle Nahrungsmittel werden in der chinesischen Medizin nach ihrer energetischen Wirkung (das sind Temperaturwirkung und Geschmack), eingeteilt. Dabei kennt sie vier Grundsätze:

1. **Thermische Wirkung der Nahrungsmittel beachten**
2. **Geschmack und Wirkrichtungen der Nahrungsmittel beachten**
3. **Nach der Nahrungsmittelliste kochen (Kochen im Kreis)**
4. **Verdauungshilfen geben zur Stärkung einer schwachen Verdauungskraft**

Auch mit Eis – der Doppelkorn bleibt heiß! – *Grundsatz 1: Thermische Wirkung der Nahrungsmittel beachten*

Die Einteilung in verschiedene Thermikkategorien – heiß, warm, neutral, kühl und kalt – bedeutet, dass ein Lebensmittel diese Temperaturwirkung im Körper entfaltet, unabhängig davon, wie heiß oder kalt das Nahrungsmittel verspeist wurde. Ein gutes Beispiel dazu ist hochprozentiger Alkohol. Er wirkt auf den Körper stark wärmend, also heiß, auch wenn er mit Eiswürfeln genossen wird. Eine Wassermelone hingegen wird immer stark abkühlen, selbst wenn man sie kurz dünstet.

Thermik	Heiß	Warm	Neutral	Kühl	Kalt
Wirkung	wärmt sehr, und schützt vor Kälte	wärmt leicht und dynamisiert	harmonisiert	kühlt leicht ab und fördert Blutaufbau	kühlt stark ab und schützt vor Hitze
Beispiel	Alkohol hochprozentig	Kakao	viele Getreidesorten, Rind	viele Gemüsesorten	Joghurt

Geschmack ist mehr als Glücksache – *Grundsatz 2: Geschmack und Wirkrichtungen der Nahrungsmittel beachten*

In der 5-Elemente-Küche werden 5 Geschmacksrichtungen unterschieden: sauer, bitter, süß, scharf und salzig. Jede von ihnen entspricht einer bestimmten Wirkrichtung. Das heißt, Speisen, mit einem bestimmten Grundgeschmack, wirken in unserem Körper in der zugeordneten Richtung.

Element	Geschmack	Wirkung	Beispiel
Holz	Sauer	leitet nach innen bewahrt Säfte	Zitrone, Essig
Feuer	Bitter	leitet nach unten regt Transformation an	Kaffee
Erde	Süß	verteilt in alle Richtungen nährt, befeuchtet	Getreide Fleisch Fette Öle
Metall	Scharf	leitet nach oben und außen bewegt und löst Stagnation	Gewürze Hochprozentiger Alkohol
Wasser	Salzig	leitet in die Tiefe festigt die Knochen löst Stagnation	Salz

Diese unterschiedlichen Energiewirkungen werden nun in eine Tabelle eingetragen – und das ergibt dann die Nahrungsmittelliste.

Seit 2024 ist dieses Wissen in unserer Qiboli-App verfügbar.

Zur Zuordnung der Nahrungsmittel

Zum Holzelement gehört alles, was sowohl **jung als auch grün** ist und alles, was **sauer schmeckt,** also sämtliche Sprossen und viele frische Kräuter sowie die Zitrusfrüchte, Früchtetees, saure Säfte und saurer Weißwein. Darüber hinaus gehört diesem Element alles an, was das Leberblut befeuchtet (aufbaut), wie z. B. Weizen (unser am meisten befeuchtendes Getreide) mit allen Verwandten – Dinkel, Kamut, auch in Form von Couscous und Bulgur – und natürlich auch das Huhn, das eine sehr günstige Wirkung auf das Leberblut hat.

Im Feuer sind alle Nahrungsmittel, die **rot** sind, zuhause, aber auch alles was **bitter schmeckt** und die Transformation anregt. Weil sie so verdauungsanregend wirken, gehören Kräuter wie Basilikum, Oregano, Thymian und Rosmarin in frischem Zustand nicht zum Holz, sondern zum Feuerelement. Kaffee und Kakao sind ebenfalls bitter, stärken die Verdauungskraft, leiten nach unten und sind daher im Feuer angesiedelt. Rote Beeren gehören ebenso wie Rote Rüben (Rote Beete) dazu, ferner, rosa Grapefruit (Pampelmuse), Rucola, Radicchio, Chicorée, aber auch Brennnesseln. Lamm in jeglicher Zubereitungsart wärmt und dynamisiert uns und wirkt auf die Säfte ebenso wie gegrilltes Fleisch. Röststoffe beeinträchtigen (reduzieren) die Herzsäfte und regen das Herzfeuer stark an. Kaffee hat daher eine zweifache Berechtigung im Feuer zu sein: Die Kaffeebohne ist bitter, und sie wird geröstet.

Zur Erde gehört **alles, was uns nährt,** als da sind: alle Fette und Öle, alle Fleisch- und Getreidesorten, Gemüse und Obst. Da wir aber näher spezifizieren, wird zum Beispiel das Getreide Weizen aufgrund seiner befeuchtenden Wirkung dem Element Holz zugeordnet und der Reis wegen seiner positiven Wirkung auf die Metallorgane Lunge und Dickdarm zum Element Metall gezählt.

Dem Metall mit seinem **scharfen** Geschmack und der energetischen Wirkrichtung nach oben und außen sind fast alle Gewürze und Küchenkräuter in getrocknetem Zustand zugeordnet, z. B. Basilikum, Majoran, Oregano, ferner Chili, Curry, Piment und Pfeffer, aber auch alle weißen Nahrungsmittel wie Reis, oder Radieschen und Rettich.

Dem Element Wasser werden alle Nahrungsmittel zugeordnet, die etwas mit Wasser oder den Nieren zu tun haben: Alle **aus dem Wasser kommende** Nahrung wie Meeres- und Süßwasserfische sowie Meeresfrüchte, Algen und Salz. Ferner gehören hierzu alle Nahrungsmittel die **schwarz** sind, sowie die Hülsenfrüchte. Letztere, weil sie die Nieren stärken. Nierenbohnen entsprechen sogar in Form und Farbe diesem Organ.

Im Wasser schwimmt das Suppenhuhn – *Grundsatz 3: Nach der Nahrungsmittelliste kochen (Kochen im Kreis)*

Beim Kochen im Kreis orientieren Sie sich am besten an der Reihenfolge der Elemente bzw. Geschmacksrichtungen wie sie aus TCM-Nahrungsmittellisten ersichtlich ist. Sie beginnt beim Holz und geht über Feuer, Erde und Metall bis zum Wasser, wobei der konkrete Anfang vom Rezept abhängt.

Eine Hühnerkraftsuppe z. B. beginnen wir mit kaltem Wasser. Dieses gehört zum Wasserelement (heißes Wasser kann wahlweise auch im Element Feuer eingesetzt werden). Als nächstes Element kommt das Holz und mit ihm der saure Geschmack, wir geben etwas Petersilie und unser Suppenhuhn hinzu. Im darauf folgenden Element Feuer können wir Wacholderbeeren dazugeben. Aus der Erde nehmen wir Karotten und Sellerie, im Metall verwenden wir frischen Ingwer, ganze Pfefferkörner, ein paar Gewürznelken und Koriandersamen. Damit sind wir wieder im Wasserelement angelangt und fügen Salz hinzu. Der Kreis hat sich geschlossen. Das ist eine einfache Grundlage für das Kochen einer Hühnerkraftsuppe.

Der ehrgeizige „5-Elemente-Hauben-Koch" kann sich die Zuordnung der Zutaten trotz einiger Ausnahmen leicht aneignen. Wenn Sie schon ein wenig Übung haben, sind der eigenen Phantasie keine Grenzen gesetzt und Sie werden überrascht sein, was für neue Geschmackserlebnisse Sie zaubern können.

Hier noch ein paar Regeln zum „Kochen im Kreis“:

- Bei einem Element fängt man an und gibt die weiteren Zutaten nach dem Fütterungszyklus hinzu.
- Die Zuordnung der Nahrungsmittel zu den einzelnen Elementen entnimmt man der Nahrungsmittelliste ab Seite 297 oder der Qiboli-App.
- Man beachte: rohe Zwiebel = Metall, gedünstete Zwiebel = Erde, gebratene Zwiebel = Feuer, kaltes Wasser = Wasser, heißes Wasser = Wasser oder Feuer.
- Es sollte kein Element übersprungen und der Kreis mindestens einmal durchlaufen werden.
- Nach Zugabe jeden Elementes ist umzurühren, damit der Geschmack sich mit der Speise gut verbinden kann.
- Der zuletzt hinzugefügte Geschmack ist der Botschaftsgeschmack, dem eine wichtige Bedeutung zukommt.
- Wenn nachgesalzen werden muss, geht man im „Kreis“ maximal einen Schritt zurück (wenn z. B. die letzte Zutat aus dem Holzelement war, kann man zurück im Wasserelement nachsalzen), oder aber man folgt dem Zyklus noch einmal weiter bis zum Wasserelement.
- Man sollte mindestens drei Elemente durchlaufen, d. h. die Zutaten müssen mindestens drei aufeinander folgende Elemente symbolisieren.
- Man kann dem Kreis folgen so oft man möchte, je öfter, desto energetisch wertvoller wird das Essen.

Mit Sprossen die Leiter der Verdauung hinauf! – *Grundsatz 4: Verdauungshilfen geben zur Stärkung einer schwachen Verdauungskraft*

Es gibt einige natürliche Zutaten, die der Verdauung „auf die Sprünge helfen“ damit die Nährstoffe leichter aufgeschlossen werden können.

Als solche Verdauungshilfen fungieren:

für Kohlenhydrate:

- fermentierte Produkte (Miso, milchsauervergorenes Gemüse, Umeboshi)
- Sprossen bzw. Keime (Rettich-, Radieschen-, Kresse, Senfsamen, Gerste)

für Fett:

- Artischocke (und deren Produkte aus der Apotheke), Senf, Bitter-Tees (z. B. Wermut zu gleichen Teilen mit Pfefferminz gemischt), Essig (unpasteurisiert)

für Fleisch:

- Früchte mit protolytischen, d. h. sich selbst verdauenden Enzymen, besonders gut für Eiweißverdauung (in reifer Ananas, Papaya, Mango und Kiwi enthalten); Sellerie, frischer Ingwer

Es gibt immer einen Weg! – *Tipps, wie Sie auf Bekömmlichkeit achten können*

- Je schwächer Ihre Umwandlungskraft ist, desto wichtiger ist es, warm zu essen: gekochte Mahlzeiten aus qualitativ hochwertigen Zutaten und unbedingt aromatisch gewürzt.
- Keine Mahlzeit auslassen!
- Keine Zwischenmahlzeiten; in den Pausen gekochtes Wasser trinken!
- Sollten Sie nicht die Möglichkeit für einen warmen Mittagstisch haben, können Sie sich etwas in einem Thermosbehälter mitnehmen. Vielleicht haben Sie auch die Möglichkeit, einen Dampfgarer oder eine Kochplatte aufzustellen und sich etwas Schnelles zuzubereiten. (Ideen und Rezepte finden Sie im 3. Teil dieses Buches ab Seite 145.)

Wenn Sie unsicher sind was Ihnen bekommt, empfehlen wir, einige Tage ein Ernährungsprotokoll nach unseren Vorschlägen zu führen. Sie finden es im Anhang auf Seite 318.

Vermeiden	Alternativen
Denaturierte Nahrung	Lebendige Nahrung, die Energie spendet
Mikrowelle	im Backrohr aufwärmen, frisch kochen
Tiefkühlkost	Speisen in dafür geeigneten Gläsern einkochen (Haltbarkeit ca. 3 Monate)
Dosenkost und Fertiggerichte	Vorgekochtes kann bis zu 3 Tage im Kühlschrank aufbewahrt werden, Fleisch hält sich mariniert 2 Tage
Light-Produkte	Nahrungsmittel mit natürlichem Fettgehalt verwenden, Wasser trinken
künstliche Süßstoffe	Stevia, Luo Han Guo (chinesisches Süßungsmittel, erhältlich in Apotheken, die chinesische Kräuter führen)
künstliche Farbstoffe	
Limonaden mit viel Zucker, Kohlensäure und Farbstoffen	heißes Wasser, Leitungswasser, Kräutertees, milde Gewürztees z. B. Fenchel-, Kümmel-Anistee
Limonaden mit Koffein	Grüner Tee, Bio-Kaffee, Schwarzer Tee, Mate-Tee

Wohl bekomm's! – Nicht nur ein frommer Wunsch

Bekömmlichkeit bedeutet aber auch, **so zu essen,** dass ausreichend Energie aus der Nahrung gewonnen werden kann und der Verdauungsprozess so wenig Energie wie möglich verbraucht. Nur dann halten wir unseren Körper rein und dynamisch. Dafür kennen die Chinesen fünf Grundsätze:

1. **Warm essen – am besten dreimal täglich**
2. **Die Enzymkraft schonen; möglichst viel Gekochtes**
3. **Würzen nicht vergessen**
4. **Auf energielose Nahrungsmittel verzichten**
5. **Pausen zwischen den Mahlzeiten**

Wie können Sie nun feststellen, ob eine Mahlzeit bekömmlich war?

Nur ein bekömmliches Essen macht zufrieden und satt, verursacht keine Blähungen und keine Müdigkeit nach dem Essen. Manchmal dauert es ein wenig länger bis man merkt ob etwas bekömmlich war. Nur wenn die Mahlzeit in angemessener Zeit komplett verdaut worden ist, war sie bekömmlich. Sehr gut sichtbar ist das am Stuhl. Enthält er unverdaute Bestandteile, war das Essen für Sie nicht hinreichend bekömmlich (siehe auch Kapitel „Wie die Nährstoffe in die Zellen gelangen – die Verdauung" ab Seite 76).

Es geht nicht nur darum was man zu sich nimmt, sondern ob man das Gegessene im Körper entsprechend umwandeln kann und was es dort „anstellt". Wenn wir einen unserer Lehrer mit einem extremen Beispiel zitieren, ist es gesünder „den Hamburger einer Fastfood-Kette ganz zu verdauen, als ein Vollkornbrot aus dem Reformhaus nur halb".

Wohltuendes Feuer muss gehütet werden – *Grundsatz 1: Warm essen – am besten dreimal täglich*

Die Chinesen erklären die **Tätigkeit der Verdauungsorgane** gern mit dem Bild von einer Suppe die in einem Kessel über offenem Feuer bei ungefähr 100 Grad vor sich hin kocht. Milz und Magen spielen dabei die wichtigsten Rollen. Der Magen bildet den Topf, der Funktionskreis Milz leistet einen Großteil der Umwandlung der Nahrung in immer feinere Bestandteile, bis man das erste Mal von unseren eigenen Körpersäften sprechen kann.

Angenommen, das **Feuer lodert,** aber es kommen keine neuen Zutaten mehr in den Topf – was dann? Die Flüssigkeit wird bald verdampft sein und schließlich brennen die Reste im Topf an. Wenn solches in unserem Körper passiert, bekommen wir einen **heißen Magen oder auch Magenhitze.** Das geschieht vor allem dann, wenn wir regelmäßig Mahlzeiten auslassen.

In einem anderen Fall kommen immerzu **lauter kalte, abkühlende und rohe Sachen,** also z. B. viel rohes Obst und rohes Gemüse in den „Magen-Topf". Wir brauchen dann im Verhältnis zu bereits gekochten Speisen länger und mehr Feuer, also mehr Energie, bis die rohe Nahrung zerlegt ist. Besonders hoch ist der Energieaufwand, wenn nun vor jeder Mahlzeit Eiswürfel in den Topf geschüttet werden, wie es zum Beispiel in den USA üblich ist. Dort erhalten Sie, wenn Sie sich nicht energisch dagegen wehren, Sommer wie Winter jedes kalte Getränk noch mit einem Esslöffel voll Eiswürfel darin. Wenn das ganze kalte Zeug in den Magen-Topf kommt und das Feuer keinen Nachschub erhält, wird das **Feuer schwächer, eventuell droht es sogar ganz auszugehen.** Doch da springen unsere Nieren ein. Der Sitz unserer Lebenskraft liegt in der „Wasser"- und in der „Feuerniere". Die „Wasserniere" ist die Quelle für unsere Körpersäfte, die „Feuerniere" die tägliche Startflamme für alle Vorgänge in unserem Körper, die mit Wärme und Energie zu tun haben. Man kann die Flammengröße der Niere und ihr Potenzial mit der eines Feuerzeuges vergleichen. Droht die Glut zu erlöschen, springt die selbstlose Feuerniere ein und versucht, das Feuer selbst zu unterhalten, was ihr mit dem kleinen Feuerzeugtank natürlich nicht allzu lange gelingen wird. In der Folge werden sowohl der **Verdauungstrakt als auch die Nieren stark abgekühlt** bzw. die Energiereserven stark reduziert.

Wenn wir das häufiger zulassen, werden wir früher oder später an massiver Verdauungsschwäche leiden. Alle Körperfunktionen, so auch die Umwandlung der Nahrung, werden unter Kälte langsamer. Kälte im Verdauungstrakt führt zunächst einmal zu mehr als einem Stuhlgang täglich und/oder zu Durchfällen, weil der Körper nicht die Kraft hat, den Nahrungsbrei so lange zu (be)halten, bis er perfekt ausgewertet ist.

Das führt zu einem Nährstoffmangel und letztlich dazu, dass nichts mehr weitergeht: Blähungen, Verstopfungen bis hin zu Übelkeit. Sind auch schon die Nieren betroffen („Kälte in den Nieren"), können diese auch nichts mehr (be)halten, und wir werden „undicht". Wenn wir niesen, können sich dann schon mal ein paar Tröpfchen aus der Blase lösen; oder wir leiden unter zwingendem Stuhl- oder Harndrang, die jeweils keinen Aufschub dulden. Generell müssen wir dann tagsüber viel öfter als bisher und nachts mindestens einmal oder sogar etliche Male die Blase entleeren.

An dieser Stelle möchten wir auf einen Einwand eingehen, den wir in der Praxis oft hören: „Ja, wenn ich vor dem Schlafengehen einen Liter Flüssigkeit trinke, ist es doch klar, dass ich dann in der Nacht auf die Toilette muss!" Nein, ist es nicht! Fragen Sie mal junge Menschen, wie viel sie vor dem Schlafengehen trinken können und ob sie dann in der Nacht hinaus müssen. Die meisten sehen einen verständnislos an – sie verstehen die Frage nicht. Junge, gesunde, kräftige Nieren halten das aus! Dass diese Nierenkraft im Alter nachlässt, ist der Lauf der Natur und so gesehen in Ordnung, allerdings sollte es nicht schon in jungen Jahren so weit kommen. Hat man sich die Nieren erstmal runtergekühlt, kann es Jahre dauern bis diese wieder voll intakt sind. Darüber hinaus bedeuten kalte Nieren, dass wir an starken Kältegefühlen leiden. Die Betroffenen gehen manchmal vermummt wie Eskimos ins Bett: Pyjama, Pullover, Haube, Wärmflasche und ein bis zwei Federbetten, und das bei normal geheizten Räumen!

Die heutige Mode unter jungen Mädchen, bei jeder Witterung einen freien Nabel zu zeigen, ist zwar sehr sexy, schwächt aber die Nieren enorm. Das Tückische daran ist: Selbst wenn man in der Jugend nichts davon merkt, der Körper ist diesbezüglich wie ein Elefant. Er merkt sich alles, und im Alter bekommen wir dann die Rechnung in Form von kalten schwachen Nieren präsentiert. Leider vermag das im jugendlichen Alter die wenigsten abzuschrecken. Auch eine junge polnische Freundin von uns, die als eines der ersten deutschen Worte „Unterhemd" gelernt hat, bleibt eisern: „Ich wissen, im Alter ich sitzen ständig auf Klo!" Wir fürchten, sie wird Recht behalten!

Ebenso schaden den Nieren aufputschende Getränke mit viel Zucker, die beliebten Energydrinks, denn Zucker und Koffein kühlen diese Organe stark ab.

Gut gekocht ist schon halb verdaut – *Grundsatz 2: Die Enzymkraft schonen, möglichst viel Gekochtes*

Wie wir alle wissen, hat es in unserem Körperinnern keine 100 Grad, sondern nur annähernd 37 Grad Celsius. Versuchen Sie doch mal bei dieser Temperatur, rohe Karotten oder rohes Getreide gar zu bekommen. Es wird Ihnen nicht gelingen! Wer also leistet in unserem Körper diese Umwandlungsarbeit, die sonst dem Feuer zukommt?

Fragen Sie einen Chinesen, er wird klar antworten: „Die gesunde Milz!" Auf die Frage, wer die Verdauungsarbeit von roh in „gekocht" leistet, werden Ernährungsfachleute westlicher Prägung auf die Enzyme verweisen. Das sind sogenannte Biokatalysatoren, Wirkstoffe, die wir teilweise aus der Nahrung aufnehmen und teilweise in unserem Körper selbst bilden.

„Wunderbar!" meint jetzt vielleicht so mancher Leser, „je mehr Rohkost ich dem Körper anbiete, desto mehr Enzyme wird er bereitstellen und umso eher werde ich abnehmen und kann viel mehr essen!" Leider stimmt diese Rechnung nicht! Fachleute werden Ihnen bestätigen, dass die **Enzymkraft spätestens ab dem Alter von 40 Jahren stark abnimmt** und bei schwacher Enzymkraft (die Chinesen würden sagen, bei schwachem Milz-Qi) vieles von der Rohkost leider gar nicht verdaut und auch nicht ausgeschieden werden kann. Rohes Obst und Gemüse besteht zum Großteil aus Holzfasern (Ligninen), die ungekocht nur sehr schwer aufgeschlossen werden können. Das führt dazu, dass die Nahrung im Zuge des Verdauungsprozesses irgendwo im Bindegewebe und in der Zwischenzellflüssigkeit abgelagert wird, wo sie die anderen Körpervorgänge möglichst nicht stört (am Bauch, an den Hüften, in den Nackenpartien usw.), und schon sind wir wieder beim Thema Übergewicht und Schlacken. Bleibt das Ganze jedoch schon im Darm liegen, ist die Gefahr groß, dass der halbverdaute Nahrungsbrei vor sich hin gärt und der Darm sich auf Dauer chronisch entzündet, was übrigens oft schleichend passiert und nicht weh tun muss. Die daraus entstehenden Bauchformen kann man in Büchern über die „Mayr-Kur" nachlesen, worin ihr „Vater", der österreichische Arzt Dr. F. X. Mayr, diese kranken Bauchformen sehr anschaulich mit Bildern und Begriffen wie „Großtrommelträgerhaltung" oder „Entenhaltung" beschreibt.

Wenn Sie dem Körper die Nahrung gekocht anbieten, so ist sie in gewissem Sinne bereits „vorverdaut". Beginnen Sie damit, vorwiegend Gekochtes zu sich zu nehmen, werden Sie schon nach wenigen Tagen der Ernährungsumstellung nicht mehr frieren. Durchfall oder zwingender Stuhldrang werden aufhören bzw. die langsame Verdauung wird wieder in Gang kommen. Auch emotional fühlen Sie sich dann bald nicht mehr so gestaut. Durch Aufklärung über diese Zusammenhänge konnten wir schon sehr vielen Klienten einen Anstoß in eine positive Richtung geben und Erleichterung in mehrfacher Hinsicht verschaffen. So manches Kilo an Übergewicht verliert der Körper beinahe von alleine, wenn die für die Umwandlung nötige Wärme und Kraft zur Verfügung steht, weil die Nahrung gekocht wurde. Auch verbessern sich dadurch Schlaflosigkeit und „dünne" Nerven zusehends. Man kann von gekochten Früchten und gekochtem Gemüse übrigens auch sehr viel mehr aufnehmen und verfügt im Anschluss an eine solche Mahlzeit viel schneller über ein größeres Angebot an Säften. Um im Körper solche Säfte zu bilden, ist auch das vorherige Aufschließen der Holzfasern (Lignine) sehr wichtig, da die säftebildenden Nährstoffe in diesen Fasern gespeichert sind und diese erst nach einen Kochvorgang von unserem Körper aufgeschlossen werden können.

Wir unterstützen unsere Verdauungskraft am besten, indem wir regelmäßig essen. Für die meisten Menschen heißt das, **drei warme Mahlzeiten** einzuhalten. Warm bedeutet hier, dass die Nahrung gekocht wurde. Das kann in der heißen Jahreszeit auch ein kalt genossener Getreide-Gemüsesalat mit Tofu oder Nüssen sein. Ebenso dient ein abgekühltes Kompott als Erfrischung, wenn die Zutaten zuvor zumindest kurz gedünstet worden sind.

In der Würze liegt die Kürze – *Grundsatz 3: Würzen nicht vergessen*

Auch richtiges Würzen erhöht die Bekömmlichkeit. Haben Sie schon mal einen Getreidebrei oder gar einen Braten ohne Gewürze zu sich genommen? Wir raten Ihnen davon ab! Die Folge wären wahrscheinlich Magenschmerzen – vom fehlenden Genuss ganz zu schweigen. Oft genügen schon geringe Mengen an Kräutern und Gewürzen. Sie dienen nicht dazu uns satt zu machen, sondern helfen unseren Verdauungsorganen, den Nahrungsbrei schnell, also in kürzerer Zeit, aber zugleich sorgfältig zu verdauen. Kräuter und Gewürze sind Informationsträger, ihr Aroma ist ein Botenstoff der direkt auf unser Gehirn wirkt. Darum sollte ihre Qualität so hochwertig und ihr Duft so aromatisch wie möglich sein. Am besten eignen sich Kräuter und Gewürze aus biologischem Anbau, schonend getrocknet, ohne Verwendung irgendwelcher Zusätze. Von tiefgekühlten und gefriergetrockneten Kräutern und Gewürzen sowie fertigen Gewürzmischungen mit künstlichen Zusätzen raten wir ab, da diese entweder ihre verdauungsfördernde Wirkung verloren haben bzw. die Zusätze dem Körper mehr schaden als nützen. Ungeeignet sind auch künstliche Aromastoffe, die dem Körper eine Geschmacksrichtung nur vortäuschen. Das kann unsere körpereigenen Regulationssysteme belasten und durcheinander bringen.

Es ist nicht alles gut, in dem viel Arbeit steckt – *Grundsatz 4: Auf energielose Nahrungsmittel verzichten*

Nahrung, die nicht „lebt", ist unbekömmlich und raubt dem Körper Energie. Solche Nahrungsmittel sind keine **Lebens**mittel, sondern stellen für den Organismus nur eine Belastung dar. Entgegen der Behauptung von Rohkost-Theoretikern, vertreten wir im Sinne der chinesischen Ernährungslehre nicht die Auffassung, gekochte Nahrung sei tot. Energiereiche Nahrung „lebt" auch und gerade, wenn sie gekocht wurde. Allerdings ist bei weitem nicht jede Verarbeitungsmethode in der Lage, der Nahrung Energie zu geben.

- Die **Mikrowelle** z. B. ist nicht zum Erhitzen von Getränken oder einem zuvor liebevoll gekochten Essen geeignet. Der vermeintliche Zeitgewinn steht einem Qi-Verlust der betreffenden Speise gegenüber. Sie spendet uns dann keine Kraft mehr, sondern entzieht dem Körper sogar welche.
- Auch **Tiefkühlkost** ist aus chinesischer Sicht nicht in der Lage, uns ausreichend mit Energie zu versorgen. Sie wirkt abkühlend und schwächt dadurch die Verdauung, auch wenn sie nach dem Auftauen gekocht wird. Sie kühlt unseren Verdauungstrakt ab mit all den oben beschriebenen Folgeerscheinungen! Westlich betrachtet sind es die

Enzyme, die durch das Einfrieren zerstört werden und – Hand aufs Herz: Etwas vorher Gefrorenes schmeckt einfach nicht mehr so wie etwas ganz Frisches. In Italien, dem Land der Feinschmecker, steht daher nicht von ungefähr ein Hinweis auf der Speisekarte, wenn es sich bei Fisch um einen zuvor tiefgekühlten handelt, im Unterschied zu einem für Transport und Lagerung lediglich auf Eis gebetteten Fisch.

- Ebenso liefern uns **raffinierte**, also stark verarbeitete Nahrungsmittel wie weißer Zucker oder weißes Mehl, oft nur noch wenig der Lebensenergie Qi. Die meisten **Light-Produkte** enthalten relativ viel Zucker oder gar die sehr bedenklichen künstlichen Süßstoffe, um das Fehlen des Geschmacksträgers Fett auszugleichen. Vor dem Verzehr von Speisen und Getränken mit **künstlichen Süßstoffen** kann man nur warnen. In der Schweinezucht werden diese gezielt als Mastmittel eingesetzt, denn durch den süßen Geschmack erfolgt im Körper eine Insulinausschüttung, um den – nur vermeintlich, nicht tatsächlich – ansteigenden Blutzucker in die Zellen zu transportieren. Dadurch wird dem Blut mehr Blutzucker als sonst entzogen und führt real zu Unterzuckerung, was starke Hungergefühle zur Folge hat. Soweit lässt man es aber in der Regel nicht kommen. Man schiebt schnell zwischendurch etwas in den Mund oder isst zur nächsten Mahlzeit mehr als sonst. Diese Folgen der chemischen Süßung und ihr Einfluss auf das Essverhalten wurden in Versuchen schon mehrfach festgestellt. Der Prozess läuft unbewusst ab und entzieht sich dadurch völlig unserer Kontrolle. Sie können ja mal einen Test machen und aufschreiben, welche Mengen Sie an Tagen mit bzw. ohne künstlichen Süßstoff so „verdrücken".
- **Margarine** können Sie guten Gewissens wieder durch die altbewährte **Butter** ersetzen. Margarine besteht zu einem Großteil aus Pflanzenölen. Damit diese bei Zimmertemperatur eine feste Konsistenz haben, müssen sie zuvor gehärtet werden. Die Härtung ist ein chemischer Vorgang, bei dem unter anderem sogenannte Transfette anfallen. Diese künstlichen Fette kennt unser Organismus nicht. Werden sie in unsere Zellwände eingebaut, kann dies zu Störungen im Zellstoffwechsel führen, unter anderem lassen sie den Spiegel unseres schlechten Cholesterins ansteigen. In Dänemark wurden

deshalb Lebensmittel, mit einem Gehalt von mehr als 2 Prozent Transfetten, bereits verboten. Die Behauptung, Margarine sei bei hohen Cholesterinwerten zu empfehlen, ist nicht nur unserer Meinung nach falsch! Butter enthält freilich auch Transfette – allerdings solche, die unser Körper kennt und deshalb problemlos und ohne Gefahr in die Zellwände einbauen kann.

Gesund und schlank? – Mach mal Pause! – *Grundsatz 5: Pause zwischen den Mahlzeiten*

Mahlzeiten auszulassen, dafür aber ständig etwas in den Mund zu schieben – dieser Stil scheint uns momentan, zumindest in den Städten, sehr modern und wird von vielen Unternehmen sehr gefördert, die immer seltener warmen Mittagstisch für ihre Mitarbeiter anbieten.

Die Pause zwischen den Mahlzeiten aber gibt dem Körper die Möglichkeit, die vorangegangene Nahrung ungestört und ohne Unterbrechung zu verdauen. Kommt jedoch in mehr oder minder kurzen Abständen immer wieder neue Nahrung dazu, kann der Verdauungsprozess nicht abgeschlossen, sondern muss gleichsam simultan immer neue Nahrung umgewandelt werden. Auf lange Sicht schwächt man so seine Verdauung, bzw. die Umwandlungskraft, also das Milz-Qi. Gleichzeitig öffnet man durch die ständige Überflutung mit Nährstoffen Zivilisationskrankheiten wie Übergewicht, hohem Blutdruck und Diabetes Tür und Tor. Das Überangebot an Nährstoffen im Blut führt zu Ablagerungen und macht das Blut „dicker". Das Herz braucht mehr Kraft zum Pumpen – eine weit verbreitete Ursache für Bluthochdruck.

Für die meisten Menschen bedeutet bekömmlich zu essen vor allem **drei warme Mahlzeiten täglich** einzuhalten und **auf jegliche Zwischenmahlzeiten** zu verzichten. Zusätzlich empfehlen wir in den Pausen nur Wasser zu trinken. Am besten unterstützt Wasser die Verdauungskraft wenn wir es 10 Minuten kochen und dann auf die gewünschte Trinktemperatur abkühlen lassen.

Last but not least eine für Übergewichtige fatale Erkenntnis: Ständiges Naschen (mit dem Argument des sogenannten kleinen Hungers zwischendurch) blockiert den Fettabbau in unseren Zellen solange der Insulinspiegel hoch ist und verhindert somit das Abnehmen. – Ein Punkt der bisher leider wenig beachtet wurde.

Essen sollte passen wie ein Maßanzug – die optimale Ernährung finden

„Schon die Zusammensetzung einer einzigen Mahlzeit kann das Hirn in seiner Funktion erheblich beeinflussen", stellte Richard Wurtmann von der psychiatrischen Forschungsabteilung am Massachusetts Institute of Technology fest.

Die Herausforderung, zu jeder Mahlzeit das Richtige auszuwählen, ist groß. Sie werden dafür aber reichlich belohnt. Es gilt, die Mahlzeiten aus den richtigen Anteilen an eiweiß-, fett- und kohlenhydrathaltigen Nahrungsmitteln zusammenzustellen und gleichzeitig diejenigen Lebensmittel zu wählen, die Ihren Stoffwechsel ins Gleichgewicht bringen. Wenn Sie bis jetzt z. B. ein Marmeladenbrot zum Frühstück gegessen haben und zwei Stunden später schon wieder Hunger hatten, werden Sie von nun an durch Energie und angenehme Sättigung bis zum Mittagessen belohnt. Wenn Sie auf Frühstück und sogar auf die Mittagsmahlzeit verzichtet haben um nicht zuzunehmen, so können Sie sich nun satt essen und dabei sogar abnehmen.

Die richtigen Anteile

Schauen wir uns zuerst die Hauptaufgaben der drei Makronährstoffe an: Kohlenhydrate und Fette liefern Energie. Fette sind auch für die Zellwände und das Gehirn wichtig. Eiweiß dient dem Strukturaufbau und liefert das Material, das unser Körper braucht, um zu funktionieren. Die genauen Anteile hängen vom Stoffwechseltyp, vom Gesundheitszustand und von der Lebensführung ab. Starker Stress und intensiver Sport erhöhen zum Beispiel den Eiweißbedarf enorm.

Eiweißquellen: Eier, Fleisch, Geflügel, Fisch, Meeresfrüchte, Nüsse und Samen, Shiitake- und Austernpilze, Tempeh, Lopino, für Sympathikus – und Betatypen auch Hülsenfrüchte (Linsen und Bohnen), Milchprodukte bei guter Verträglichkeit

Fettquellen: Kokosfett, Butter, Butterschmalz, Schmalz, Olivenöl (und Mayonnaise daraus), Nüsse, Mohn und Samen, Süße Sahne, Saure Sahne, für Sympathikustyp- und Betatypen ev. kleine Mengen anderer Pflanzenöle bei guter Verträglichkeit
Kohlenhydratquellen: alle Getreide-, Gemüse- und Obstsorten, Hülsenfrüchte (Linsen und Bohnen)

Grundsätzlich gilt: Jede Mahlzeit sollte mindestens je eine der oben aufgelisteten Eiweiß- und Fettquellen enthalten. Die Kohlenhydrate werden dann ergänzt. Im Moment machen es die meisten umgekehrt und essen Brot, Nudeln und Reis mit Gemüse und wenig Fett und ab und zu Fleisch dazu.

Inzwischen weiß man, Kohlenhydrate sind nicht essentiell. Das heißt, wir müssen diese nicht zwingend zuführen, der Körper kann die winzigen Mengen, der er braucht, notfalls sogar selbst herstellen. Mit einem andauernden Übermaß an Kohlenhydraten stößt unser Körper sehr schnell an seine Grenzen:

Wenn wir Kohlenhydrate essen, werden diese in Glukose (Zucker) umgewandelt. Nun schüttet der Körper Insulin aus, um den Zucker aus dem Blut in die Zellen zu bringen. Dort wird der Zucker in Energie umgewandelt, die allerdings sehr rasch verpufft, während die Energie aus Fetten lange anhält. Wenn die Zellen genug Zucker haben und wir weiter Kohlenhydrate essen, verringern die Zellen, um sich zu schützen, die Insulinrezeptoren, die dem Insulin bei der Arbeit helfen. Weil der Zucker aber aus dem Blut muss, produziert der Körper noch mehr Insulin, um es doch noch irgendwie zu schaffen. Spätestens jetzt machen die Kohlenhydrate dick. Wenn die Körperzellen weniger empfindlich auf Insulin reagieren, sprechen Mediziner von einer Insulinresistenz. Dabei nehmen die Zellen kaum bis keine Glukose mehr aus dem Blut auf. Für die Bauchspeicheldrüse ist das ein Signal noch mehr Insulin auszuschütten, um den Blutzucker zu regulieren. Ein Teufelskreis entsteht. Wer jetzt mit Medikamenten anfängt und weiter Kohlenhydrate futtert, manifestiert das Ungleichgewicht. Dabei kann man die Situation hervorragend entschärfen, wenn man die Kohlenhydrate reduziert.

Ob die Menge, die wir an Kohlenhydraten verzehren, zu uns passt, erkennt man am besten am HOMA Index, einem Laborwert, der aus Nüchternblutzucker und Nüchterninsulin errechnet wird. Das Nüchterninsulin ist schon lange vor dem Nüchternblutzucker erhöht, wenn wir zu viele Kohlenhydrate essen. Wir finden, dieser Wert sollte deshalb in das Standard Blutbild bei jeder Untersuchung aufgenommen werden, ein normaler Nüchternblutzucker ist keine Garantie, das alles in Ordnung ist. Googelt man den HOMA Index, so kann man lesen, dass ab einem Wert von 2,5 der Verdacht auf Insulinresistenz besteht, ab 5,5 Verdacht auf Diabetes Typ 2. Gesunde Menschen sollten einen Wert unter 1,0 haben. Der Bereich zwischen 1,0 und 2,5 ist eine Grauzone, die aus unserer Sicht zu wenig Beachtung findet, denn Insulinresistenz und Diabetes entstehen schleichend und je früher man anfängt, umso leichter ist es, dieses Ungleichgewicht durch eine Ernährungsumstellung in Ordnung zu bringen.

Um diese Individualität berücksichtigen zu können, testen wir seit 2020 die Kohlenhydratmenge für unsere Kunden aus und haben sehr spannende Ergebnisse bekommen: Glykotypen tolerieren oft nur 25-50g Kohlenhydrate am Tag und selbst Sympathikus- und Betatypen nur zwischen 100-150g pro Tag. Die Ernährungsgesellschaften in Deutschland und Österreich empfehlen immer noch bis zu 300g pro Tag. Diese Menge macht die meisten Menschen nachweislich krank!

Bei den Rezepten finden Sie für jeden Stoffwechseltyp ein Musterrezept mit Mengenangaben, um ein Gefühl für die Anteile zu bekommen. Zur Veranschaulichung der Bandbreite gibt es ab Seite 127 pro Stoffwechseltyp ein Kapitel mit Ernährungsempfehlungen und einem Musterfoto mit Link zu einem köstlichen Rezept.

Prägen Sie sich das Foto für Ihren Stoffwechseltyp gut ein, und versuchen Sie die entsprechenden Anteile für jede Mahlzeit zu übernehmen. Sie entwickeln so rasch ein feines Gefühl für die passende Zusammensetzung Ihrer Mahlzeit.

Die richtigen Anteile für Ihren Stoffwechseltyp

Auswirkung der Nahrungsmittelgruppen auf die einzelnen Typen

	Autonomes Nervensystem	
Sympathikus	**Ausgewogen**	**Parasympathikus**
<	Eiweiß (macht sauer), Fett	
	Kohlenhydrate (machen basisch)	>
	Verbrennungssystem	
Glyko	**Gleichmäßig**	**Beta**
	Eiweiß (macht basisch), Fett	>
<	Kohlenhydrate (machen sauer)	

Die Balken stellen jeweils die Ebenen autonomes Nervensystem und Verbrennungssystem dar. Die Pfeile neben den Nahrungsbestandteilen darunter zeigen, in welche Richtung sich die dort dominanten Stoffwechseltypen innerhalb ihrer Ebene bewegen, wenn sie diese Bestandteile vermehrt zu sich nehmen.

Wenn Sie auf der Ebene des ANS dominant sind, wenn Sie also ein Sympathikus-, ein Parasympathikus- oder ein ausgewogener Stoffwechseltyp sind, werden Sie einen sauren Stoffwechsel bekommen, wenn Sie zu viel Eiweiß essen. Kohlenhydrate im Übermaß wiederum machen dann basisch. Da der Sympathikustyp von Natur aus zu Übersäuerung neigt, braucht er sehr wenig Eiweiß und viele Kohlenhydrate und da der Parasympathikustyp zu Basizität neigt, braucht er viel Eiweiß und wenig Kohlenhydrate.

Wenn das Verbrennungssystem dominant ist, bringt der Glykotyp seine Neigung zu Übersäuerung mit relativ viel Eiweiß ins Gleichgewicht, der eher basische Beta die Basizität mit Kohlenhydraten.

Die richtigen Nahrungsmittel

Die Auswahl der für den jeweiligen Typ günstigen Nahrungsmittel ist ebenso wichtig wie die Berücksichtigung der angezeigten Anteile. Wenn Sie Ihre Mahlzeiten vor allem aus den für Ihren Typ vorteilhaften Nahrungsmitteln zusammenstellen, werden Sie mit den Nährstoffen versorgt, die Ihren Stoffwechsel ins Gleichgewicht bringen.

In unserer Beratungstätigkeit verwenden wir sechs verschiedene Nahrungsmittellisten, die auf die entsprechenden Ernährungstypen abgestimmt sind: Parasympathikustyp, Ausgewogener bzw. A-Balancierter Typ, Sympathikustyp, Glykotyp, Gleichmäßiger Verbrennungs- bzw. V-Balancierter Typ und Betatyp. Kriterien für die typgerechte Auswahl an Nahrungsmitteln sind dabei z. B. der Fettgehalt, der Puringehalt, der Stärkegehalt, die Komplexität der Kohlenhydrate sowie der Oxalsäure- bzw. Phytinsäuregehalt. Berücksichtigt wird aber auch, ob das Nahrungsmittel den jeweiligen Typ sauer oder basisch macht, wie schnell es auf den Blutzuckerspiegel wirkt (Glykämischer Index) und in welcher Weise es das autonome Nervensystem und das Verbrennungssystem beeinflusst.

Wenn ein Glykotyp etwas isst, was seine ohnehin schnelle Verbrennung auf Zellebene zusätzlich beschleunigt, z. B. Kartoffeln, und eine für ihn ungünstige Fischsorte, wie Red Snapper oder Wels, dann liegen die darin enthaltenen Nährstoffe im falschen Verhältnis vor, was ihm nicht gerade Wohlbefinden beschafft. Schon kurze Zeit nach dem Essen ist er unzufrieden, vielleicht sogar aggressiv, und braucht bald wieder etwas Essbares.

Umsetzung im Alltag

Sowohl die Berücksichtigung der Anteile an kohlenhydratreichen, eiweißreichen und fettreichen Nahrungsmitteln, als auch die Auswahl der für den jeweiligen Typ günstigen Nahrungsmittel, sind für die Realisierung einer optimalen Ernährung im Alltag wichtig. Das gilt nicht nur für die drei Haupt- sondern auch für die kleinen Zwischenmahlzeiten. Ein einziges unpassendes Essen bringt den Stoffwechsel stärker aus dem Gleichgewicht, als durch viele gute Mahlzeiten reguliert werden kann. Bei jeder Nahrungsaufnahme wird das Gleichgewicht hergestellt bzw. aufrechterhalten oder aber gestört. Die Nahrungsmittel die Sie kaufen, können für sich genommen noch so hochwertig sein – wenn die Zusammenstellung nicht passt, sind Sie nicht optimal versorgt.

Feinabstimmung

Im Anhang auf Seite 318 finden Sie ein Ernährungsprotokoll, das wir in unseren Praxen verwenden, um den Klienten das Gespür für die richtige Zusammenstellung zu erleichtern. Pro Tag wird eine Seite ausgefüllt. Man notiert die Uhrzeit, die Speisen die man zu sich genommen hat, und beantwortet jeweils 2–3 Stunden nach jeder Mahlzeit einige Fragen.

Wenn Sie alle Fragen positiv beantworten, können Sie davon ausgehen, dass die Mahlzeit für Sie optimal war oder zumindest gepasst hat. Wenn nicht, lohnt es sich, folgende Punkte zu hinterfragen:

- Stimmten die Anteile? (War das Mengenverhältnis von Eiweiß, Fett und Kohlenhydraten in Ordnung?)
- Waren alle Nahrungsmittel günstig für meinen Typ?
- Stimmte die Portionsgröße?
- Wurden die Speisen auf die richtige Weise zubereitet?
- War die Qualität der Nahrungsmittel o.k.? (Oder kamen industriell verarbeitete Nahrung, Lightprodukte, Fertiggerichte, Tiefkühlkost, mit der Mikrowelle gekochtes oder erwärmtes Essen auf den Tisch?)
- Wurden die Essenszeiten eingehalten?

Im Protokoll ist außerdem noch eine Zeile Platz für Notizen über Beschwerden die Ihnen zu schaffen machen. Falls jemand z. B. zu Durchfall oder Kopfschmerzen neigt, kann er das Auftreten solcher Symptome in seine Beobachtungen einbeziehen, und findet so vielleicht einen Zusammenhang dieser Beschwerden mit seiner Ernährung heraus.

Was Werner Waghals wagen sollte –
Ernährungsempfehlungen für den Sympathikustyp

Ein Sympathikustyp ist jemand der einen starken Sympathikus und einen schwachen Parasympathikus hat. Wenn er zu viel tierisches Eiweiß zu sich nähme, würde er die Sympathikusreize noch verstärken. Da Werner Waghals als Sympathikustyp davon noch mehr angeregt würde, sollte er lieber etwas essen was seinen Parasympathikus stärkt, also vermehrt Kohlenhydrate. Jede Mahlzeit hat beim Sympathikustyp die Aufgabe den starken Sympathikus auszugleichen. Dies wird in erster Linie durch den Verzehr von Kohlenhydraten wie Obst, Gemüse und Vollkorngetreide erreicht.

Die richtigen Anteile

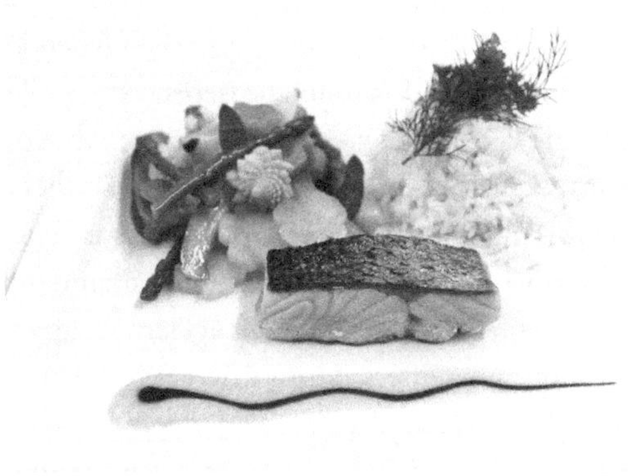

Sympathikustyp Werner und Winnie Waghals brauchen für diese Mahlzeit zusätzlich zum Fett im Fisch ca. 1,5 EL Fett (ca. 15g)

Der Sympathikus sollte sparsam mit fetten und purinhaltigen Eiweißsorten umgehen und die fettarmen, purinarmen Eiweißträger wie Weißfische, Huhn, Pute, Ei, Rohmilchprodukte (soweit keine Unverträglichkeit vorliegt) und einige Nussarten bevorzugen (wie im grauen Kasten „Die richtigen Nahrungsmittel“ auf Seite 129 beschrieben). Er braucht auch Fett – aber nicht viel –, und das vorzugsweise pflanzlich (z. B. Kokosfett und Olivenöl).

Vegetarische Ernährung?

Obwohl unser Sympathikustyp, Werner Waghals, zu denen gehört, die damit liebäugeln Vegetarier zu werden, ist er keiner. Das soll zweierlei veranschaulichen: Von allen Stoffwechseltypen ist am ehesten der Sympathikustyp in der Lage, seinen Eiweißbedarf ausschließlich aus pflanzlichen Quellen zu decken. **Es ist wichtig, dass bei jeder Mahlzeit ausreichend Eiweiß verzehrt wird.** Das kann er eventuell auch mit Hülsenfrüchten in Kombination mit Getreide und Gemüse erreichen. Er kommt von allen Stoffwechseltypen am besten mit vegetarischer Ernährung zurecht. Allerdings sind die meisten Menschen nicht dazu geschaffen, als Vegetarier zu leben, so viele gute Gründe auch dafür sprächen. Wir sind weder genetisch noch von unseren körperlichen Anlagen dafür ausgestattet. Aus den Fakten, die wir von der Evolution des Homo sapiens wissen, lässt sich nicht ableiten, dass wir Vegetarier sein sollten. Ganz im Gegenteil: Sämtliche Untersuchungen zu dieser Frage kommen zu dem Ergebnis, dass sich – mit Ausnahme einiger indischer Stämme – alle steinzeitlich lebenden Völker ihr Eiweiß zur Hälfte bis zu zwei Dritteln aus tierischen Quellen holten. Selbst der Ayurveda, die Gesundheits- und Ernährungslehre der vegetarisch lebenden Hindus, kennt immerhin die Wirkung sämtlicher Fleisch-, Geflügel- und Fischsorten. Und auch die Buddhisten essen Tiere, auch wenn sie diese nicht selbst töten. Als Vegetarier muss man damit rechnen, früher oder später unter Symptomen von Mangelernährung zu leiden. Pflanzliche Lebensmittel müssen erst kompliziert umgewandelt werden, bevor unser Körper die Bestandteile verwenden kann. Außerdem haben sie eine geringere Nährstoffdichte. Wer mit vegetarischer Ernährung zu Gelüsten neigt, ist vermutlich nicht optimal versorgt.

An **Quellen tierischen Eiweißes** kommen für den Sympathikustyp neben Eiern, Weißfisch, weißem Geflügel, sogar Schwein und eventuell Rohmilchprodukte in Frage, wobei es in allen Fällen auf ausgezeichnete Qualität ankommt. Darüber hinaus gibt es auch einige gute **Quellen für pflanzliches Eiweiß**, die im Kasten auf der nächsten Seite finden.

Der **Bedarf an den einzelnen Mineralstoffen und Spurenelementen** kann sehr unterschiedlich sein. Der Sympathikustyp ist mit Kalzium meistens bereits recht gut versorgt, insofern können bei ihm zusätzliche Kalziumgaben sogar zu einer Verschlimmerung von Osteoporose beitragen.

Werner Waghals fühlt sich mit Speisen aus Kohlenhydraten gut versorgt, sollte aber zu jeder Mahlzeit auch etwas Eiweiß zu sich nehmen. Das gilt grundsätzlich für jeden Stoffwechseltyp – wird unserer Beobachtung nach aber von Sympathikustypen gern übersehen. Ein wenig Weizen mit Broccoli kann schon mal die Hauptmahlzeit ausmachen, jedoch wäre anzuraten, noch Bohnen dazuzugeben. Der Gefahr, Eiweiß weitgehend zu meiden, war auch eine unserer Klientinnen erlegen. Jahrelang hatte sie vor allem tierisches Eiweiß, aber auch pflanzliche Eiweißquellen so gut wie gemieden, nicht zuletzt weil ihr die Bedeutung dieses Nährstoffs für ihren Körper nicht bewusst war. Mit knapp 60 Jahren war sie

Die richtigen Nahrungsmittel

Eiweiß:

tierische Quellen: Eier, Flussbarsch, Scholle, Seelachs, Schnapper, Zander, Thunfisch (helles Fleisch), weißes Fleisch von Geflügel (Puten- und Hühnerbrust), Strauß, Schwein

pflanzliche Quellen: Hülsenfrüchte, Nüsse, Lopino, Tempeh, Seitan und Pilze

Nüsse: Nüsse und Samen: vor allem Kokosnuss, Mandeln, Mohn, Pinienkerne, Pistazien, Sesamsamen und Sonnenblumenkerne

Fett: ca. 1,5 Esslöffel pro Mahlzeit

Kokosfett, etwas Butter, regelmäßig hochwertigem Olivenöl

Kohlenhydrate:

alle Getreidesorten, fast alle Gemüsesorten

Der Sympathikus liebt es schnell, daher hier noch Getreide in Handelsformen, die in den meisten Reformhäusern erhältlich sind und die besonders für die schnelle Küche gut zu gebrauchen sind: Grieß, z. B. aus Weizen, Dinkel, Hirse; Flocken z. B. aus Hirse, Reis, Dinkel, Gerste, Roggen, Buchweizen; Bulgur aus Buchweizen, Weizen und Kamut, auch als Couscous, Minuten-Polenta, Tsampa.

zwar gertenschlank, hatte aber stets Hunger und dauernd das Gefühl sie werde nie satt, auch wenn sie noch so viel in sich hineinstopfe. Unser Körper verfügt über ein „Gedächtnis“ für Fett und Eiweiß. Solange die Speicher in unserem Körper nicht damit gefüllt sind, stellt sich Hunger ein. Nachdem wir der Frau empfohlen haben, zu jeder Mahlzeit auch Eiweiß und Fett zu essen und sie dies auch tat, kennt sie nun endlich das Gefühl nach dem Essen satt zu sein.

Darf's ein bisschen deftig sein? –
Ernährungsempfehlungen für den Parasympathikustyp Anton Ausdauer

Wenn wir an unser Extrembeispiel für Anton Ausdauers Stoffwechseltyp, nämlich an den des Eskimos, denken, fällt es uns nicht schwer, auf den entsprechenden Nährstoffbedarf zu schließen: Anton braucht relativ viel fettes tierisches Eiweiß. Ein Parasympathikustyp ist jemand mit einem starken Parasympathikus und einem schwachen Sympathikus. Durch zu viele Kohlenhydrate in der Nahrung würden sich bei diesem Typ die Parasympathikusreize noch verstärken und das würde den ohnehin etwas trägen Anton noch antriebsloser machen. Um also seine schwache Seite, den Sympathikus, zu stärken, braucht Anton zu jeder Mahlzeit verhältnismäßig viel Eiweiß und Fett sowie wenige komplexe Kohlenhydrate. So wird sein Ungleichgewicht ausgeglichen, er ist weniger träge und kann mehr von seinen kreativen Ideen umsetzen.

Die richtigen Anteile

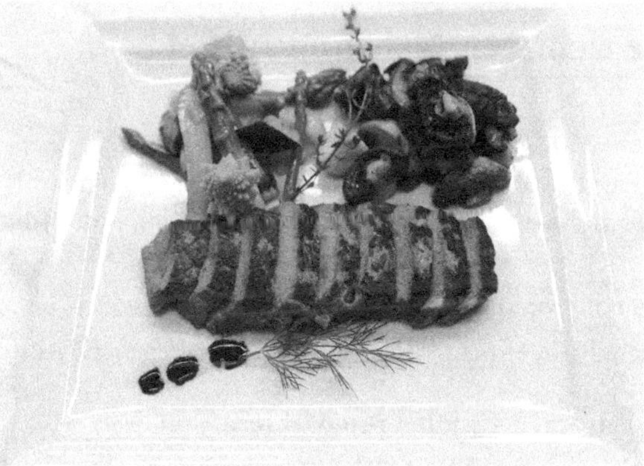

Parasympathikustyp Anton Ausdauer braucht für diese Mahlzeit zusätzlich zum Fett im Fleisch ca. 3 EL Fett (ca. 30g)

Vielleicht fällt Ihnen auf, dass die Anteile für den Parasympathikustyp denen für den Glykotyp entsprechen. Beide sollen sich überwiegend mit purinreichem, fettem Eiweiß versorgen.

Der Unterschied zum Glykotypen besteht jedoch in der Art der empfohlenen Kohlenhydrate. Während der Glykotyp von Wurzelgemüse, Kartoffeln, Roter Beete (Rüben) und Getreidesorten (wie Weizen, Dinkel und Reis), die vor allem komplexe Kohlenhydrate liefern, nur sehr wenig essen sollte, tun dem Parasympathikustyp diese Nahrungsmittel sogar sehr gut.

Warum aber verträgt dieser Stoffwechseltyp komplexe Kohlenhydrate so viel besser als der Glykotyp? Die Antwort ist vor allem: Antons Bauchspeicheldrüse erzeugt ziemlich viel Insulin, sein Blutzucker wird daher rasch verbraucht, d. h. sein Blutzuckerspiegel sinkt schnell wieder und der Hunger ist vorprogrammiert. Die komplexen Kohlenhydrate allerdings, wie eben z. B. Kartoffeln, Rote Beete und Getreide, werden nicht so schnell abgebaut. Butter verlangsamt diese Verdauung noch und unterstützt damit eine bessere Vorratshaltung bei Kohlenhydraten. Das erklärt auch Antons Vorliebe für Butter. Anton hat bekanntlich ein gutes Durchhaltevermögen. Das liegt zunächst einmal daran, dass er aufgrund seiner Muskelmasse relativ viel Glykogen speichern kann.

Die richtigen Nahrungsmittel

Eiweiß:

tierische Quellen: Eier, Fleisch (z. B. Rind, Kalb, Lamm, Wild, Kaninchen), Geflügel (Huhn, Gans, Ente), Fisch (z. B. Aal, Makrele, Lachs, Thunfisch, Hering, Karpfen)

Rohmilch- und Sauermilchprodukte (bei Verträglichkeit)

(**pflanzliche Quellen:** Hülsenfrüchte als Ergänzung zu tierischem Eiweiß)

Fett: ca. 3 Esslöffel pro Mahlzeit

Kokosfett, Butter, Schlagobers (Sahne), Schmalz, Olivenöl, Nüssen, Sonnenblumen- und Kürbiskerne, Samen

Kohlenhydrate:

v. a. komplexen Kohlenhydraten: alle Getreidesorten, Wurzelgemüse, alle Gemüsesorten, Hülsenfrüchte

Sind diese Vorräte aufgebraucht, kann der Parasympathikustyp aufgrund seiner guten Verdauung Fett und Eiweiß schnell in Energie umwandeln.

Vorsicht ist hingegen bei einfachen Kohlenhydraten wie Zucker, Obst sowie Obst- und Gemüsesäften geboten. Diese enthalten viel Kalium. Das stärkt den Parasympathikus, was die Stoffwechsellage insgesamt noch basischer macht. Die Parasympathikus-Eigenschaften wie Müdigkeit, Antriebslosigkeit und depressive Verstimmung verschärfen sich dadurch.

Die Feuersbrunst in Schranken halten! –
Ernährungsempfehlungen für den Glykotyp Erich Emsig

Der Glykotyp muss darauf achten, dass die Verbrennungsgeschwindigkeit seiner Zellen gleichmäßig bleibt, und nicht zu hoch wird. Dazu muss er Nahrungsmittel essen, die die entsprechenden Prozesse verlangsamen – das sind Fette und Eiweiß. Durch den Verzehr von fettem Eiweiß erzeugt der Glykotyp Brennstoff 1 langsamer und kaum Brennstoff 2. Ersterer kann gleichmäßig und über eine längere Zeitspanne zur Versorgung des Verbrennungszyklus herangezogen werden. Er wird niemals überdreht, es kommt auch zu keinem Leistungsabfall, und der Hunger bleibt bei gleich gutem Energieniveau lange aus. Das Gewicht reguliert sich automatisch.

Die richtigen Anteile

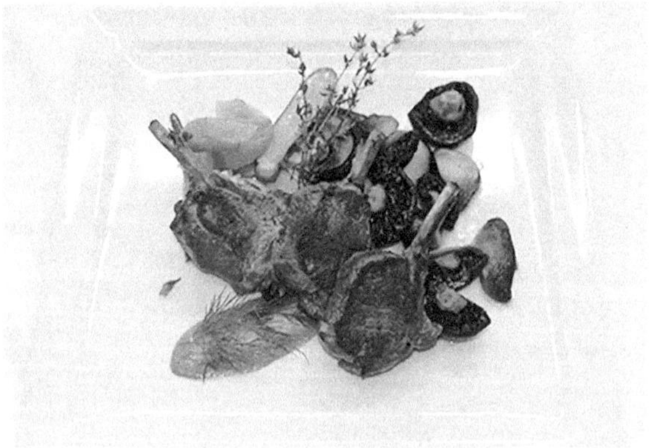

Glykotyp Erich Emsig braucht für diese Mahlzeit zusätzlich zum Fett im Lammfleisch ca. 3 EL Fett (ca. 30g)

Der Glykotyp „verstößt“ mit seinem Ernährungsideal am meisten gegen das, was heute als gesund gilt. Für ihn sind beinahe alle Fleischsorten empfehlenswert, vor allem die roten und fettreichen, dazu Gemüse oder ein wenig Blattsalat. Das Lieblingsessen vieler Amerikaner, Steak mit Salat, ist ein klassisches Glyko-Essen, idealerweise mit selbstgemachter Mayonnaise aus mildem Olivenöl statt Sonnenblumenöl.

Kohlenhydrate, auch die komplexen, werden zu schnell verdaut. Der Glykotyp neigt folglich zu einem stark schwankenden Blutzuckerspiegel und von allen Stoffwechseltypen am schnellsten zu Insulinresistenz und zu Diabetes Typ 2. Um die Blutzuckerkurve möglichst stabil zu halten, muss der Glykotyp bei jeder Mahlzeit (gegebenenfalls auch bei Zwischenmahlzeiten) auf genügend Eiweiß und Fett achten. Er sollte darüber hinaus sehr sparsam mit solchen Gemüse- und Obstsorten umgehen, die den Blutzuckerspiegel rasch in die Höhe treiben. Das sind vor allem Rote Beete, Süßkartoffeln, Steckrüben, Lauch (Porree), Paprika, Kartoffeln, Tomaten und Kohlgemüse, Aprikosen (Marillen), Mandarinen und Trockenfrüchte. Da der Glykotyp nicht viele für ihn ideale Gemüsesorten zur Auswahl hat (siehe Kasten „Die richtigen Nahrungsmittel" auf Seite 136), lässt es sich u. U. nicht vermeiden, dass er hin und wieder – vor allem im Winter – Rote Beete, Kartoffeln oder Kohlgemüse zu sich nimmt. Hier gilt es, entsprechend kleine Mengen zu verzehren, und das nicht täglich.

Für den Glykotyp ist keine Getreidesorte ideal. Er übersäuert seinen Körper sogar, wenn er sich vorwiegend von Getreide und Gemüse ernährt. Tierisches Eiweiß hingegen wirkt bei ihm basisch. Im Allgemeinen wird zwar behauptet, dass der Genuss von Fleisch unseren Organismus übersäuert und Gemüse ihn basisch macht; bei allen Menschen, bei denen das Verbrennungssystem dominant ist, also bei allen Glyko-, Beta- und gleichmäßigen Verbrennungstypen, verhält es sich damit aber genau umgekehrt.

Getreide sollte der Glykotyp, wenn überhaupt, am besten gekeimt und stets mit etwas Fett z. B. in Form von Nüssen, Nussmus oder Butter zu sich nehmen; denn ungekeimtes Getreide enthält viel Phytinsäure, die Kalzium bindet. Dies aber braucht der Glyko-Organismus besonders, weil er mit dessen Hilfe seine sonst etwas zu schnelle Verbrennung verlangsamen kann. Wenn er also ungekeimten Getreides verzehrt, ganz gleich ob es bereits zu Nudeln, Kuchen oder Brot verarbeitet ist oder nicht, wird die Aufnahme der erforderlichen Kalziummenge behindert. Keimen und danach Kochen des Getreides ist zwar der beste, aber nicht der einzige Ausweg für den Glykotyp. Er kann Getreide auch nach einer Sauerteiggärung zu sich nehmen. Brot bekommt ihm so am besten, vorausgesetzt er ist insgesamt sehr zurückhaltend damit.

Reis eignet sich für ihn in winzigen Mengen als Vollkornprodukt, ebenso Basmati- oder Wildreis. Vorsicht sollte er bei geschältem Rundkorn- oder Langkornreis und erst recht bei den allseits beliebten Reiswaffeln walten lassen; auch hier wegen der rasch ansteigenden Blutzuckerkurve. Spezielle Schwierigkeiten bereitet dem Glykotyp der Weizen und all das, was man so aus ihm „zaubert": Kuchen, Gebäck, Brot, Nudeln usw. Der Verzehr dieser Getreidesorte kann dem Glyko-Körper ernsthaft schaden. Eine Weizeneiweiß-Unverträglichkeit muss sich dabei nicht unmittelbar durch Unwohlsein bemerkbar machen – die Folgen treten meist erst später auf. In der Regel kommt es zu einer Schädigung der Darmschleimhaut sowie zu anderen Störungen im Magen-Darm-Trakt, die es mit sich bringen, dass weniger Eisen, Folsäure, Kalzium und fettlösliche Vitamine aufgenommen werden. Obwohl also diese Stoffe

Die richtigen Nahrungsmittel

Eiweiß:

tierische Quellen: purin- und fettreiches Fleisch (rotes Muskelfleisch, Kalb, Lamm, Rind, Innereien), Geflügel (Huhn, Ente, Gans, Pute, Wildkaninchen), Fisch (z. B. Makrele, Aal, Hering, Karpfen), Eier

alle Rohmilchprodukte, wenn keine Milchunverträglichkeit vorliegt, auf jeden Fall **sparsam**

(**pflanzliche Quellen:** Hülsenfrüchte also Linsen, getrocknete Erbsen, Adzukibohnen, Limabohnen, Kidneybohnen, Schwarze Bohnen, Mungbohnen., Tempeh – nur als Ergänzung zu tierischem Eiweiß)

Fett: ca. 3 Esslöffel pro Mahlzeit

Kokosfett, Butter, Schmalz, Olivenöl, Nüssen, Avocados

Kohlenhydrate:

Selleriewurzeln, Stangensellerie, Champignons, Spargel, Spinat und Blumenkohl (Karfiol), Artischocken, Alfalfasprossen, Pilzen (alles für den Glykotypen ideale Gemüse), sowie etwas Vogerlsalat/Feldsalat, Karotten

(sehr wenig Amaranth, etwas Wildreis, Roggen, Dinkel)

(sehr wenig Äpfel, Birnen, nicht ganz reife Bananen)

durchaus mit der Nahrung zugeführt werden, erhält sie der Körper nicht und leidet an einem entsprechenden Defizit. Das alles kann zu schweren Krankheiten, inklusiv Autoimmunerkrankungen wie Diabetes Typ 1, rheumatischer Arthritis, Schilddrüsenerkrankungen, Asthma, Psoriasis und vielen anderen führen.

Der Glykotyp sollte mit allem, was süß ist, sehr sparsam umgehen. Dennoch gibt es süße Nahrungsmittel, die für ihn zum Genuss besser geeignet sind als andere, allen voran Süßspeisen aus Nüssen, fetten Milchprodukten und Eischnee. Die österreichischen Spezialitäten Apfel- und Topfenstrudel können ebenfalls zu Glykos Favoriten gezählt werden. In jedem Fall kann er sich den Genuss von sehr süßen Speisen verträglicher machen, wenn er sie durch die Beigabe von Fett und Eiweiß in Form von etwas Schlagsahne (Schlagobers) „verfeinert". Mit Hefe darin fahrt er nicht gut. Ein Glykotyp kann sich leicht die ausgleichende Wirkung vieler für ihn passender, guter Mahlzeiten zerstören, wenn er nur ein, zwei Stück kohlenhydratreichen Kuchen ohne Eiweiß isst und dazu noch schwarzen Kaffee trinkt. Dann katapultiert er sich geradezu aus seinem körperlichen (und seelischen) Gleichgewicht, und es kann ein paar Tage brauchen, bis er es wiedererlangt hat.

Nicht nur Kaffee, sondern auch Alkohol regen die Verbrennung an und lassen den Insulinspiegel ansteigen, daher sind sie ungünstig für den Glykotyp. Auf gar keinen Fall sollte er Alkohol auf leeren Magen trinken. Das mindeste ist, mit Fett oder Eiweiß vorzubeugen, denn mit dieser „Grundlage" geht der Alkohol nicht so schnell ins Blut. Den Kaffee sollte er, wenn möglich, mit einem Schuss Sahne (Obers) oder Butter und Kokosöl genießen.

Selbst Obst ist für den Glykotyp nicht unproblematisch, denn beinahe alle Obstsorten, vor allem Orangen und andere Südfrüchte, enthalten sehr viel Kalium und Zucker. Beide beschleunigen die Verbrennung, insbesondere wenn sie, wie es bei Orangensaft der Fall ist, in konzentrierter Form vorliegen. Ein Glas frischgepresster Orangensaft schadet dem Glykotyp mehr als ihm die darin enthaltenen Vitamine nützen können.

Glykos Frühstück im Hotel

Es ist für Glykotypen – wie auch für jedermann – nicht immer leicht, aus dem Hotel-Angebot das Passende auszuwählen. Ei ist sicherlich immer richtig, ob als Spiegel-, Rührei oder weich gekocht; ebenso getrocknetes Fleisch, geräucherter Fisch, Pilze oder Bohnen. Weißbrot sollte der Glykotyp meiden, weil er sehr oft kein Getreide verträgt – besser wäre ein spezielles Steinzeitbrot oder Ketoknäckebrot mit Butter, Käse, Leberstreichwurst oder anderer Wurst. Wenn Glykotypen im Ausland unterwegs sind, wo sie möglicherweise nicht das für sie Richtige finden, dann sollten sie immer ein Stück „Notfalltrockenwurst“ und etwas Ketoknäcke „bei der Hand“ haben – und in ihrem Kopf das Mahnschild: Auf keinen Fall Orangensaft und Kuchen!

Nach fettem Essen wird sie langsam –
Ernährungsempfehlungen für den Betatyp Lisa Langsatt

Als Betatyp verbrennt Lisa Langsatt Kohlenhydrate eher langsam. Dieser Stoffwechseltyp wird deshalb auch Kohlenhydrat-Langsamverbrenner oder Slow-Oxidizer genannt. Ihre starke Seite hat Lisa hingegen im Verbrennen von Fett. Dafür ist sie äußerst begabt, denn die Beta-Oxidation funktioniert bei ihr bestens, da sie reichlich über die entsprechenden Enzyme zum Umwandeln von Fetten verfügt.

Damit ist es bei ihr jedoch nicht getan. Wenn sie zu viel fettes Fleisch oder andere fette Speisen isst, wird sie nämlich langsam und müde. Und das hat seinen Grund: Ihrer Veranlagung, rasch und „reibungslos" Fett verdauen zu können, führt dazu, dass Brennstoff 1, das Endprodukt aus der Fettverdauung, viel zu schnell zur Verfügung steht. Brennstoff 2 aber (das Oxalazetat als Endprodukt der Kohlenhydrat- und Eiweißverdauung) ist zu diesem Zeitpunkt nicht in dem Umfang vorhanden, wie er zur Verbrennung von Brennstoff 1 im Zitronensäurezyklus benötigt wird. Brennstoff 1 wird sich folglich anstauen, anstatt durch seine Verbrennung im Zitronensäurezyklus Lisa Energie zu liefern. Lisa wartet also vergebens darauf, dass ihr das Essen Kraft schenkt. Im Gegenteil, jede einigermaßen fette Speise macht sie träge. Aber damit nicht genug: Der angesammelte Brennstoff 1 erzeugt bei Lisa auch auf psychischer Ebene eine Art Staugefühl, wobei ihre leicht pessimistische Natur die Oberhand gewinnt.

Was also wäre zu tun? – Die Verdauung endlich ankurbeln, damit doch noch Energie erzeugt wird! Mit einem ordentlichen Verdauungsschnaps? Ohne Wirkung wäre der zwar nicht, aber in jedem Fall nur eine Notlösung. Viel besser geht es Lisa, wenn sie Fett reduziert und im Gegenzug mehr mageres Eiweiß aus Fleisch und Fisch verspeist. Die Liste der für sie optimalen Nahrungsmittel enthält vor allem solche, die die Verbrennung beschleunigen und wenig Fett und Purine enthalten. Mageres helles Fleisch verträgt sie besser als die anderen Sorten, wie z. B. Rindfleisch. Auch ein Orangensaft, der bei Erich verheerend wirkt, tut Lisa nicht allzu weh, da sein hoher Kaliumgehalt die Verbrennung beschleunigt und das kann sie ja gerade gebrauchen. Wenn sie jedoch zu Kältegefühlen und Durchfall neigt, sollte sie ihn trotzdem meiden, denn Orangensaft kühlt im Allgemeinen ab.

Zu viel Kalzium wiederum ist nicht gut für Lisa, weil es die Verbrennung verlangsamt. Daher muss sie auch mit Milchprodukten vorsichtig sein.

Für Erich Emsig und Lisa Langsatt ist es gleichermaßen wichtig, durch jede Mahlzeit die Verbrennungsgeschwindigkeit ihrer Zellen so auszugleichen, dass sie in gleichmäßigem Tempo läuft – bei dem einen nicht zu schnell, bei dem anderen nicht zu langsam.

Hier nun die optimale Ernährung für Lisa, mit der sie ihre Verbrennungsgeschwindigkeit beschleunigt:

Die richtigen Anteile

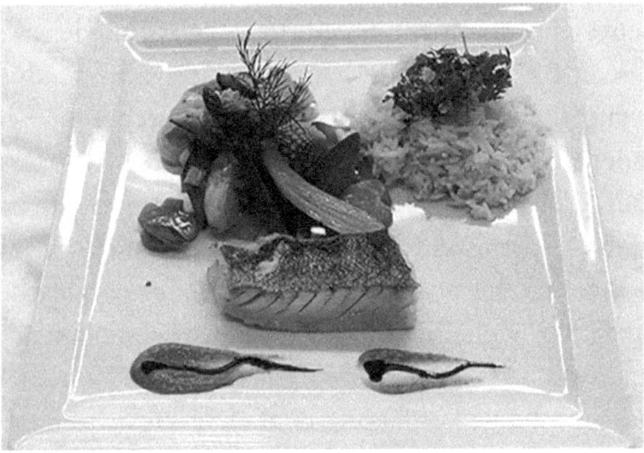

Betatyp Lisa Langsatt braucht für diese Mahlzeit zusätzlich zum Fett im Fisch ca. 1 EL Fett (ca. 10g)

Für Lisa ist die Versorgung mit fettarmem Eiweiß von großer Bedeutung.

Viele unserer Klienten dieses Typs spüren den relativ hohen Eiweißbedarf und greifen regelmäßig zu Milchprodukten, um ihn zu decken. Diese werden von so manchem aber nicht sonderlich gut verstoffwechselt und führen zu Schlackenbildung im Gewebe. Zudem kühlen sie den Organismus. Sowohl die Kälte als auch die Ablagerungen im Gewebe vergrößern die Antriebslosigkeit. Mit der Zeit leiden viele Betatypen an ein wenig Übergewicht und können sich nicht erklären wieso es dazu gekommen ist. Ersetzen sie nun die Milchprodukte weitgehend durch andere Eiweißquellen, so fühlen sie sich körperlich nicht nur gut versorgt, sondern nehmen oft auch beinahe automatisch ab.

Ideal für den Betatyp sind in diesem Fall neben Ei, magerem Fleisch und magerem Fisch auch die pflanzlichen Eiweiße wie sie uns Hülsenfrüchte und deren Produkte bieten, aber auch Weizen- und Dinkelgluten, sowie Lopino. Nüsse sind für diesen Stoffwechseltyp oft zu fett und sollten nur in kleinen Mengen verzehrt werden.

Die richtigen Nahrungsmittel

Eiweiß:

tierische Quellen: helle, magere Fleischsorten wie Hühnerbrust, Pute, aber auch etwas Schwein und Wachtel, Fisch (z. B. Kabeljau (Dorsch), Barsch, Heilbutt, Seezunge), Eier

evtl. fettarme Käsesorten, sowie Ziegen- und Schafkäse

pflanzliche Quellen: Hülsenfrüchte

Fett: ca. 1 Esslöffel pro Mahlzeit

Kokosfett, etwas Butter, hochwertige Öle in kleinen Mengen

Kohlenhydrate:

alle Getreidesorten, fast alle Gemüsesorten

Du isst, wie du bist! –
Ernährungsempfehlungen für den Balancierten Stoffwechseltyp Annie Ausgewogen

Wenn sich andere Stoffwechseltypen die Liste der für diesen Typ günstigen Nahrungsmittel anschauen, werden sie vielleicht neidisch, denn Annie Ausgewogen darf scheinbar alles essen. So einfach, wie das auf den ersten Blick aussieht, ist es aber nicht! Von allen Typen reagiert dieser nämlich am sensibelsten auf Extreme. Das bedeutet: Sein Stoffwechsel befindet sich zwar von Natur aus im Gleichgewicht, doch eine Mahlzeit, bei der einer der Nährstoffe Eiweiß, Fett oder Kohlenhydrate völlig fehlt, vermag ihn durchaus rasch aus der Balance zu bringen. Und das empfinden Menschen wie Annie Ausgewogen als sehr unangenehm. Ihr und allen die mit ihr diesen Typ teilen, geht es daher am besten, wenn sie Fett, Eiweiß und Kohlenhydrate in einem für sie ausgewogenen, idealen Verhältnis zu sich nehmen.

Dieses optimale Verhältnis kann allerdings von Mensch zu Mensch etwas anders aussehen. Insofern kann das Diagramm der idealen Anteile nur als Richtwert herangezogen werden.

Die richtigen Nahrungsmittel

Die meisten Nahrungsmittel sind erlaubt und sogar günstig.

Eiweiß:

tierische Quellen: Fleisch, Geflügel, Fisch, Eiern

Rohmilchprodukte, wenn keine Unverträglichkeit vorliegt

pflanzliche Quellen: Hülsenfrüchte, Nüsse und Samen

Fett: ca. 2 Esslöffel pro Mahlzeit

Kokosfett, etwas Butter, hochwertigen Ölen in kleinen Mengen

Kohlenhydrate:

alle Getreidesorten, fast alle Gemüsesorten, Hülsenfrüchte

Für Annie ist es also wichtig, dass sie zu jeder Mahlzeit Fett, Eiweiß und Kohlenhydrate zu sich nimmt. Das bekommt ihr am besten. Das Essen macht sie dann nicht müde, sie spürt weder Leistungsabfall noch Stimmungstiefs und fühlt sich rundum wohl. Der Chinese am Eck, wäre ohne Glutamat (einem Geschmacksverstärker der dort oft verwendet wird [s.a. Glossar]) für Annie Ausgewogen das Lieblingslokal. Von der Zusammenstellung her, kochen sie in chinesischen Restaurants genau so, als ob sie das speziell für Anni täten. Denn auch die Chinesen haben einen Stoffwechsel der mit allem gut umgehen kann, seien es Fette, Eiweiße oder Kohlenhydrate.

Die richtigen Anteile

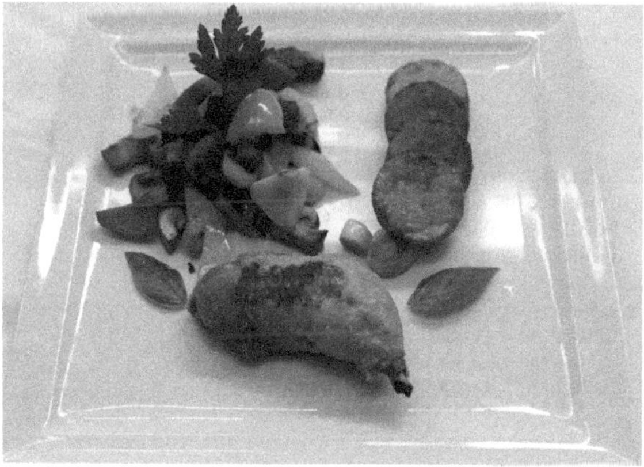

Ausgewogener Typ Annie Ausgewogen braucht für diese Mahlzeit zusätzlich zum Fett im Geflügel ca. 2 EL Fett (ca. 20g)

Die Ausgewogenheit zwischen Sympathikus und Parasympathikus bzw. die gleichmäßige Verbrennungsgeschwindigkeit bestimmen auch die Ernährungsbedürfnisse. Wir wissen nicht, ob bei Annie das autonome Nervensystem oder das Verbrennungssystem stärkeren Einfluss auf den Nährstoffbedarf hat. Hat das ANS das Sagen (A-Balanciert), dann regt der Genuss von sehr viel fettem Fleisch den Sympathikus zu stark an, und das kann bei ihr dazu führen, dass sie nach dem Essen sehr unruhig und hibbelig wird. Hat das Verbrennungssystem „den Hut auf" (V-Balanciert), dann wird das gleiche fette Fleisch bei ihr die Verbrennung verlangsamen und sie sich möglicherweise nach einem Bett sehnen. Sie sehen schon, die Mitte anzustreben, ist hier wirklich wichtig.

Autonomes Nervensystem	Sympathikus-Typ „Wernder und Winnie Waghals"			Hier wohnen die Kohlenhydrat-Typen, also Sympathikus- und Beta-Typen: helles, mageres Eiweiß, wenig Fett, Getreide, Gemüse und Obst
	Ausgewogen „Annie Ausgewogen"		Hier wohnen die ausgewogenen Stoffwechseltypen: ausgewogen Eiweiß, Fett und Kohlenhydrate zu jeder Mahlzeit	
	Parasympathikus-Typ „Anton Ausdauer"	Hier wohnen die Eiweiß- oder auch „Rotfleisch"-Typen, also Parasympathikus- und Glyko-Typen: rotes Fleisch, fette Fische, Eier und Butter, dazu etwas Gemüse und sehr wenig Obst		
		Glyko-Typ „Erich Emsig"	Ausgewogen „Annie Ausgewogen"	Beta-Typ „Lisa Langsatt"
		Verbrennungssystem (Zellebene)		

TEIL 3:

Die Rezepte

Einleitung

Mit diesem Rezeptteil möchten wir Sie bei der Umsetzung der neuen Ideen aus diesem Buch im Alltag unterstützen. Sie finden hier viele unserer Lieblingsrezepte, aber auch Tipps, wie Sie diese zeitsparend zubereiten können. Anfängern empfehlen wir die Grundrezepte und die Tipps zu lesen, bevor sie die Rezepte anschauen. Erfahrenen Köchinnen und Köchen reicht vermutlich ein Blick auf die Tabelle mit den „superschnellen Frühstücksideen", um sich Anregungen für die eigene kreative Umsetzung zu holen.

Viele unserer Klienten empfinden es zu Beginn als große Herausforderung, sich täglich drei Mahlzeiten zuzubereiten, die sowohl Eiweiß, Fett, als auch Kohlenhydrate enthalten; und zusätzlich auch noch auf die Nahrungsmittelauswahl passend zum Stoffwechseltyp zu achten. Genau diese Kombination aber steigert das Wohlbefinden oft innerhalb weniger Tage deutlich. Die Rückmeldungen, die wir von unseren Klienten bekommen, sprechen für sich: Maria M., 42 Jahre alt, war mit dem Wunsch nach mehr Wohlbefinden und vor allem nach mehr Energie zur Ernährungsberatung gekommen. Bisher hatte Sie immer dann gegessen, wenn Sie einen kleinen Hunger oder Appetit verspürte. Es waren viele süße Sachen zwischendurch dabei. Sie konnte sich überhaupt nicht vorstellen, diese wegzulassen. Zwei Wochen vor der Beratung hatte sie zudem mit dem Rauchen aufgehört und meinte nun: „Das Süße willst Du mir auch noch wegnehmen!?" Ihr Anruf, fünf Tage nach der Beratung, war eine schöne Bestätigung für unsere Methode: Sie kommt sehr gut mit drei Mahlzeiten am Tag aus, schafft die Pausen problemlos und verspürt schon seit dem ersten Tag mehr Energie. Sie meinte am Telefon: „Weißt Du, was mir geholfen hat? Du hast einen Satz gesagt, der mich motiviert hat: Dass Du mir nichts wegnimmst, sondern mir etwas Neues gibst, was mir gut tun wird. Deshalb habe ich es ausprobiert und bin selbst überrascht, wie gut ich auf die süßen Sachen verzichten kann. Und ich erledige auf einmal Dinge, die ich schon lange vor mir her geschoben habe."

Wenn Sie aufgrund unserer Beschreibungen der einzelnen Stoffwechseltypen in diesem Buch eine Vorstellung haben, welchem Typ Sie angehören könnten, probieren Sie bitte zuerst die diesem Typ zugeordneten Rezepte aus. Sie können sich auch von Ihren Essensvorlieben leiten lassen, die oft mit dem übereinstimmen, was zum Stoffwechseltyp passt (z. B. Beta- und Sympathikustyp bevorzugen oft instinktiv helles Fleisch wie Huhn und Pute). Eine weitere Hilfe sind die Musterrezepte mit genauen Mengenangaben, sowie das Ernährungsprotokoll. Wenn Sie sich keinem Typ eindeutig zuordnen können, probieren Sie einfach die fünf Musterrezepte durch und tragen Sie auf dem Ernährungsprotokoll ein, wie es Ihnen danach geht. So entwickeln Sie langsam ein gutes Gespür für die passenden Nahrungsmittel und Mengenverhältnisse (siehe auch Kapitel: „Essen sollte passen wie ein Maßanzug", ab Seite 121).

Die Gliederung des Rezeptteils

Zuerst finden Sie unsere **Tipps und Tricks von A – Z.** Sie helfen vor allem bei der Zubereitung Zeit zu sparen. Außerdem lassen wir noch den einen oder anderen nützlichen Hinweis aus unserer Kochpraxis einfließen.

Die **Grundrezepte** (Seite 159) beschreiben, wie man zum Beispiel Getreide und Kraftsuppen kocht und einen Dampfgarer verwendet. Viele der dann folgenden Rezepte basieren auf diesen Grundrezepten.

Dann kommen die **Rezepte für die fünf Stoffwechseltypen** (ab Seite 177), mit jeweils 15 Rezepten. Diese Rezepte sind alle sehr ausführlich beschrieben und zum Teil auch etwas aufwändiger in der Zubereitung. In diesem Teil finden Sie auch die zuvor erwähnten **Musterrezepte** (Seite 177, 189, 205, 219, 231) mit exakten Angaben, um Ihnen einen Eindruck für die typgerechten Mengenverhältnisse zu vermitteln – je ein Musterrezept für jeden Stoffwechseltyp. Probieren Sie aus, welches Ihnen am meisten zusagt.

Unsere **superschnellen Frühstücksideen** empfehlen wir, wenn es schnell gehen soll. Von Seite 246 bis 249 finden Sie eine tabellarische Übersicht mit diesen 92 Rezeptideen. Damit können Sie typgerecht rasch das passende Rezept zu den Zutaten finden, die Sie gerade vorrätig haben. Die Frühstücksvorschläge weichen zum Teil sehr stark vom hierzulande üblichen Frühstück ab. In Asien beispielsweise ist es ganz normal warm zu frühstücken. Aus Erfahrung wissen wir: je öfter Sie es schaffen, ein Brotfrühstück durch ein warmes Frühstück zu ersetzen, desto besser werden Sie sich fühlen. Wir haben deshalb viele Ideen für ein warmes und schnelles Frühstück, passend zum Stoffwechseltyp, für Sie zusammengetragen. Diese Speisen können Sie sich ebenso auch mittags oder abends zubereiten, je nachdem, wie es sich mit Ihrem Tagesablauf vereinbaren lässt. Stoffwechseltypen, denen ähnliche Speisen gut tun, wie etwa Beta- und Sympathikustyp oder Glyko- und Parasympathikustyp, können selbstverständlich auch Rezeptideen vom „benachbarten" Typ ausprobieren.

Im Anschluss an die Tabelle finden Sie die Rezepte zu den „superschnellen Frühstücksideen" und können diese leicht nachkochen.

Tipps und Tricks von A bis Z

Algen

Einige unserer Rezepte enthalten Algen. Lesern mit einer Schilddrüsenüberfunktion raten wir von der Verwendung von Algen ab.

Blanchieren

Das Gemüse wird kurz in heißes Wasser getaucht.

Tomaten lassen sich dadurch sehr gut schälen, weil durch das Blanchieren die Schale platzt. Noch besser geht es, wenn man ein kleines Kreuz in die Schale ritzt, bevor man die Tomaten ins Wasser taucht.

Alle Sprossen von Hülsenfrüchten (also auch Sojabohnensprossen) sind erst dann zum Verzehr geeignet, wenn sie zuvor blanchiert worden sind.

Nach dem Blanchieren werden die Gemüse in kaltem Wasser abgeschreckt.

Brot

Wir haben bei unseren Rezepten weitestgehend auf Brot verzichtet. Frisches Brot wird von vielen Menschen schlecht verdaut. Als reine Brotmahlzeit mit Wurst, Käse oder Honig trägt es bei vielen zu Übergewicht bei. Als Ergänzung zu einem gekochten, warmen Essen oder einer Suppe ist es wesentlich bekömmlicher.

Essig

Wir empfehlen ausschließlich die Verwendung von naturtrübem, unpasteurisiertem Essig, da er in dieser Form viele Enzyme enthält, die uns helfen, die Speisen zu verdauen. Damit die Enzyme nicht zerstört werden, sollte der Essig nicht auf mehr als 38 Grad erhitzt werden.

Tipp: Essig in der Sprayflasche erleichtert die Verteilung und Dosierung.

Fett zum Kochen und Braten

Keine Angst vor Kokosfett! Wir empfehlen Kokosfett, Ghee (Butterschmalz) oder Schmalz, da diese Sorten sehr bekömmlich sind und gefahrlos erhitzt werden können. Versichern Sie sich beim Einkauf, dass es sich um ungehärtete Produkte handelt. Viele mögen den Geruch von Kokos nicht in ihren Speisen. Das ungehärtete Kokosfett, das heute in den Reformhäusern und Bioläden angeboten wird, ist zuvor mit Wasserdampf schonend behandelt worden und dadurch so gut wie geruchlos.

Tipp: die Pfanne oder den Topf immer erst heiß werden lassen, bevor Sie Fett hineingeben. Das macht die Speisen schmackhafter.

Fettmenge erhöhen

Viele Menschen haben immer noch Angst davor, mehr Fett in ihre Nahrung einzubauen. Wir können nach 20 Jahren Arbeit mit den Stoffwechseltypen sagen: Es lohnt sich! Fette machen satt und zufrieden, stoppen Süßgelüste, helfen uns beim Abnehmen und sind ein hervorragender Energielieferant. Und es ist wirklich einfach: Kräuterbutter zum Grillen und selbstgemachte Mayonnaise aus mildem Olivenöl essen die meisten Menschen sehr gern und können diese - je nach Stoffwechseltyp - sehr gut dosieren.

Fleischzubereitung

Fleisch vor dem Servieren mindestens 5 Minuten ruhen lassen. Das ermöglicht, dass sich der Saft im Fleisch besser verteilen kann und hat eine positive Auswirkung auf den Geschmack.

Gewürze – Würzen Sie!

Wie empfehlen ausschließlich die Verwendung qualitativ hochwertiger Gewürze, am besten aus dem Reformhaus oder dem Bioladen! Bei diesen Produkten kann man davon ausgehen, dass sie schonend aufbereitet, verpackt und so gelagert werden, dass sie ihr volles Aroma möglichst lange bewahren; denn die besondere Aufgabe der Gewürze bzw. Kräuter besteht – aus chinesischer Sicht betrachtet – in erster Linie in der Informationsübermittlung an die Milz, die je nach Aroma „weiß“, welches Organ durch das Essen vorrangig gestärkt und angeregt werden soll. Je hochwertiger (also aromatischer) der Informationslieferant ist, desto besser kann die Information fließen.

Um das Aroma zu erhalten, empfiehlt es sich, die Gewürze, soweit es möglich ist, im Ganzen zu kaufen und erst beim Kochen zu zerkleinern. Dazu eignen sich ein Mörser oder auch mehrere Gewürzmühlen – am besten je eine für die Gewürze, die sie regelmäßig verwenden. Mit den folgenden Gewürzen können Sie alle Rezepte in diesem Buch nachkochen:

Gewürze für süße Gerichte

- aus dem Feuerelement
    - Kakaopulver
- aus dem Erdelement
    - Zimt als Pulver oder Zimtrinde
    - echte Vanille – Bitte nicht verwechseln mit Vanillinzucker. Das reine Vanillepulver, meist als Bourbonvanille erhältlich, ist zwar teuer, aber auch ergiebig und sehr beliebt. Die Verwendung von Vanilleschoten ist etwas aufwändiger.
    - Safranfäden – sind orangerot und sollten vor der Verwendung mit wenig heißem Wasser übergossen werden und für 15 Minuten bis 1 Stunde darin quellen. Danach können sie den Speisen zugeführt werden und färben diese gelb. – Sehr sparsam verwenden (2 bis 4 Fäden pro Person).
- aus dem Metallelement
    - Kardamomkapseln für den Mörser oder -samen für die Mühle
    - Anissamen
    - Gewürznelke

Gewürze für pikante Gerichte

- aus dem Feuerelement
    - Gelbwurz (Kurkuma) – in Pulverform
    - Paprikapulver, edelsüß
    - Bockshornkleesamen – in Pulverform
    - Wacholderbeeren
- aus dem Metallelement
    - Fenchelsamen
    - frischer Ingwer
    - Kreuzkümmel
    - Koriandersamen

- Kümmel
- Chili bzw. Cayenne – Hinter diesen unterschiedlichen Bezeichnungen verbirgt sich dasselbe Gewürz.
- Curry (im eigentlichen Sinne kein einzelnes Gewürz sondern eine Gewürzmischung – meist in Pulverform)
- Lorbeerblätter
- Bohnenkraut
- Muskatnuss
- Pfeffer – immer aus der Mühle, da das käufliche sehr fein gemahlene Pfefferpulver der Magenschleimhaut schadet
- Oregano
- Thymian
- Rosmarin

- aus dem Wasserelement
  - unraffiniertes Meersalz bzw. unraffiniertes Steinsalz ohne Trennmittel/Rieselhilfe

Frische Küchenkräuter – je nach Jahreszeit

- aus dem Holzelement
  - Petersilie
- aus dem Feuerelement
  - Koriander, Basilikum, Rosmarin, Thymian, Majoran, Liebstöckel
- aus dem Metallelement
  - Schnittlauch

Wenn Sie gerne im Kreis kochen, können Sie jeden Gewürzbehälter mit einem farbigen Punkt entsprechend dem Element versehen: rot für das Feuerelement, gelb für die wenigen Gewürze aus dem Erdelement, weiß für die Metall-Gewürze sowie blau für das Salz aus dem Wasserelement.

Gluten

Glutenallergiker sollten alles meiden, worin Gluten enthalten sind, also Weizen, Dinkel, Grünkern, Seitan, Kamut, Hafer, Gerste und Roggen. Folgende Getreidearten sind frei von Gluten: Reis, Amaranth, Quinoa, Buchweizen, Hirse und Mais – sehr beliebt in Form von Polenta (Maisgrieß). Die Verwendung dieser Sorten ist für viele ungewohnt, deshalb haben wir auch gute und schnelle Rezepte aus diesen Körnern zusammenzutragen.

Achtung! Glutenfreie Getreide enthalten sehr viele Kohlenhydrate und bringen besonders Glykotypen aus dem Gleichgewicht.

Hülsenfrüchte

Bohnen und Linsen erst nach dem Kochvorgang salzen, sonst werden sie nicht weich.

Ingwer

Frischer Ingwer erhöht die Bekömmlichkeit von tierischem Eiweiß und hat eine wärmende Wirkung; mit der Schale verwendet, wärmt er etwas weniger stark. Wir empfehlen, ihn für Kraftsuppen, Fleischspeisen und Hülsenfrüchte regelmäßig zu verwenden, aber in Maßen. Je nach Jahreszeit und Portionsgröße, können Sie für Kraftsuppen 1 – 2 Scheiben verwenden. Als Daumenregel gilt: ungefähr 2 cm Durchmesser bei einer 0,5 mm dicken Scheibe. In Fleischspeisen können Sie ihn sparsam hinein reiben, je nach gewünschter Schärfe.

Kartoffeln

Am bekömmlichsten sind sie als Pellkartoffeln oder gedämpft. Sie werden in der Schale gekocht. Geben Sie 1 TL Majoran in das Kochwasser, das erhöht die Bekömmlichkeit. Gießen Sie nach dem Kochen das Kochwasser ab und lassen Sie die Kartoffeln dann noch einmal mit geschlossenem Deckel für 3 – 5 Minuten zum Dämpfen auf der abgeschalteten aber noch heißen Herdplatte stehen. Die Kartoffeln lassen sich dadurch leichter schälen und entfalten ihr volles Aroma.

Knoblauch

Knoblauch wird von Menschen mit Leber-Qi-Stagnation nicht gut vertragen, weil er die Leber zu stark erhitzt. Da viele Menschen davon betroffen sind, haben wir in unseren Rezepten weitgehend auf die Verwendung von Knoblauch verzichtet.

Kochen Sie vor!

Vorkochen hilft Ihnen, die Rezeptideen ohne lange Koch- und Zubereitungszeiten umzusetzen. Hülsenfrüchte, Getreide, Eintöpfe, Kraut und Kohl, sowie Suppen, kann man problemlos zwei bis drei Tage im Kühlschrank aufbewahren. Aus vorgekochten Kraftsuppen, Hülsenfrüchten und Getreide können Sie in kurzer Zeit ein gutes Essen zubereiten, wenn Sie diese mit Fleisch, Fisch, pflanzlichem Eiweiß oder Eiern sowie Gemüse, Gewürzen und frischen Kräutern ergänzen.

Maßeinheiten

- 1 Prise: vorsichtig dosieren, etwa soviel, wie auf eine Messerspitze oder zwischen die Fingerspitzen passt
- 1 TL: entspricht der Menge, die glatt gestrichen auf einen Teelöffel der üblichen Größe passt
- 1 EL: entspricht der Menge, die glatt gestrichen auf einen Suppenlöffel der üblichen Größe passt
- 1 Tasse: entspricht einer Haushaltstasse. Die Größe spielt eine untergeordnete Rolle, es geht um die Mengenverhältnisse, wenn sie z. B. für 1 Tasse Reis 2 Tassen Wasser benötigen. Eine große Tasse fasst ca. ¼ Liter Flüssigkeit.
- 1 Spritzer: wird für Essig oder Zitronensaft verwendet und entspricht ungefähr der Menge Flüssigkeit, die auf ¼ – ½ Teelöffel passt

Mengenangaben

Die meisten Rezepte sind nicht mit genauen Mengenangaben versehen. Das hat mehrere Gründe. Zum einen ist es in der 5-Elemente-Küche nicht üblich genaue Mengenangaben zu machen, zum anderen empfinden wir das Abwiegen als zeitraubend; und schließlich ist es sehr schwer anzugeben, wie viel jemand essen mag und soll. Die Körpergröße, der Appetit und der Nährstoffbedarf sind je nach Arbeits- und Lebensumfeld doch sehr verschieden. Um Ihnen ein Gefühl für die passenden Mengenverhältnisse zu vermitteln, haben wir, wie bereits erwähnt, pro Stoffwechseltyp je ein Musterrezept mit Mengenangaben ausgewählt.

Bei den Mengenangaben handelt es sich um Richtwerte; wichtig ist in erster Linie, dass Sie satt und zufrieden sind bis zur nächsten Mahlzeit.

Milchprodukte

Wir haben bewusst weitestgehend auf Rezepte mit Milchprodukten verzichtet. Milchunverträglichkeit kommt immer häufiger vor und viele Betroffene suchen nach Ideen, wie sie ohne Milchprodukte kochen können. Wenn Sie keine Milchunverträglichkeit haben, können Sie Rohmilchprodukte in kleinen Mengen verwenden. Rohmilch kann man in den meisten Bioläden kaufen.

Praktische Hilfsmittel in der schnellen Küche

Aus unserer Erfahrung haben sich folgende Geräte bewährt:

- **Wok:** Wok-Gerichte sind gerade in der asiatischen Küche sehr beliebt. Der Wok hat eine bauchige Form, die hilft, trotz großer Hitze vitaminschonend zu garen. Pro Stoffwechseltyp finden Sie mindestens eine im Wok zuzubereitende Speise im Rezeptteil, die Sie aber auch in einer Pfanne zubereiten können.
- **Dampfgarer:** Nahrungsmittel können im Dampfgarer besonders schonend zubereitet werden. Gedämpfte Speisen gelten als sehr gesund, da bei der Zubereitung viele Vitamine erhalten bleiben. Sie können fast alle Gemüsesorten dämpfen. Auch Getreide können Sie so zubereiten, es dauert aber mindestens ein Drittel länger als auf dem Herd. Von den tierischen Eiweißsorten eignen sich in erster Linie Fischfilets, Hühner- oder Putenschnitzel; von den pflanzlichen Eiweißen Seitan und Tempeh. Dampfgarer sind in diversen Elektrogroßmärkten oft schon sehr preisgünstig zu haben. Auch Woks oder Kochtöpfe mit Dünsteinsatz eignen sich zum Dünsten der Nahrung über Dampf. Der Vorteil des Dampfgarers gegenüber einem Wok oder einem Topf besteht einzig darin, dass man im Dampfgarer mehrere Gänge gleichzeitig dünsten kann.
- **Römertopf:** Das Tongefäß eignet sich zum unkomplizierten Zubereiten von Gemüse, Fleisch, Fisch oder auch Tofu. Man weicht den Römertopf in kaltem Wasser ca. 30 Minuten ein, gibt alle Zutaten

hinein und lässt alles zugedeckt im Rohr 1–2 Stunden garen. Das Schmoren im eigenen Saft ist sehr gut für den Yin-Aufbau geeignet.

- **Sparschäler:** zum schnellen und schonenden Schälen von Obst oder Gemüse.
- **Mörser:** zum Zermahlen der Gewürze. Am besten eignet sich der sogenannte „Suribachi", ein Mörser mit Rillen. Die Gewürze können darin auch zerrieben werden und springen nicht so leicht aus dem Mörser.
- **Wasserkocher:** zur Bereitstellung von heißem Wasser, das für viele Rezepte benötigt wird.
- **Keimglas für die Sprossenzucht:** um sich im Winter und im Frühling einfach und platzsparend mit Vitaminen versorgen zu können bzw. um Getreide und Hülsenfrüchte zu keimen.
- **Zwiebelhacker:** zum Zerkleinern von Zwiebeln und Nüssen.

Qualität der Nahrungsmittel

Wir empfehlen Ihnen, bei den Zutaten auf gute Qualität zu achten. Je naturbelassener die Nahrungsmittel sind, das heißt, je weniger sie verarbeitet und verändert wurden, umso besser kann Ihr Körper sie verdauen und Energie daraus gewinnen. Überlegen Sie immer, ob Sie das, was Sie da zu sich nehmen, zu Ihrem Eigenen, also einem Teil von sich, machen wollen.

Soßen binden

Wenn Sie Gluten und Milcheiweiß nicht vertragen, können Sie Soßen auch mit Kuzu binden, einem eingedickten Stärkemehl das aus den Wurzeln einer in Japan wild wachsenden Kletterpflanze gewonnenen wird. Es wird in den meisten Reformhäusern und Naturkostläden angeboten und sieht wie weiße Kreidestückchen aus. Je nach Soßenmenge nimmt man für 4 Personen 2–4 TL Kuzu und rührt es mit wenig kaltem Wasser an. Danach rührt man es in die heiße Soße und lässt die Soße einmal aufkochen. Kuzu hat viele günstige Wirkungen, es schützt den Magen und entgiftet den Darm, kann aber im Übermaß zu Verstopfungen führen. Bei Durchfall beschleunigt es den Wiederaufbau der Darmflora.

Sprossen von Hülsenfrüchten

Sprossen sollten vor dem Verzehr stets blanchiert werden (kurz in heißes Wasser tauchen).

Tomaten

Bitte bewahren Sie Tomaten niemals im Kühlschrank auf. Verwenden Sie im Sommer die frischen Tomaten aus Ihrer Region. Im Winter raten wir von der Verwendung von Tomaten (und anderen Sommergemüsesorten) ab. Wenn Sie doch mal eine Ausnahme machen, sind Dosentomaten von sonnengereiften Früchten aus Südeuropa oder Tomatenmark im Glas wesentlich bekömmlicher, als die „frischen", die es im Winter in unseren Breiten zu kaufen gibt.

Weizen

Wir haben bewusst weitestgehend auf Rezepte mit Weizen verzichtet. Weizenunverträglichkeit kommt immer häufiger vor und viele Betroffene sind recht hilflos bei der Frage, was sie anstelle von Weizen essen können oder wie sie ohne Weizen kochen sollen. Auch in der Sojasoße Shoyu ist Weizen enthalten, sie sollte deshalb bei Weizenunverträglichkeit ebenso gemieden werden. Die Sojasoße Tamari können Sie bedenkenlos verwenden.

Grundrezepte

Gemüse

Gemüse anbraten

ZUTATEN:

E Kokosfett
Gemüse der Saison, z. B.:
E Wurzelgemüse: Karotten, rote Beete oder Sellerieknolle; Stangensellerie, Zucchini, Melanzani, Chinakohl, Fenchelknolle, Mangold
M Rettich
Gewürze nach Geschmack, z. B.:
M Oregano, Basilikum, Liebstöckel, Majoran, Pfeffer
W Salz
H 1 Spritzer Zitronensaft
F Paprika, edelsüß, Gelbwurz, Bockshornkleesamenpulver
Frische Kräuter, wenn vorhanden, z. B.:
H Petersilie, Sprossen
M Schnittlauch, Dill, Frühlingszwiebel

ZUBEREITUNG:

- In einer heißen Pfanne das Fett zum Schmelzen bringen, das klein geschnittene Gemüse dazugeben, die Gewürze aus dem Metallelement hinzufügen, salzen, mit Zitronensaft abschmecken und mit Paprikapulver, Gelbwurz oder Bockshornkleesamenpulver würzen.
- Vorsichtig würzen, denn in der Kürze liegt die Würze.
- Vor dem Servieren frische Kräuter darunter mischen.

Gemüse gedämpft und mariniert aus dem Dampfgarer

ZUTATEN:

W Wasser zum Dämpfen
E Gemüse nach Geschmack, z. B.: Mangold, Wurzelgemüse, Spinat, Broccoli
M Porree
E ungefähr 1 EL kaltgepresstes Oliven- oder anderes hochwertiges Öl pro Person

M Pfeffer
W Salz
H ungefähr ½ TL Essig pro Person

ZUBEREITUNG:

- Das Wasser in die unterste Ebene des Dampfgarers füllen. Das Gemüse klein geschnitten in die erste Schale des Dampfgarers geben. Nach 10–15 Minuten das Gemüse herausnehmen und mit Olivenöl, Pfeffer, Salz und Essig marinieren.

ZEITAUFWAND: 8 Minuten und 15 Minuten Kochzeit

TIPPS: Auch wenn Sie alle gedämpften Gemüse in der gleichen Weise zubereiten, entfaltet das Gemüse durch das Würzen seinen individuellen Eigengeschmack.

WIRKUNG: baut Yin auf

Getreide

Die Zubereitung von Getreide – allgemein

Es gibt eine einfache Regel: Je weniger zerkleinert das Korn ist, desto mehr Wasser benötigt man zum Kochen und desto länger die Einweich- und Kochzeit.

Getreide – fein vermahlen

Für feinen Grieß oder Mehl verwenden Sie Getreide und Wasser etwa im Verhältnis 1:1,5. Das heißt, wenn Sie einen Messbecher bis 100 ml mit Getreide füllen, benötigten Sie ungefähr 150 ml Wasser oder wenn Sie 1 Tasse Grieß oder Mehl verwenden, benötigen Sie 1,5 Tassen Wasser. Die Kochzeit ergibt sich meistens aus der Zeit fürs Aufkochen des Getreides im Wasser mit anschließender Quellzeit von mindestens 10 Minuten.

ZUTATEN:

1 Tasse feiner Grieß, Mehl, Couscous, Bulgur oder Minuten-Polenta
1,5 Tassen Wasser

ZUBEREITUNG:

- Das Wasser aufsetzen, erhitzen, das Getreide einstreuen, mit einem Löffel oder Schneebesen einrühren und aufkochen.

- Quellzeit: 10 – 15 Minuten (mit geschlossenem Deckel auf der ausgeschalteten aber noch warmer Herdplatte quellen lassen)

Getreide – grob vermahlen

Für grobkörnigen Grieß, Getreideflocken, Hirse und Quinoa verwenden Sie die doppelte Menge Wasser. Das Getreide sollte nach dem Aufkochen noch 5 Minuten vorsichtig köcheln und danach ca. 15 Minuten ausquellen.

ZUTATEN:

1 Tasse grober Grieß, Flocken, Amaranth, Hirse, Quinoa
2 Tassen Wasser

ZUBEREITUNG:

- Das Wasser aufsetzen, erhitzen, das Getreide einstreuen, mit einem Löffel oder Schneebesen einrühren, aufkochen und 5 Minuten auf kleiner Flamme kochen lassen.
- Quellzeit: 10 – 15 Minuten

Getreide – ganzes Korn

ZUTATEN:

1 Tasse Getreidekörner
3 Tassen Wasser

ZUBEREITUNG:

- Das Getreide 12 Stunden einweichen und 1,5 – 2 Stunden kochen.
- Quellzeit: 30 Minuten

Congee aus Reis oder anderen Getreidesorten

Congee ist eine Getreidesuppe, die im Verhältnis Getreide zu Wasser 1:10 (1 Tasse Getreide und 10 Tassen Wasser) für ca. 4 Stunden gekocht wird.

WIRKUNG: sehr bekömmlich, baut Qi auf, ohne den Verdauungstrakt zu belasten

Zubereitung einzelner Getreidesorten

Amaranth

Amaranthkörner sind sehr klein und quellen auch beim Kochen nicht sehr auf. Wir empfehlen Amaranth entweder in gepopptem Zustand zu verwenden („Amaranth-Poppkorn“) oder es unter andere Getreidesorten zu mischen, z. B. unter Couscous oder Hirse. Bitte berücksichtigen Sie bei der Kochzeit, dass Amaranth als ganzes Korn trotz seiner kleinen Größe ungefähr 10 Minuten länger braucht als vorgedarrter Couscous oder Bulgur. Amaranth ist reich an Calcium und anderen Mineralstoffen, es wurde früher von den Inkas verwendet.

Buchweizen

Buchweizen ist eigentlich kein Getreide, sondern gehört zur Familie der Knöterichgewächse, wird jedoch wie Getreide verwendet. Er wird im Ganzen angeboten, als Bulgur oder Mehl bzw. vorgeröstet, auch Kasha genannt.

GRUNDREZEPT FÜR DAS GANZE KORN:

Den Buchweizen im Verhältnis 1:3 (1 Tasse Buchweizen, 3 Tassen Wasser) 1 Stunde kochen, 30 Minuten quellen lassen, anschließend mit Butter und frischen Kräutern als Beilage servieren.

GRUNDREZEPT FÜR KASHA:

1 Tasse Buchweizen trocken goldgelb rösten, mit 3 Tassen heißem Wasser übergießen und zubereiten wie ungerösteter Buchweizen s. o.

Bulgur

Bulgur ist gekochtes, dann wieder getrocknetes und anschließend geschältes Getreide, ideal für die schnelle Küche. Er wird aus Weizen, Dinkel, Buchweizen oder Kamut hergestellt.

ZUTATEN:

1 Tasse Bulgur
1,5 Tassen heißes Wasser

ZUBEREITUNG:

Das Wasser aufkochen, den Bulgur kurz abspülen, ins Wasser geben, aufkochen und dann 10 Minuten quellen lassen.

Couscous

Couscous stammt aus Nord-Afrika und ist in der Regel getrockneter oder leicht gerösteter Hartweizengrieß. Es gibt aber auch Couscous aus Kamut. Couscous ist ideal für die schnelle Küche.

ZUTATEN:

1 Tasse Couscous

1,5 Tassen heißes Wasser

ZUBEREITUNG:

Das Wasser aufkochen, den Couscous kurz abspülen, ins Wasser geben, aufkochen und dann 10 Minuten quellen lassen.

Dinkel

Dinkel eignet sich für viele Menschen als Weizenersatz. Die Zubereitung richtet sich nach der jeweiligen Korngröße. Die Grundrezepte für Dinkelmehl, -grieß und das ganze Korn finden Sie weiter vorn unter „Die Zubereitung von Getreide – allgemein“.

DINKELFLOCKEN – ZUTATEN:

1 Tasse Dinkelflocken

2,5 Tassen Wasser

ZUBEREITUNG:

Die Zutaten 20 bis 30 Minuten auf kleiner Flamme kochen lassen.

Quellzeit: 15 Minuten

Gerste und Gerstenflocken

- **GERSTENFLOCKEN – ZUTATEN:**

1 Tasse Gerstenflocken

2,5 Tassen Wasser

ZUBEREITUNG:

Die Zutaten mischen und 40 Minuten auf kleiner Flamme kochen lassen.

Quellzeit: 15 Minuten

- **DAS GANZE KORN:**

1 Tasse in 3 Tassen Wasser 12 Stunden einweichen und danach 2 Stunden im Einweichwasser kochen.

Haferflocken und Hafermark (feine Haferflocken)

- **HAFERFLOCKEN – ZUTATEN:**

1 Tasse Haferflocken

2,5 Tassen Wasser

ZUBEREITUNG:

Zutaten mischen und 20 Minuten auf kleiner Flamme kochen lassen. Quellzeit: 10 Minuten

- **HAFERMARK – ZUTATEN:**

1 Tasse Hafermark
2 Tassen Wasser

ZUBEREITUNG:

Zutaten mischen und 15 Minuten auf kleiner Flamme kochen lassen. Quellzeit: 10 Minuten

Hirse

ZUTATEN:

3 Tassen heißes Wasser
1,5 Tassen Hirse

ZUBEREITUNG:

Die Hirse mit warmem Wasser waschen, in das heiße Wasser einstreuen, aufkochen, 10 Minuten auf kleiner Flamme kochen und 20 Minuten bei geringer Hitze quellen lassen.

Minuten- oder Instantpolenta

Der Maisgrieß stammt wie Amaranth, Quinoa, Kartoffeln und Tomaten ursprünglich aus Südamerika. Minuten- oder Instantpolenta wurde schon mit Wärme vorbehandelt und ist daher im Gegensatz zu unbehandelter Polenta in wenigen Minuten genussfertig.

ZUTATEN:

1 Tasse Minuten-Polenta
2 Tassen Wasser

ZUBEREITUNG:

Das Wasser aufkochen, die Polenta einstreuen, nochmals aufkochen und 10–15 Minuten mit geschlossenem Deckel ausquellen lassen. Den Brei würzen, wenn er fertig ist oder während er quillt.

PIKANT:

M je 1 Prise Kreuzkümmel und Koriander, gemahlen
W 1 Prise Salz

H 1 Spritzer Zitronensaft
F Gelbwurz

SÜSS:

E Zimt
M 1 Prise Kardamom, gemahlen
M 1 Prise Anis
W 1 Prise Salz
H 1 Spritzer Zitronensaft
F ein wenig abgeriebene Zitronenschale

Polenta

ZUTATEN:

1 Tasse Polenta
2–2,5 Tassen Wasser

ZUBEREITUNG:

In einem Topf das Wasser aufkochen, je nach gewünschter Konsistenz Polenta einstreuen und unter Rühren aufkochen lassen. Auf kleinster Heizstufe insgesamt 50 Minuten mit geschlossenem Deckel vorsichtig kochen lassen und gelegentlich umrühren. Je mehr man rührt, um so lockerer wird der Polenta.
Nach Belieben würzen (siehe Minutenpolenta).
Quellzeit: 10 Minuten

Quinoa

ZUTATEN:

1 Tasse Quinoa
1,5–2 Tassen heißes Wasser

ZUBEREITUNG:

Quinoa gründlich waschen. (Das Getreide enthält einen natürlichen seifenartigen Rückstand, der bei einigen Menschen zu Verdauungsproblemen führen kann.) Quinoa in einem kleinen Topf zusammen mit 2 Tassen heißem Wasser aufkochen lassen, auf niedrige Hitze zurückschalten, Deckel auflegen und ungefähr 15 Minuten gar kochen.

Reis

Es wird grob unterschieden zwischen Langkorn-, Rundkorn- und Süßreis. Langkornreis ist länglicher und etwas wärmender als der rundere und thermisch neutrale Rundkornreis. Langkornreis bleibt nach dem Kochen eher körnig, Rundkornreis verklebt mehr. Süßreis ist klein und rund und wird noch klebriger als Rundkornreis, weshalb er für Süßspeisen sehr beliebt ist. Süßreis wird auch Mochireis genannt, nicht zu verwechseln mit der gleichnamigen Süßspeise.

Weißer Reis wird im Unterschied zum Vollkornreis geschliffen und enthält dementsprechend weniger Vitamine und Mineralstoffe.

Basmatireis ist eine spezielle Sorte. Er wird als Prinz unter den Reissorten bezeichnet, weil er besonders gut schmeckt und auch sehr bekömmlich ist. Basmatireis gibt es als Vollkornreis oder geschliffen, also weiß.

Parboiled Reis wird vor dem Schleif- und Polierprozess mit heißem Wasser und Druck behandelt, um einen Teil der Vitamine aus den äußeren Schichten des Reiskorns in das Innere zu bringen und damit dem polierten Reis zu erhalten. Er ist von den Inhaltsstoffen her zwar wertvoller und auch schnell zu kochen, allerdings wird vermutet, dass sich seine Wirkung auf den Körper durch die Behandlung ändert und er die Schleimbildung fördert.

Roter Reis ist süß und neutral, stärkt die Milz und das Blut.

Wildreis ist eigentlich kein Reis, wird aber trotzdem zu den Reissorten gezählt. Von der Wirkung her ist er süß, leicht bitter und kühlend, stärkt die Niere und die Blase und wirkt leicht harntreibend.

Basmatireis

ZUTATEN:

1 Tasse Basmatireis, geschliffen
2 Tassen Wasser
Salz
Zitrone

ZUBEREITUNG:

Den Reis in einen Topf geben, Wasser dazugeben, mit Salz und Zitrone würzen, aufkochen und mit geschlossenem Deckel 15–20 Minuten ziehen lassen. Nicht umrühren. Das zerstört die Dampfkanäle und das Getreide brennt dadurch leichter an.

Vollkornreis

ZUTATEN:

1 Tasse Vollkornreis
2,5 Tassen Wasser

ZUBEREITUNG:

Reis in kaltem Wasser aufsetzen und 30–40 Minuten kochen.
Quellzeit: 15 Minuten

Roggen und Roggenflocken

- **ROGGENFLOCKEN – ZUTATEN:**

1 Tasse Roggenflocken
2,5 Tassen Wasser

ZUBEREITUNG:

Die Zutaten 40 Minuten auf kleiner Flamme kochen lassen.
Quellzeit: 15 Minuten

- **DAS GANZE KORN:**

1 Tasse in 3 Tassen Wasser 12 Stunden einweichen und danach 2 Stunden im Einweichwasser kochen.

Tsampa

Tsampa ist vorgedarrtes Gerstenmehl und zählt zu den Nationalspeisen der Tibeter.

ZUTATEN:

1 Tasse Tsampa
1 Tasse heißes Wasser
Gewürze nach Belieben süß oder pikant

- **ZUBEREITUNG:**

Wasser aufkochen, Tsampa hineingeben und nach Belieben würzen.

Süßes Tsampa

ZUTATEN:

E 3 EL Tsampa
E 1 EL Nüsse, gehackt
E etwas Rohrzucker

E etwas Butter
M Kardamom
W Salz
H 1 Spritzer Zitrone
F 1 Prise Kakao
F heißes Wasser

ZUBEREITUNG:

Das Tsampa mit den Nüssen, dem Zucker und der Butter verrühren, mit Kardamom, Salz, der Zitrone und dem Kakao würzen und dann mit dem heißen Wasser verrühren.

WIRKUNG: leicht erfrischend, nährend

Obst

Obst dünsten

Heimisches Obst je nach Saison in wenig heißes Wasser geben, mit 1–2 Gewürznelken, 1 Prise Salz und 1 Spritzer Zitronensaft kurz aufkochen, eventuell mit einer Prise Kakao und echter Vanille würzen.

Fleisch, Geflügel, Fisch

Geschnetzeltes Fleisch oder Geflügel marinieren

MARINADE:

Olivenöl (auf ½ kg Fleisch ungefähr 4 EL) mit frischem Ingwer, gerieben, und Kräutern mischen (Rosmarin, Thymian, Oregano etc.), Sojasoße und evtl. ein Spritzer Weißwein

ZUBEREITUNG:

Das Fleisch oder Geflügel von den Sehnen befreien, in mundgerechte Stücke schneiden, mit der Marinade vermischen und kühl lagern.

TIPP: Frisches Fleisch und Geflügel hält sich mariniert einige Tage und kann zeitsparend aufgebraucht werden.

Fisch mit Gemüse aus dem Dampfgarer

ZUTATEN:

W Fischfilets Ihrer Wahl (z. B. Lachs, Kabeljau, Wels, Barsch)

H Zitronensaft
F Paprika, edelsüß
H Essig

ZUBEREITUNG:

Das Fischfilet in eine Schale des Dampfgarers geben, mit Zitronensaft beträufeln, mit Paprikapulver würzen.
Die Zeitschaltuhr des Dampfgarers auf 20–25 Minuten einstellen, fette Fischsorten brauchen 25, magere 20 Minuten.

TIPP: Gemüse wie „Gemüse gedämpft und mariniert aus dem Dampfgarer“ zubereiten, den Fisch auf das Gemüsebett legen und servieren.

ZEITAUFWAND: 5 Minuten und 25 Minuten Kochzeit

WIRKUNG: Meeresfische sind in der Regel etwas wärmender als Flussfische.

Hühner- oder Putenbrust mit Gemüse aus dem Dampfgarer

ZUTATEN:

W Hühner- oder Putenfilets
F Gelbwurz, Paprika edelsüß
E Kokosfett
E Gemüse nach Ihrer Wahl

ZUBEREITUNG:

Das Geflügelfilet in eine Schale des Dampfgarers geben, mit Gelbwurz und Paprikapulver würzen, Kokosfett darüber geben. Die Zeitschaltuhr des Dampfgarers auf ca. 18 Minuten einstellen.
Das Gemüse waschen, in mundgerechte Stücke schneiden und nach 8 Minuten Kochzeit in die Schale unter dem Geflügel geben.

TIPP: Gemüse wie „Gemüse gedämpft und mariniert aus dem Dampfgarer“ zubereiten, das Geflügel auf das Gemüsebett legen und servieren.

ZEITAUFWAND: 5 Minuten und ca. 20 Minuten Kochzeit

Hühnerkeulen und Gemüse im Römertopf

ZUTATEN:

H Hühnerkeulen, Petersilie
F Gelbwurz oder frische Kräuter wie Rosmarin und Thymian

F Paprika, edelsüß
E Kokosfett
E Gemüse nach Ihrer Wahl
M frischer Ingwer, Zwiebel
W Salz

ZUBEREITUNG:

Den Römertopf ca. 30 Minuten in kaltem Wasser einweichen. Alle Zutaten waschen, Fleisch im Ganzen und Gemüse, in mundgerechte Stücke geschnitten, in den Römertopf geben.
Bei 180 Grad 1–2 Stunden im Rohr garen.

TIPP: Sehr gut passen Champignons und Kartoffeln mit Schale, geviertelt, dazu. Durch die Kartoffeln wird es eine komplette sättigende Mahlzeit.

ZEITAUFWAND: 10 Minuten (30 Minuten Einweichzeit für den Römertopf berücksichtigen) und 1–2 Stunden Garzeit

Pflanzliches Eiweiß

Hülsenfrüchte (Bohnen und Linsen) vorkochen:

Die Zubereitung von Bohnen

ZUTATEN:

150 g beliebige Bohnen
Gewürze je nach Geschmack, z. B. Zitronenscheibe, Wacholderbeeren, wenig Zimt oder 1 Tropfen Öl, Thymian, Kümmel, Fenchel, Lorbeerblätter, frischer Ingwer, Bohnenkraut, Wakame-Alge

ZUBEREITUNG:

Bohnen 12–24 Stunden (je nach Neigung zu Blähungen) in kaltem Wasser einweichen. Einweichwasser täglich wechseln. Die Bohnen gründlich waschen, mit etwa 1,5 l frischem Wasser aufsetzen. Ohne Deckel zum Kochen bringen und den Schaum abschöpfen. Dann die Gewürze in der angegebenen Reihenfolge dazugeben, Deckel auflegen und die Bohnen auf kleinster Flamme 1–2 Stunden köcheln lassen. Die Garzeiten sind abhängig von Einweichzeit und Lagerdauer. Wenn die Bohnen weich sind, mit Salz und Sojasoße abschmecken. Vor dem Servieren eventuell noch einen Spritzer Essig hinzufügen, das trägt zur Bekömmlichkeit der Bohnen bei.

WIRKUNG: stärkt die Nieren, leitet Feuchtigkeit aus

TIPP: Die vorgekochten Bohnen kann man 3–4 Tage im Kühlschrank aufbewahren.

Die Zubereitung von Linsen

ZUTATEN:

Linsen

Gewürze je nach Geschmack, z. B. Zitronenscheibe, Wacholderbeeren, wenig Zimt oder 1 Tropfen Öl, Thymian, Kümmel, Fenchel, Lorbeerblätter, frischer Ingwer, Bohnenkraut, Wakame-Alge

ZUBEREITUNG:

Linsen über Nacht einweichen, ½–¾ Stunde kochen wie bei „Zubereitung von Bohnen“ beschrieben. Bei schwarzen Beluga-Linsen und roten Linsen entfällt das Einweichen: Vor dem Kochen gründlich abspülen, dann mindestens ½ Stunde mit entsprechender Menge Wasser (so dass die Linsen bedeckt sind und noch ungefähr 1 cm Wasser übersteht) kochen und würzen wie beschrieben oder im Rezept angegeben.

TIPP: Verwenden Sie für das Kochen von Hülsenfrüchten am besten einen Topf, der innen dunkel ist. Hülsenfrüchte verfärben das Kochgeschirr stark.

Seitan aus Dinkel oder Weizen – gedämpft

Seitan ist das Eiweiß des Dinkels oder des Weizens. Glutenallergiker sollten es auf keinen Fall zu sich nehmen. Für Vegetarier kann es eine von mehreren Eiweißquellen darstellen.

ZUBEREITUNG:

Seitan in den Dampfgarer geben oder in einem Topf mit Dämpfeinsatz 10 Minuten dämpfen.

Seitan aus Dinkel oder Weizen – gebraten

ZUTATEN:

H Seitanlaibchen
F Gelbwurz
E Kokosfett
M Koriander, Kreuzkümmel, Oregano, Thymian
W Salz

H Essig
F eventuell Chicorée-Blätter

ZUBEREITUNG:

Die Laibchen im Ganzen lassen oder in mundgerechte Stücke schneiden. In einer heißen Pfanne Kokosfett schmelzen. Laibchen sparsam würzen, denn sie sind bereits gut gewürzt. Essig dazugeben und braten. Chicorée-Blätter grob schneiden, darunter heben und kurz mitbraten.

ZEITAUFWAND: 5 Minuten und 12 Minuten Kochzeit

Lopino – gedämpft

Lopino ist das Eiweiß des Lupinensamens und enthält viel Vitamin B12, was sonst fast nur in Fleisch vorkommt. Es stellt somit eine wertvolle Eiweißquelle für Vegetarier dar.

ZUBEREITUNG:

Pro Person ungefähr 3 EL Lopino in kleine Stücke schneiden. (Wenn die Packung geöffnet ist, sollte der Lopino in den nächsten 2–3 Tagen verbraucht werden.)

Die Lopinostücke unter das Gemüse geben und mitkochen oder im Dampfgarer bzw. Dämpfeinsatz des Kochtopfes dämpfen.

ZEITAUFWAND: 5 Minuten und 5–10 Minuten Dämpfzeit, je nach Größe der Lopinostücke

Anmerkung: Seit der Erstauflage dieses Buch ist Lopino vom Markt verschwunden, vermutlich, weil die Nachfrage zu gering war. In der Hoffnung, dass sich das ändert, haben wir die Rezepte trotzdem im Buch gelassen.

Lopino – gebraten

ZUBEREITUNG:

Den Lopino in kleine Stücke schneiden, in wenig Fett bei schwacher Hitze ungefähr 5 Minuten braten und nach Geschmack würzen. (Lopino zerfällt leicht in der Pfanne beim Braten.)

Sojaprodukte

Bitte verwenden sie Tofu nur selten. Neueste Forschungen belegen, dass gelbe Sojabohnen und Sojamilch nicht zum Verzehr geeignet sind. Die Pflanze schützt sich gegen Fraßfeinde mit Wirkstoffen, die sie schwer verdaulich macht. Die darin enthaltenen Enzymblocker und Giftstoffe unterbinden die

Eiweißaufnahme, die Mineralstoffversorgung und beeinträchtigen die Schilddrüsenfunktion. Durch Kochen oder die Tofuherstellung werden diese Stoffe nur teilweise zerstört. Auf fermentierte und gekeimt Produkte wie Tempeh, Miso, gereifte Sojasoße und blanchierte Sojasprossen trifft das in wesentlich geringerem Ausmaß zu. Für Babies und Kleinkinder sind Sojaprodukte wegen ihres hohen Phytoöstrogengehaltes nicht geeignet. Bei Erwachsenen kann der häufige Verzehr die Libido senken und zu Unfruchtbarkeit führen. Die Einnahme hoher Konzentrationen gegen Wechselbeschwerden empfehlen wir nur nach Rücksprache mit einem erfahrenen Arzt. Abgesehen von der hohen Rate an genmanipuliertem Soja sind Sojaprodukte oft mit Pestiziden und durch die Verarbeitung hochgradig mit Aluminium belastet (s. a. Literaturhinweis EU.L.E.n-Spiegel im Anhang).

Tempeh – gebraten

Tempeh ist ein Edelschimmelprodukt aus milchsauer vergorenen Sojabohnen. Es schmeckt ähnlich wie Graukäse, ein milder Schimmelkäse und ist eine Nationalspeise der Indonesier. Es sieht aus wie eine „Bergsteigerwurst“ und Sie können es in Scheiben schneiden.

ZUBEREITUNG:

In einer heißen Pfanne ungefähr 1 TL Kokosfett pro Person zum Schmelzen bringen, das Tempeh hineingeben und etwas braten lassen, dann mit Thymian, Pfeffer und Salz abschmecken und zum Schluss einen Spritzer Essig dazugeben.

TIPP: Vor dem Servieren blanchierte Sojasprossen darüber geben, wenn Sie welche zur Hand haben.

Tempeh lässt sich gebraten gut mitnehmen. Dazu passen gekochte Gemüsesalate aus roter Beete oder Sellerie.

ZEITAUFWAND: 4 Minuten und 10 Minuten Kochzeit

Tofu – mariniert und gebraten

Tofu wird aus der geronnenen Sojamilch von gelben Sojabohnen hergestellt. Zur Aufbewahrung im Kühlschrank muss der Tofu in kaltes Wasser gelegt werden, so dass er ganz mit Wasser bedeckt ist. In einem geschlossenen Gefäß hält er sich bis zu acht Tage, wenn Sie das Wasser jeden zweiten Tag wechseln.

MARINADE FÜR 250 G TOFU:

E 1-2 EL Sesam- oder Olivenöl
M 1 Prise Pfeffer
M reichlich Koriander, Kreuzkümmel
W reichlich Sojasoße (Shoyu oder Tamari)
H 1 Spritzer Zitronensaft
F 1 Prise Paprika edelsüß
F ¼ TL Gelbwurz

ZUBEREITUNG:

Den Tofu mit der Marinade übergießen und mindestens ½ Stunde ziehen lassen.

Etwas Kokosfett zum Schmelzen bringen, den Tofu in kleine Stücke schneiden und dazugeben. In der Pfanne ungefähr 5 Minuten bei schwacher Hitze von allen Seiten anbraten.

ZEITAUFWAND: 3 Minuten (Einweichzeit der Marinade beachten) und 8 Minuten Kochzeit

TIPPS: Als Ergänzung zu Tofu passt Gemüse und Getreide.
Tofu kann auch in seinem ursprünglichen Zustand verwendet werden, also ohne Marinade, jedoch niemals roh. Unmariniert empfehlen wir ihn zu dämpfen. Sehr schmackhaft ist auch geräucherter Tofu, den es fertig zu kaufen gibt.

Tofu – gedämpft

ZUBEREITUNG:

Den Tofu in den Dampfgarer geben oder in einem Topf mit Dämpfeinsatz 10 Minuten dämpfen.

ZEITAUFWAND: 3 Minuten und 10 Minuten Kochzeit

Kraftsuppen vorkochen

Das Besondere einer Kraftsuppe besteht in ihrer langen Kochzeit, wodurch die fertige Suppe viel Qi (Kraft und Energie) enthält und spendet. Die Zutaten selbst werden nach dem Kochvorgang entsorgt, da sie ihre Essenz an die Suppe abgegeben haben. Eine Kraftsuppe ist sehr wertvoll an Inhaltsstoffen und zugleich leicht verdaulich und gut bekömmlich, ideal daher auch als Aufbaukost nach Krankheiten.

Gemüsekraftsuppe

ZUTATEN:

H Petersilie
F Wacholderbeeren
E Stangensellerie, Suppengrün aus Karotten, Sellerieknolle und
M Lauch, sowie Zwiebel, Lorbeerblätter, frischer Ingwer, Pfefferkörner, Liebstöckelkraut
W Salz

ZUBEREITUNG:

Die Petersilie in einem Topf mit kaltem Wasser zum Kochen bringen, die Wacholderbeeren, die Karotten, den Stangensellerie, die Sellerieknolle, die Zwiebel, die Lorbeerblätter, den frischen Ingwer, die Pfefferkörner, das Liebstöckelkraut und Salz hinzufügen, die Suppe 2–3 Stunden auf kleiner Flamme kochen; dann gründlich abseihen und im Kühlschrank aufbewahren.

TIPP: Nach dem Abseihen noch heiß in Schraubgläser gefüllt, hält sich die Brühe bis zu zwei Wochen.

ZEITAUFWAND: 5 Minuten und 2–3 Stunden Kochzeit

WIRKUNG: Die Temperaturwirkung der Suppe kann je nach Jahreszeit durch Gemüse der Saison beeinflusst werden. Im Sommer können Sie z. B. Eisbergsalat oder Kohlrabi dazugeben, im Herbst weißen Rettich und im Winter Weißkraut, Wirsingkohl oder auch schwarze Sojabohnen.

Fleisch- oder Geflügelkraftsuppe

ZUTATEN:

Fleisch und Knochen vom Rind, Lamm, Huhn oder Ochsenschwanz
E ein paar Tropfen Öl
M frischer Ingwer, 5 Nelken, 1 Lorbeerblatt, 8 Pfefferkörner, ¼ EL Koriandersamen
W Salz
H ein paar Spritzer Zitronensaft

F Paprika, edelsüß und 5 Wacholderbeeren

VORBEREITUNG:

Abschäumen: In einem Topf mit kaltem Wasser Fleisch und Knochen aufsetzen, erhitzen und kurz aufkochen lassen, bis sich Schaum bildet. Dann das Kochwasser wegschütten, den Topf gründlich reinigen und die Schaumreste vom Fleisch und von den Knochen entfernen.

Das Fleisch mit heißem Wasser erneut aufsetzen, einen kleinen Schuss Öl und die angeführten Gewürze dazugeben, salzen, einige Spritzer Zitrone, etwas Paprikapulver und Wacholderbeeren dazugeben.

Die Suppe mindestens 1,5 Stunden auf kleiner Flamme mit geschlossenem Deckel köcheln lassen. dann die Zutaten abseihen und wegwerfen, die Suppe abkühlen lassen und im Kühlschrank aufbewahren.

TIPPS: Wenn Sie die Fleischteile verwenden möchten, können Sie diese herausnehmen und vom Knochen lösen, sobald sie gar sind (je nach Fleischsorte nach ca. 45–90 Minuten Kochzeit); dann die Knochen zurück in die Suppe geben und weiter mitköcheln lassen.

Im Kühlschrank ist die Suppe 3–4 Tage haltbar. Heiß in Schraubgläser gefüllt hält sie bis zu 2 Wochen. Sie kann heiß getrunken oder als Grundlage für Suppen mit frischem Gemüse, Eiweiß und Kräutern, vor allem Petersilie, verwendet werden.

Rezepte für den Sympathikustyp

Musterrezept:

1 · Geschnetzelte Putenbrust mit Dinkelnudeln

ZUTATEN:

E 15 g Kokosfett
M 80 g Putenbrust
E 200 g Aubergine, in Stücke geschnitten
E 340 g Zucchini, zuerst in Scheiben und dann in Stifte geschnitten
E 40 g Vollkornnudeln
M Gewürze wie Rosmarin, Thymian, Oregano
W Salz
H Petersilie, gehackt

ZUBEREITUNG:

Die Nudeln in Salzwasser vorkochen.
In einem heißen Topf das Kokosfett schmelzen, die geschnetzelte Putenbrust anbraten und auf einen Teller geben.
Die Aubergine und die Zucchini im Topf dünsten und würzen. Wenn das Gemüse gar ist, die Nudeln und die Putenbrust dazugeben, salzen und mit Petersilie bestreut servieren.

ZEITAUFWAND: 20 Minuten und Zeit für das Marinieren berücksichtigen.

WIRKUNG: Nährend, leicht erwärmend, bekömmlich.

TIPP: Die Gewürze entfalten ihre Wirkung besser, wenn die Putenbrust vorher in eine Marinade aus Olivenöl, geriebenem Ingwer, Rosmarin, Thymian und Oregano, sowie etwas Salz eingelegt wird. So hält sie sich im Kühlschrank ca. 2 Tage. Vor dem Anbraten das Öl abtropfen lassen. Glutenallergiker verwenden Mais-, Hirse- oder Reisnudeln.

2 · Schwarze Linsensuppe

ZUTATEN FÜR 4 PERSONEN:

W ½ Tasse Beluga-Linsen (kleine schwarze Linsen)
H 1 Zitronenscheibe
F 3–5 Wacholderbeeren
E 2 mal 3 EL Olivenöl
M 1 Lorbeerblatt
M einige Pfefferkörner
M 2 Scheiben frischer Ingwer

M Kreuzkümmel, frisch gemahlen
M ¼ TL getrockneter Thymian
W Wakame-Alge (ein ca. 10 cm langes Stück)
H 1 Spritzer Zitronensaft
F Gelbwurz
E 2–3 Stangen vom Stangensellerie
M ½ TL Fenchelsamen gemahlen
M Pfeffer, frisch gemahlen
W ½ TL Salz
H 2–3 Tomaten (im Winter: getrocknet oder aus der Dose)
H ½ EL Essig oder Saft ¼ Zitrone

ZUBEREITUNG:

Die Linsen gründlich waschen, mit frischem kaltem Wasser zum kochen bringen und den Schaum abschöpfen. Die Zitronenscheibe, die Wacholderbeeren, 3 EL Öl, das Lorbeerblatt, die Pfefferkörner, den Ingwer, den Kreuzkümmel, den Thymian und die Meeresalgen dazugeben und alles 20 Minuten auf kleiner Flamme köcheln. Das Lorbeerblatt, den Ingwer und die Zitronenscheibe entfernen, Zitronensaft, Gelbwurz, Stangensellerie, klein geschnitten, 3 EL Öl, Fenchelsamen, Pfeffer, Kreuzkümmel, Thymian, Salz und Tomaten dazugeben, alles zusammen 20 Minuten sanft garen.

Vom Herd nehmen und mit etwas Essig oder Zitrone abschmecken.

ZEITAUFWAND: 5 Minuten und ca. 40 Minuten Kochzeit.

WIRKUNG: Stärkt die Nieren, nährend, sehr bekömmlich, leicht erfrischend, Blut nährend.

TIPP: Größere Linsen sind bekömmlicher, wenn sie über Nacht eingeweicht werden. Kleinere Linsen wie rote Linsen oder Beluga-Linsen brauchen nicht eingeweicht zu werden.

3 · Hühnerauflauf mit Couscous

ZUTATEN FÜR 4 PERSONEN:

H 1 Tasse Couscous
F Gelbwurz
E 1 Tropfen Olivenöl
M 1 Prise Chili, ½ TL frischer Ingwer, gerieben
W 1,5 Tassen kochendes Salzwasser
E 6 EL Kokosfett
H/E 3 Hühnerbrustfilets

M/E 1–2 Zwiebeln
E 2 kleine Zucchini
M Gewürze: Koriandersamen, Kreuzkümmelsamen, geriebene Muskatnuss nach Belieben, Pfeffer, frisch gemahlen
W Salz
W 1 Tasse gekochte Kichererbsen entweder aus der Dose oder nach dem Bohnen-Grundrezept zubereitet
H 4 Tomaten
W ¼ l heißes Wasser oder Gemüsebrühe

ZUBEREITUNG:

Den Backofen auf 175 Grad vorheizen. Den Couscous in eine Schüssel geben, mit Gelbwurz, Öl, Chili und dem Ingwer würzen. Mit dem kochenden Salzwasser übergießen und 5 Minuten quellen lassen.

In der Zwischenzeit das Geflügel waschen, trocken tupfen und in mundgerechte Stücke schneiden. Die Zwiebeln schälen und grob hacken.

Das Kokosfett erhitzen, das Hühnerfleisch darin rundum scharf anbraten, herausnehmen und auf einem Teller beiseite stellen. Die Zwiebeln im verbleibenden Fett glasig dünsten. Die Zucchini putzen, waschen, längs vierteln, in dicke Scheiben schneiden und zu den Zwiebeln geben, würzen und dann salzen.

Die Kichererbsen auf einem Sieb abtropfen lassen und dazugeben.

Die Tomaten waschen und grob zerkleinern.

Zuletzt den Couscous, das Huhn und die Tomaten unter das Gemüse mischen. Alles mit Pfeffer und Salz abschmecken, in eine Auflaufform füllen und mit ¼ l heißem Wasser oder Gemüsebrühe übergießen. Im Backofen auf der mittleren Schiene bei 150 Grad etwa 25 Minuten garen.

ZEITAUFWAND: 25 Minuten und 25 Minuten Garzeit.

WIRKUNG: Baut Blut und Yin auf, leicht wärmend.

TIPP: Das Gemüse können Sie an die Jahreszeit anpassen und z. B. im Spätsommer Hokkaidokürbis mit Karotten, im Herbst Rettich, im Winter Porree und Wurzelgemüse, im Frühling Artischocken servieren.

4 · Süßkartoffeln süß-sauer

ZUTATEN FÜR 4 PERSONEN:

E max. 2 EL Rosinen
E 2 EL Cashewkerne

E 3–4 Süßkartoffeln
E 2–4 Karotten
E 2 EL Kokosfett
M ¼ TL frischer Ingwer, gerieben
M je 1 Prise Chili, Koriander, Kardamom und Pfeffer
W Salz
W 8 EL vorgekochte Bohnen
H 1 Spritzer Zitronensaft
F 1 Prise Paprika, edelsüß

ZUBEREITUNG:

Die Rosinen und die Cashewkerne 1–2 Stunden einweichen. Die Süßkartoffeln wie normale Kartoffeln vorkochen. Die Karotten putzen und waschen, wenn möglich mit der Schale verwenden und in dünne Scheiben schneiden. Die gekochten Süßkartoffeln schälen und in mundgerechte Stücke schneiden.

In einer heißen Pfanne das Kokosfett zum Schmelzen bringen, die Rosinen und die Cashewkerne für 5 Minuten darin anrösten, ebenso die Karottenscheiben, bis sie leicht glasig werden, mit Ingwer, Chili, Koriander, Kardamom und Pfeffer würzen, die Hitze reduzieren und salzen. Die Bohnen dazu geben, mit Zitronensaft und Paprikapulver abschmecken. Die Süßkartoffelstücke vorsichtig darunter heben.

ZEITAUFWAND: 15 Minuten und 15 Minuten Kochzeit mit vorgekochten Süßkartoffeln (Einweichzeit der Rosinen und Cashewkerne berücksichtigen).

WIRKUNG: Nährend und harmonisierend.

5 · Polenta mit Tempeh

ZUTATEN:

F heißes Wasser
E pro 100 ml Wasser 1 gehäuften EL Minuten-Polenta
M Pfeffer, Muskat
W Salz
H Zitrone
F Paprika, edelsüß
E 15 g Kokosfett
E Tempeh, in Scheiben geschnitten

ZUBEREITUNG:

Das Wasser zum Kochen bringen. Den Maisgrieß unter ständigem Rühren einstreuen und unter Rühren ca. 5 Minuten auf kleinster Flamme köcheln lassen, mit Pfeffer, Muskat und Salz würzen, einen Spritzer Zitrone und eine Prise Paprikapulver dazugeben. 10 Minuten quellen lassen.

In dieser Zeit die Tempehscheiben im Kokosfett sanft anbraten bis sie ganz leicht braun sind. Zum Schluss die Tempehscheiben unter die Polenta heben.

ZEITAUFWAND: 10 Minuten und 15 Minuten Kochzeit.

WIRKUNG: Nährend, harmonisierend.

6 · Couscous mit Currygemüse und gerösteten Cashewkernen

ZUTATEN FÜR 2 PERSONEN:

H 1 Tasse Couscous
M 2 Scheiben frischer Ingwer, 1 Scheibe davon gehackt
W 1,5 Tassen heißes Wasser
E 3 EL Kokosfett
M 2 TL mildes Currypulver
W Salz
H einige Tropfen Essig
F Chicoree, in Streifen geschnitten
E 1 mittelgroße Karotte, in dünne Scheiben geschnitten
E 3 EL Rosinen
E 4 EL Cashewkerne
M Pfeffer
W Sojasoße
H Kresse

VORBEREITUNG:

Den Couscous mit dem heißen Wasser und einer Scheibe Ingwer zum Kochen bringen. Couscous von der Herdplatte nehmen und 10–15 Minuten bei geschlossenem Deckel quellen lassen. Danach den Ingwer wieder herausnehmen.

ZUBEREITUNG:

In einer heißen Pfanne oder im Wok das Kokosfett erhitzen, das Currypulver darin rösten, salzen, Essig und die Chicoreestreifen dazugeben und mehrmals wenden. Die Karottenscheiben, die Rosinen, die Cashewkerne, den gehackten Ingwer und den Pfeffer hinzufügen, mit Sojasoße abschmecken und alles bissfest garen. Den Couscous unterheben und zum Servieren mit Essig beträufeln und mit Kresse bestreuen.

ZEITAUFWAND: 15 Minuten und 35 Minuten Kochzeit.

WIRKUNG: Stärkt das Herz, beruhigt die Leber.

7 · Kichererbsen mit Reis und Äpfeln

ZUTATEN:

E Butter
E Apfel
E Rosinen, 2 Stunden eingeweicht
M Curry
M Basmatireis, vorgekocht
W Kichererbsen, vorgekocht nach Grundrezept für Bohnen

ZUBEREITUNG:

In einer Pfanne die Butter vorsichtig schmelzen lassen, den klein geschnittenen Apfel und die Rosinen dazugeben und etwas dünsten. Den Reis untermischen, mit Curry würzen, die Bohnen einrühren und servieren.

ZEITAUFWAND: Mit vorgekochtem Reis und Bohnen 8 Minuten (Einweichzeit der Rosinen berücksichtigen) und 5 Minuten Kochzeit.

WIRKUNG: Baut Blut auf, wärmt

8 · Süßer Brei aus schwarzen Sojabohnen

ZUTATEN:

E Kokosfett
M Reis-Congee
E Gerstenmalz
M Koriander
M Kardamom
M Anis
W schwarze Sojabohnen, vorgekocht

VORBEREITUNG:

Die Bohnen einweichen, nach Grundrezept kochen und pürieren.

ZUBEREITUNG:

Das Reis-Congee in Kokosfett erwärmen, mit Gerstenmalz süßen, mit Koriander, Kardamom und Anis würzen, dann die Bohnen dazugeben.

ZEITAUFWAND: Mit vorgekochten Bohnen und Reis-Congee 10 Minuten.

WIRKUNG: Stärkt und befeuchtet die Nieren, löst Stagnation.

9 · Tofubratlinge

ZUTATEN FÜR 8 BRATLINGE:

E 200–250 g Tofu
E 1 Ei
E 1 Karotte, gerieben
M Zwiebel, klein gehackt
M Pfeffer
M Majoran oder Oregano
M Chili
W 1 EL gekochte Adzukibohnen
W Sojasoße oder Salz
H 1 Spritzer Zitrone
F 1 Prise Gelbwurz
F etwas Paprika, edelsüß
E evtl. etwas Mehl
E Kokosfett zum Braten

ZUBEREITUNG:

Den Tofu in eine Schüssel geben, das Ei, die geriebene Karotte und die klein gehackte Zwiebel darunter mischen, mit Pfeffer, Majoran oder Oregano und Chili würzen, die Bohnen dazugeben und salzen, dann mit Zitrone, Gelbwurz und Paprika würzen. Sollte die Masse zu feucht sein, etwas Mehl dazu geben. Zu Bratlingen formen und in der Pfanne mit Kokosfett braten.

ZEITAUFWAND: 8 Minuten und 10 Minuten Bratzeit.

WIRKUNG: Leicht abkühlend, nährend.

TIPP: Auch zum Kaltessen oder zum Mitnehmen geeignet.

10 · Glückliche Pute

ZUTATEN:

E Kokosfett
H/E Putenkeulen oder andere Teile einer Bio-Pute
F 1 Prise Gelbwurz
E reichlich Karotten, in Streifen geschnitten
E etwas Stangensellerie, in kleine Würfeln geschnitten
M ein kleines Stück scharfe Peperoni, gehackt
M Bohnenkraut
W Salz
H etwas Zitronensaft

F Paprika, edelsüß
F etwas heißes Wasser oder Gemüsebrühe
E einige Pflaumen, in Streifen geschnitten

ZUBEREITUNG:

Die Putenteile in einem großen Topf in wenig Kokosfett von beiden Seiten anbraten, danach alle anderen Zutaten in der angeführten Reihenfolge dazugeben und zugedeckt ca. 20–30 Minuten dünsten. Bei Bedarf nochmals mit etwas Wasser aufgießen, damit mehr Saft entsteht.

ZEITAUFWAND: 20 Minuten und 30 Minuten Garzeit.

WIRKUNG: Nährend, stärkt die Abwehrkräfte.

TIPPS: Dazu passt Basmatireis. (Beim Kochen des Basmatireis eine mit Gewürznelken und Pimentkörnern gespickte Zwiebel zugeben, leicht salzen.) Das Rezept lässt sich auch mit Huhn oder Wachteln zubereiten.

11 · Wildreis-Salat mit Orangen

ZUTATEN FÜR 4 PERSONEN:

M 150 g Wildreis
H 2 Orangen
F 50 g Rucola
E 1 große, reife Avocado

FÜR DIE SALATSOSSE:

E 5 EL Olivenöl
M Pfeffer, frisch gemahlen
W Salz
H 2 EL Essig

ZUBEREITUNG:

Den Wildreis kochen und auf einem Sieb abtropfen lassen.

Eine Orange für die Salatsoße auspressen. Die zweite Orange schälen und filetieren. Die Avocado ebenfalls schälen, halbieren, den Kern herauslösen und das Fruchtfleisch in Spalten schneiden. Den Rucola putzen, waschen, in 3 cm lange Stücke schneiden und mit dem Wildreis mischen. Den Reis in die Mitte eines Tellers oder einer großen Platte geben. Die Orangen- und Avocadospalten abwechselnd um den Reis legen.

Für die Salatsoße die Zutaten in der Reihenfolge miteinander vermischen, den Saft der Orange dazugeben und die Soße über den Salat träufeln.

ZEITAUFWAND: 10 Minuten und 30 Minuten Kochzeit für den Wildreis.

WIRKUNG: Baut Blut und Yin auf, ideale Abendmahlzeit im Sommer.
TIPP: Als Eiweißergänzung eignet sich geschnetzeltes Huhn nach Grundrezept zubereitet oder Hühnerfilet aus dem Dampfgarer.

12 · Bulgur mit Champignons und Linsen

ZUTATEN FÜR 4 PERSONEN:

E 3 EL Kokosfett
M Frühlingszwiebel
E 3 kleine Zucchini
E 20 g Champignons
E 125 g Linsen, vorgekocht
M 1–2 TL Curry
W 3 große Tassen heißes Salzwasser oder klare Brühe
H 2 große Tassen Bulgur
F 1 TL Gelbwurz
H/F reichlich frische Kräuter (z. B. Petersilie, Basilikum, Koriander)
H ½–1 EL Zitronensaft
F ⅛ TL Paprika, edelsüß
E 3 EL Olivenöl
M 1 Prise Chili
W Salz

ZUBEREITUNG:

Das Gemüse putzen, waschen und in feine Ringe bzw. feine Scheiben schneiden.

Das Kokosfett in einer großen Pfanne erhitzen, die Frühlingszwiebel darin andünsten, Zucchini, Champignons und Linsen dazugeben, alles 3–4 Minuten braten, mit Curry würzen, mit heißem Salzwasser bzw. der klaren Suppe aufgießen, den Bulgur einrühren, mit Gelbwurz würzen. Mit geschlossenem Deckel 5–6 Minuten köcheln lassen, dabei gelegentlich umrühren.

In der Zwischenzeit die frischen Kräuter waschen und kurz zwischen 2 Lagen Küchenrolle trocken tupfen, die Blätter von den Stielen zupfen und unter die Getreide-Linsen-Gemüse-Pfanne mischen. Zum Abschluss mit Zitronensaft, Paprikapulver, dem Olivenöl, sowie Chili und Salz abschmecken.

ZEITAUFWAND: 10 Minuten und ca. 10 Minuten Garzeit.
WIRKUNG: Baut Blut auf, nährend.
TIPP: Statt Weizenbulgur eignen sich auch Kamut- oder Buchweizenbulgur.

13 · Wokgericht: Bohnenpfanne mit Brokkoli und Sprossen

ZUTATEN:

E 300 g Bohnen, vorgekocht
M 5 EL Sherry
M 1 Prise Chili
W Sojasoße
E 4 EL Kokosfett
M 1 Zwiebel
E 300 g Brokkoli
E 1 grüner Paprika
E 100 g Maiskörner (aus der Dose)
M frischer Ingwer, je 1 Prise Thymian, Rosmarin und Oregano
W Salz
H 100 g Sojasprossen
F 150 ml heißes Wasser
E 2 TL Kuzu oder 2 EL Speisestärke
E Sesamöl
M 2 Frühlingszwiebeln
E 2 EL Sesamkörner

ZUBEREITUNG:

Die Bohnen mit 2 EL Sherry, Chili und Sojasoße marinieren und mindestens 15 Minuten ziehen lassen.

In der Zwischenzeit die Zwiebeln schälen und klein würfelig schneiden. Das Gemüse putzen. Paprika in kleine Stücke schneiden, den Brokkoli in kleine Röschen teilen. Ein Stück Ingwer mit der Schale waschen und fein hacken. Frühlingszwiebeln in 5 mm dicke Ringe schneiden. Sprossen blanchieren. Die Sesamkörner darren (im trockenen Wok unter Rühren so lange erhitzen, bis die Körnchen in der Pfanne zu springen beginnen) und auf einen Teller schütten. Die Bohnen in einem Sieb abtropfen lassen.

Das Kokosfett im Wok erhitzen, die Zwiebel zugeben und unter Rühren anbraten. Brokkoli, Paprika, Mais, Ingwer und die anderen Gewürze aus dem Metallelement sowie Bohnen zugeben und unter Rühren ca. 2 Minuten braten, wenig salzen. Die Sprossen untermischen und eine Minute unter Rühren braten. Das Gemüse mit 150 ml Wasser, dem restlichen Sherry (3 EL) und 2 EL Sojasoße aufgießen, zudecken und ca. 4 Minuten dünsten. Kuzu oder Stärke mit 3 EL kaltem Wasser verrühren, unter das Gemüse rühren und aufkochen. Sobald die Soße bindet, mit Sesamöl verfeinern, bei Bedarf mit Sojasoße und Sherry nachwürzen. Mit Frühlingszwiebelringen und dem gerösteten Sesam bestreuen.

ZEITAUFWAND: 15 Minuten und 10 Minuten Bratzeit.

WIRKUNG: Leicht erfrischend, baut Yin auf.

14 · Dinkelgrieß mit Adzukibohnen und Fruchtmus

ZUTATEN FÜR 4 PERSONEN:

F ⅛ l heißes Wasser
E 9 Fäden Safran
W 1¼ Tassen Wasser (das Rosinenwasser auffüllen)
E ¼ Tasse Schlagsahne
H 1 Tasse Dinkelgrieß
F 1 Prise Kakao
E ¼ TL Zimt
E ¼ TL Vanillepulver
E 2 EL Butter
E über Nacht eingeweichte Rosinen nach Belieben
M Kardamom
W 1 Spritzer Rosenwasser
W 8 EL Adzukibohnen, vorgekocht und püriert
W Salz
H 1 Spritzer Zitrone
E Mandelsplitter

VORBEREITUNG:

Die Rosinen über Nacht einweichen.
Die Safranfäden in ⅛ l heißem Wasser 15 Minuten einweichen.

ZUBEREITUNG:

Das Wasser mit Schlagsahne zum Kochen bringen, den Dinkelgrieß dazu geben und mit Kakaopulver, Zimt, Vanille, Butter, Rosinen, dem Safranwasser, Kardamom, Rosenwasser, den Adzukibohnen sowie Salz und Zitrone aufkochen lassen. In eine bauchige Schale füllen, mit geschlossenem Deckel 10–15 Minuten ausquellen lassen.
Wenn der Brei leicht abgekühlt ist, stürzen und mit Mandelsplittern verzieren.

ZEITAUFWAND: 5 Minuten (Einweichzeit für die Safranfäden und die Rosinen beachten) und 20 Minuten Koch- und Quellzeit.

TIPP: Dieses Rezept lässt sich auch aus Tsampa herstellen.

Dazu passt **Fruchtmus**

ZUTATEN:

E div. Trockenfrüchte, am besten Aprikosen, Pflaumen, Datteln oder Feigen
E 1 Prise Zimt
M je 1 Prise Nelkenpulver und Anis
M Kardamom
W 1 Prise Salz
H 1–2 EL Zitronensaft

VORBEREITUNG:

Die Trockenfrüchte über Nacht einweichen.

ZUBEREITUNG:

Saft der eingeweichten Trockenfrüchte in einem Gefäß auffangen. Die Trockenfrüchte im eigenen Saft pürieren (nur einen Teil des Einweichwassers verwenden, sonst wird das Mus zu flüssig), Gewürze und Zitronensaft zugeben und ein wenig im Kühlschrank ziehen lassen.

ZEITAUFWAND: 5 Minuten und 15 Minuten Quellzeit.

WIRKUNG: Nährend, harmonisiert die Verdauungsorgane, reduziert Lust auf Süßes, baut Yin auf.

15 · Buchweizen-Sonnenblumentörtchen

ZUTATEN:

H 1 große Tasse Dinkelvollkornmehl (Type 1050)
F 1 große Tasse Buchweizenmehl
M 1,5 TL Weinsteinbackpulver
M ¼ TL Natron
W ½ TL Salz
H 1 EL Zitronensaft
F 1 Prise Kakaopulver
E ⅓ Tasse Vollrohrzucker
E 1,5 Tassen Reismilch
E 4 EL zerlassenes Kokosfett oder Ghee
E 6 EL Sonnenblumenkerne

ZUBEREITUNG:

Die Zutaten in der angegebenen Reihenfolge miteinander vermischen und in Muffinförmchen füllen. Im vorgeheizten Backofen bei 200 Grad etwa 15–20 Minuten goldbraun backen.

ZEITAUFWAND: 10 Minuten und 20 Minuten Backzeit.

WIRKUNG: Nährend, harmonisierend, reduziert Lust auf Süßes.

TIPP: Die Törtchen schmecken am besten frisch aus dem Backofen.

Rezepte für den Parasympathikustyp

Musterrezept:

1 · Buntes Chili-Con-Carne

ZUTATEN:

E 30 g Kokosfett
M 1 kleine Zwiebel (ca. 50 g)
E 160 g gehacktes Rindfleisch
M Pfeffer
W Salz
H 180 g Tomaten
F Paprika, edelsüß
E 20 g Mais
E 150 g Paprikaschoten
M Chilipulver
W 20 g Adzukibohnen

ZUBEREITUNG:

Die Adzukibohnen nach Grundrezept vorkochen.
In einem heißen Topf das Kokosfett zerlassen, die Zwiebel klein geschnitten dazugeben und dünsten bis sie glasig wird, das Hackfleisch anbraten, mit Pfeffer und Salz würzen.
Die klein geschnittenen Tomaten dazugeben und mit Paprikapulver würzen. Den Mais und die in Stücke gebrochenen Paprikaschoten dazugeben, mit Chili würzen und nun die vorgekochten Bohnen dazugeben. Auf kleiner Flamme alles noch mindestens 30 Minuten köcheln, nachsalzen und servieren.

ZEITAUFWAND: Mit vorgekochten Bohnen 15 Minuten und mindestens 30 Minuten Kochzeit.

WIRKUNG: Stärkt die Nieren, löst Stagnationen, baut Yin auf, wenn es nicht zu scharf ist.

TIPP: Chilipulver ist sehr scharf und wärmend, deshalb sparsam verwenden. Am besten erst am Tisch damit würzen, dann kann jeder die Schärfe selbst bestimmen. Dazu ist flüssige Chiliwürze sehr gut geeignet. Man braucht nur wenige Tropfen.

2 · Altwiener Suppentopf

ZUTATEN:

E Rindsbrühe mit ein paar Stücken Rindfleisch
E Kokosfett
M/E Zwiebeln, klein geschnitten
E/W Speck, gewürfelt
E Kartoffeln, Karotten, Knollensellerie, gewürfelt
E getrocknete Steinpilze
M Majoran
W Salz
H Petersilie, gehackt

ZUBEREITUNG:

Die Rindsbrühe nach Grundrezept vorkochen.
In einem heißen Topf das Kokosfett zerlassen, die Zwiebel glasig dünsten und den Speck mitdünsten. Die Kartoffeln, die Karotten und den Sellerie dazugeben, gut mischen, andünsten und mit der Rindsbrühe aufgießen. Ein paar Stück Rindfleisch und die getrockneten Steinpilze dazugeben. Mit Majoran und Salz würzen, kochen bis das Gemüse weich ist und mit frischer Petersilie servieren.

ZEITAUFWAND: Mit vorgekochter Rindsbrühe 15 Minuten und ca. 30 Minuten Kochzeit.

WIRKUNG: Stärkt die Mitte, baut Energie und Yin auf.

3 · Tiroler Gerstensuppe

ZUTATEN:

W Speck, gewürfelt
E Rollgerste
E 1 Stück vom Rind, zum Kochen geeignet
E Karotten, Erdäpfel und Sellerie, in Würfel geschnitten
M Porree, in Ringe geschnitten
M Pfeffer
W Salz
M Schnittlauch

VORBEREITUNG:

Das Rindfleisch in einen Topf geben, so dass es mit kaltem Wasser knapp bedeckt ist. Aufkochen, das Wasser mit dem Schaum wegschütten, das Fleisch heiß abspülen und weiterverwenden wie unten beschrieben.

ZUBEREITUNG:

Den Speck anrösten, die Gerste dazugeben, mit Wasser auffüllen und aufkochen. Das Rindfleisch im Ganzen dazugeben und ca. 2 Stunden kochen lassen. Das Gemüse in Würfel schneiden und 20 Minuten vor Ende der Kochzeit dazugeben, ebenso den Lauch. Das Fleisch in kleine Würfel schneiden und wieder in die Suppe geben. Mit Pfeffer und Salz abschmecken und mit Schnittlauch servieren

ZEITAUFWAND: 15 Minuten und 2 Stunden Kochzeit.

WIRKUNG: Baut Energie und Yin auf, stärkt die Mitte.

4 · Wokgericht: Weißkohl mit Dinkelseitan

ZUTATEN:

E 3 EL Kokosfett
M ein wenig frischer Ingwer, gerieben
M 1 Stange Porree
E 1 kleiner Kopf Weißkohl
M Pfeffer, frisch gemahlen
W Salz
H Seitan
F 6 im Mörser zerstoßene Wacholderbeeren
F 1 Prise Paprika, edelsüß
E etwas Zimt
E 1 kleine Kartoffel, gerieben
E 1 Prise brauner Zucker
M 1 Prise Chili
H 1 Spritzer Essig oder Zitrone

VORBEREITUNG:

Den Porree waschen und in feine Ringe schneiden, den Kohlkopf vierteln und dann in Streifen schneiden. Den Seitan in mundgerechte Stücke schneiden. Die Kartoffel raspeln.

ZUBEREITUNG:

Im heißen Wok das Kokosfett schmelzen lassen, den Ingwer beifügen und sanft anbraten, die Porreeringe glasig dünsten, den Weißkohl ebenfalls mitbraten, pfeffern und salzen. Den Seitan hinzufügen und mit Wacholder, Paprikapulver und Zimt würzen. Die geriebene Kartoffel darunter mischen, mit braunem Zucker, Chili und Salz abschmecken, ca. 20 Minuten köcheln lassen, dann vom Herd nehmen.

Zum Abschluss, wenn die Speise nicht mehr ganz heiß ist, ein paar Spritzer Essig oder Zitrone darüber geben.

ZEITAUFWAND: 10 Minuten und 20 Minuten Kochzeit.

WIRKUNG: Wärmt und belebt, stärkt die Verdauungsorgane.

5 · Hirse mit Shiitakepilzen und Avocado

ZUTATEN FÜR 4 PERSONEN:

F 1 l heißes Wasser
E 300 g Hirse
E reichlich Shiitakepilze (frisch oder getrocknet)
M ½ TL Ingwer, frisch gerieben
M 1 Prise Pfeffer, frisch gemahlen
W etwas Salz
H 2 EL frische Petersilie, gehackt
F ¼ TL Paprika, edelsüß
E 4 EL Butter
F 4 Handvoll Rucola
E 2 Avocados
H Zitronensaft

VORBEREITUNG:

Getrocknete Shiitakepilze 15 Minuten in heißem Wasser einweichen, danach die Stängel wegschneiden. Shiitakepilze in Streifen schneiden.

ZUBEREITUNG:

In einen Topf mit heißem Wasser die Hirse einstreuen. Die geschnittenen Shiitakepilze unter die kochende Hirse geben, den Ingwer dazugeben und alles 10–15 Minuten gar köcheln, dann pfeffern und salzen, die Petersilie, das Paprikapulver und die Butter unterrühren und 15 Minuten mit geschlossenem Deckel quellen lassen.

Währenddessen den Rucola waschen, pro Portion einen Teller mit Rucola und einer Avocadohälfte anrichten. Diese mit Pfeffer, Salz und Zitronensaft marinieren, Paprikapulver darüber streuen und das Hirsegericht dazu geben.

ZEITAUFWAND: 12 Minuten und 30 Minuten Kochzeit.

WIRKUNG: Nährend, verleiht Energie und erhöht die Konzentrationsfähigkeit.

6 · Kaninchenrücken mit Estragon

ZUTATEN FÜR 4 PERSONEN:

E 3 EL Kokosfett
E 80 g durchwachsener Speck
M 2 Bund Frühlingszwiebeln
W 125 ml Gemüsebrühe
H 4 mittelgroße Tomaten (im Winter ganze Tomaten aus der Dose verwenden)
M 8 Kaninchenrückenstücke mit je ca. 80 g
M Pfeffer
W Salz
E Mehl zum Bestäuben
E 200 g flüssige Sahne
M 3 TL Estragonsenf
M 2 Zweige frischer Estragon (oder 1 EL getrocknet)

VORBEREITUNG:

Den Speck sehr fein würfeln. Die Zwiebeln putzen und in Ringe schneiden.

ZUBEREITUNG:

In einer heißen Pfanne 1 EL Kokosfett zum Schmelzen bringen und den Speck darin auslassen. Die Zwiebeln dazugeben und kurz mit braten, mit der Brühe aufgießen, etwa 5–8 Minuten dünsten.

In der Zwischenzeit die Tomaten schälen (mit heißem Wasser überbrühen, nach ca. 1–2 Minuten aus dem heißen Wasser nehmen, dann die Haut abziehen). Die geschälten Tomaten in kleine Würfel schneiden, in die Pfanne geben und 5 Minuten mitdünsten.

Das Fleisch pfeffern, salzen und in Mehl wälzen und in einer neuen Pfanne mit dem restlichen Kokosfett 3 Minuten goldbraun braten, Sahne und Senf zufügen und etwa 3–5 Minuten köcheln lassen bis eine dicke Soße entstanden ist. Währenddessen das Fleisch einmal wenden. Die Kaninchenrücken aus der Pfanne heben und wenn nötig im Backrohr warm halten. Das Tomaten-Zwiebelgemüse mit der Senf-Sahne-Soße mischen. Das Fleisch dazulegen und mit den Estragonblättchen bestreut servieren.

ZEITAUFWAND: 20 Minuten und 20 Minuten Kochzeit.

WIRKUNG: Stärkt die Abwehr und die Lunge, bekömmlich und nährend.

7 · Hühnerkeulen-Gulasch

ZUTATEN:

E Kokosfett
M/E Zwiebel, klein geschnitten
E 1 Prise Zimt
M 1 Prise Chili
W Salz
H ausgelöste Hühnerkeulen
F Paprika, edelsüß
E getrocknete Steinpilze
M Pfeffer, frischer Ingwer
H Petersilie, gehackt, die Stängel aufheben

ZUBEREITUNG:

Das Kokosfett in einem heißen Topf schmelzen und die Zwiebel glasig dünsten. Mit Zimt, Chili und Salz den Kreis bis zum Holzelement weiterführen, die ausgelösten Hühnerkeulen dazugeben und anbraten, mit 1 Prise Paprikapulver würzen, die Steinpilze dazu geben, mit Pfeffer, frischem Ingwer, Salz und Petersilienstängeln würzen. Dann mit etwas heißem Wasser ablöschen und auf kleiner Flamme dünsten, bis das Fleisch gar ist. Vor dem Servieren mit Pfeffer, Salz und frischer Petersilie nachwürzen.

ZEITAUFWAND: 10 Minuten und 30 Minuten Kochzeit

WIRKUNG: Nährend, tonisiert das Herzblut, wärmend.

TIPP: Als Beilage eignen sich Nudeln oder Reis. Manche lieben das Gericht mit einem Klecks saurer Sahne.

8 · Wildschweinbraten

ZUTATEN:

E Kokosfett
M Wildschweinrücken
W Salz
H Petersilie
F Rotwein
F heißes Wasser
E getrocknete Steinpilze
M/E 1 Zwiebel, geviertelt
H saure Sahne
E Stärkemehl

ZUBEREITUNG:

Den Backofen auf 180 Grad vorheizen.

Das Fleisch waschen, abtrocknen und mit Salz einreiben, die Fettschicht gitterartig einschneiden. Dann mit dem Fett nach oben in eine mit Wasser ausgespülte Kasserolle geben, einen Zweig Petersilie dazulegen und in den Backofen schieben. Sobald sich Bratensatz bildet, mit etwas Rotwein und heißem Wasser ablöschen, die getrockneten Steinpilze und die Zwiebel dazugeben. Das Fleisch zwischendurch immer wieder mit etwas Bratensaft begießen und diesen bei Bedarf mit heißem Wasser ergänzen. Zum Schluss das Fleisch von den Knochen lösen und warm halten.

Den Bratensatz mit Wasser ablöschen, etwas saure Sahne dazugeben und mit ein wenig Stärkemehl oder Kuzu binden (in etwas kaltem Wasser anrühren, zum Bratensaft geben und diesen nochmal kurz aufkochen).

ZEITAUFWAND: 20 Minuten und ca. 2 Stunden Bratzeit.

WIRKUNG: Wärmend, nährend, stärkt die Abwehrkräfte.

TIPP: Der Braten schmeckt sehr gut zu Kartoffeln oder zu Reis. Dazu passt Radicchiosalat mit Grapefruitspalten (siehe Rezept Nr. 9 für die Balancierten Stoffwechseltypen).

9 · Tafelspitz mit Karotten, Apfelkren und Kartoffelschmarrn

Eine typische Speise aus Wien mit gekochtem Rindfleisch (man verlangt praktischerweise gleich Tafelspitz beim Fleischer). Spinat, Apfelkren (ein Apfelgemisch mit Meerrettich) und Kartoffelschmarrn runden das Gericht ab. Wir stellen es mit Karotten anstelle von Spinat vor.

• Tafelspitz

ZUTATEN:

E Rindsknochen,
E Tafelspitz, mindestens 150 g pro Person
E Wurzelgemüse (Karotten, Sellerie und Petersilienwurzel)
M Porree
M Pfefferkörner, Liebstöckelkraut
W Salz

ZUBEREITUNG:

Die Rindsknochen in kochendes Wasser geben. Das Wurzelgemüse, das Fleisch und den Porree dazugeben, mit Pfefferkörnern, Liebstöckelkraut und Salz würzen und ca. 2 Stunden auf kleiner Flamme köcheln. Vor dem Servieren das Fleisch etwas ruhen lassen und dann in zentimeterdicke Scheiben schneiden.

• Karotten in Sesam

ZUTATEN:

E Karotten, Butter, Sesam
M Nelken, gemahlen
W Salz

ZUBEREITUNG:

Die Karotten schälen und in große Stücke schneiden, in Wasser oder über Dampf bissfest kochen.
In einer Pfanne Butter sanft zum Schmelzen bringen (sie darf nicht braun werden), die Karotten dazugeben, mit Sesam bestreuen, kurz durchbraten und mit Nelkenpulver und Salz würzen.

• Apfelkren

ZUTATEN:

H Apfelessig
F 1 winzige Prise Paprika, edelsüß
E Olivenöl
E Apfel, gerieben
E Zucker
M Pfeffer
M Meerrettich
W Salz

ZUBEREITUNG:

Zum Essig das Paprikapulver dazugeben, dann Essig und Öl zu gleichen Teilen mischen, soviel Meerrettich reiben, wie die Soße aufnimmt, etwas Zucker und den Apfel hinzufügen, mit Pfeffer und Salz abschmecken.

• Dazu passt gut: **Kartoffelschmarrn**

ZUTATEN:

E Kartoffeln
M Majoran
E Butter
M/F Zwiebeln, in Ringe geschnitten
M Pfeffer
W Salz

ZUBEREITUNG:

Die Kartoffeln in Majoranwasser weich kochen, schälen und in dünne Scheiben schneiden.

Die Butter in einer Pfanne erhitzen. Die Zwiebeln gelbbraun rösten, die Kartoffeln dazugeben und wenden bis sie schön braun sind. Mit Pfeffer und Salz würzen.

• Anrichten

Das geschnittene Fleisch auf die Teller geben und die anderen Zutaten dazu reichen. Auch von der Brühe kann man etwas dazu geben oder sie separat als Vorsuppe servieren.

ZEITAUFWAND: Vorbereitung 1–2 Stunden, je nach Anzahl der Portionen, und 2 Stunden Kochzeit. (Am besten, Sie planen einen ganzen Vormittag ein und verzehren dann alles in einer gemütlichen Runde. Oder Sie kochen das Fleisch am Vortag und lassen es in der Suppe damit es weich bleibt.)
WIRKUNG: bekömmlich, nährt Blut und Yin, spendet Energie und Wärme.

10 · Rinderfilets

ZUTATEN FÜR 4 PERSONEN:

E Kokosfett
E 4 Rinderfilets
M Pfeffer
W Salz
M/E Frühlingszwiebeln
E 5–6 Shiitakepilze frisch oder getrocknet
E 2 rote Paprikaschoten
E 1 Prise Vollrohrzucker
M 1 Prise Koriander
M 1 Prise Chili
M ca. ½ EL frischer Ingwer, gerieben
H ca. 200 g Sojasprossen
W 2 EL Sojasoße
E 1 EL Butter

VORBEREITUNG:

Das Gemüse waschen, die Sojasprossen blanchieren, die Paprikaschoten entkernen, halbieren und in Streifen schneiden. Die getrockneten Shiitakepilze für 15 Minuten einweichen, dann die Stängel entfernen und fortfahren wie mit den frischen Pilzen: Frische Shiitakepilze halbieren, die Frühlingszwiebeln ebenfalls der Länge nach halbieren. Den Ingwer mit der Schale waschen und reiben.

ZUBEREITUNG:

In einer heißen Pfanne das Kokosfett erhitzen und die Rinderfilets auf beiden Seiten etwa 2 Minuten rasch anbraten, erst dann mit Pfeffer und Salz würzen. Das Rinderfilet aus der Pfanne heben und an einem warmen Platz rasten lassen, damit sich der Fleischsaft gleichmäßig im Filet verteilt.

Mittlerweile die Zwiebel kurz andünsten, dann die Shiitakepilze und die Paprikaschoten kurz anschwitzen und mit Vollrohrzucker, Koriander und Chili würzen, den Ingwer zugeben, salzen und die Sojasprossen darunter heben, mit Sojasoße abschmecken und alles kurz durchschwenken und das Gemüse in eine Schüssel geben.

In der Pfanne ein Stück Butter aufschäumen lassen, Rinderfilets einlegen, nochmals kurz durchschwenken und mit dem Gemüse servieren.

ZEITAUFWAND: 15 Minuten und 20 Minuten Bratzeit.

WIRKUNG: Nährend, bekömmlich, sehr wärmend.

TIPP: Sollte das Gericht zu wärmend sein, Ingwer und Chili nur sehr sparsam verwenden.

11 · Schweinsbraten mit warmem Krautsalat und Kartoffelknödeln

• Schweinsbraten

ZUTATEN FÜR 4 PERSONEN:

E Schmalz
E ca. 1,5 kg Schweinefleisch
M 1 – 2 Knoblauchzehen
M 1 EL Kümmelsamen
W ¼ EL Salz
W max. 6 EL heißes Wasser

Für die Soße:

E 2 EL Stärkemehl oder Kuzu
M Pfeffer
W Salz
W ½ l Wasser

ZUBEREITUNG:

Den Ofen auf 180° vorheizen.

Eine Pfanne erhitzen und Schmalz darin schmelzen lassen. Das Bratenfleisch hineinlegen und von allen Seiten kurz anbraten, damit sich die Poren schließen und das Fleisch saftig bleibt.
Eine feuerfeste Form mit Kokosfett einfetten.
Die Knoblauchzehen mit einer Presse zerdrücken, in einer kleinen Schüssel auffangen und mit Kümmel und Salz vermischen. Den angebräunten Braten mit dieser Gewürzmischung von allen Seiten gut einreiben.
Ungefähr 1 EL Schmalz mit 6 EL heißem Wasser in das leere Gewürzschälchen geben; diese Mischung dient zum Übergießen des Bratens zwischendurch.
Den Braten ins Rohr geben und 30 Minuten bei 180 Grad garen. Danach die Temperatur auf 150 Grad reduzieren, eine weitere Stunde braten und ab und zu mit der Wasser-Schmalz-Mischung übergießen. (Der Braten darf nicht im Wasser stehen, sonst wird er nicht gebraten sondern gedünstet.) Den fertigen Braten aus der Form nehmen und ca. 5 Minuten im ausgeschalteten Ofen ruhen lassen.

DIE SOSSE ZUBEREITEN:
Den während des Bratens entstandenen Saft mit Stärkemehl (vorher das Stärkemehl in wenig kaltem Wasser anrühren) aufkochen, pfeffern, salzen und mit heißem Wasser so lange köcheln, bis die Soße die gewünschte Konsistenz hat. Den Saft in ein extra Gefäß füllen und nach dem Servieren über den Braten oder die Beilagen gießen.

ZEITAUFWAND: 10 Minuten und ca. 1,5 Stunden Bratzeit (pro Kilo Fleisch ca. 1 Stunde) und zwischendurch nach dem Braten schauen.

WIRKUNG: Wärmend, nährend, baut Yin auf.

• Warmer Krautsalat

ZUTATEN FÜR 4 PERSONEN:

W heißes Wasser
W Salz
E ein wenig Essig
F ein paar zerstoßene Wacholderbeeren
E ½ – 1 Kopf Weißkohl
E Schmalz
E ½ TL brauner Zucker
M reichlich Kümmel, ½ TL Kreuzkümmel, ¼ TL Koriander, im Mörser zerstoßen oder gemahlen
M Pfeffer, frisch gemahlen

M evtl. eine Prise Chili
W ½ TL Salz
H 3–4 EL Essig (je nach Größe des Weißkohls auch mehr)

VORBEREITUNG:
Den Weißkohl vierteln und die äußeren Blätter entfernen. In einem großen Topf Wasser zum Kochen bringen, Salz, Essig und Wacholderbeeren hinein geben und dann den Weißkohl kurz darin blanchieren. Das Wasser abseihen, den Weißkohl abschrecken und in Streifen schneiden, dabei den Strunk entfernen.

ZUBEREITUNG:
In einer Pfanne den Zucker leicht erhitzen, bis er karamellisiert, ein wenig Schmalz dazu geben und dann den Weißkohl mit Kümmel, Kreuzkümmel, Koriander, Pfeffer und evtl. Chili würzen, noch mal nachsalzen. Den Weißkohl nun ca. 10 Minuten weich dünsten dann mit Essig ablöschen. Den Krautsalat warm servieren.

ZEITAUFWAND: 10 Minuten und ca. 20 Minuten Kochzeit.

WIRKUNG: Wärmt, stärkt die Verdauungsorgane, hebt das Energieniveau.

• Kartoffelknödel

ZUTATEN FÜR 4 PERSONEN:
E 1,5 kg Kartoffeln
E 1 Ei
E 200 g Mehl
M Muskatnuss, gerieben
W Salz

VORBEREITUNG:
Die Kartoffeln am besten am Vortag in der Schale kochen. Die Kartoffeln müssen für den Teig ganz ausgekühlt sein, da die Knödelmasse sonst Gefahr läuft, sich im Kochwasser aufzulösen.

ZUBEREITUNG:
Die Kartoffeln schälen und durch eine Kartoffelpresse drücken (nicht pürieren). Das Ei und das Mehl untermengen und mit Muskatnuss und Salz würzen. Die Masse zu einem Teig kneten und einige Zeit ruhen lassen. Danach mit einem Esslöffel etwas Teig abstechen und daraus mit mit Mehl bestäubten Händen Knödel formen. Die Knödel in siedendes Salzwasser geben und ca. ¼ Stunde auf kleiner Flamme ziehen lassen.

ZEITAUFWAND: 20 Minuten und 15 Minuten Kochzeit

WIRKUNG: Nährend, harmonisierend.
TIPP: Man kann die Knödel für andere Gerichte auch füllen. In diesem Fall den Teig nicht zu dünn ausrollen, in viereckige Stücke schneiden, mit einer Frucht oder Grieben füllen, dann verschließen und zu einem Knödel formen.

12 · Geräucherte Makrele mit Mangoldrisotto

ZUTATEN:
E frischer Mangold
W Salz
E Kokosfett
M Zwiebel, klein gewürfelt
M Porree, in feine Ringe geschnitten
E Karotten und Stangensellerie, fein gehackt
M Pfeffer
M Risottoreis
W klare Gemüsebrühe oder Fischfond
E Butter
M evtl. frisch geriebener Parmesan
W geräucherte Makrele, entgrätet und in Stücke zerlegt

ZUBEREITUNG:

Die Stiele vom Mangold entfernen und die Blätter in kaltem Wasser gut wässern. Etwas frisches Wasser zum Kochen bringen, Salz und Mangold hinzufügen. Den Mangold 3–4 Minuten köcheln, abseihen, gut ausdrücken und fein hacken.

Das Kokosfett erhitzen, die Zwiebel darin goldgelb dünsten, den Porree, die Karotten, den Stangensellerie dazugeben und mitdünsten, den Mangold untermischen, mit Pfeffer und Salz würzen.

In der Zwischenzeit die Brühe aufkochen, den Reis zum Gemüse rühren und 1 Kelle heiße Brühe dazugeben. Das Risotto rühren, bis die Flüssigkeit eingekocht ist. Unter ständigem Rühren immer wieder etwas heiße Brühe hinzufügen, bis der Reis bissfest ist (mindestens 20 Minuten). Das Risotto vom Herd nehmen, etwas Butter und je nach Geschmack Parmesan unterrühren, mit Pfeffer und Salz würzen, die Makrelenstücke darunter heben und das Risotto servieren.

ZEITAUFWAND: mit vorgekochter Brühe 30–40 Minuten.
WIRKUNG: Nährend, sättigend, spendet Energie.
TIPP: Mit Makrele und Parmesan in Kombination ist das Risotto für manche schwer zu verdauen. Das Gericht schmeckt auch wunderbar ohne Parmesan.

13 · Thunfisch auf Sojasprossen mit Austernpilzen

ZUTATEN FÜR 4 PERSONEN:

W 600–800 g frisches Thunfischfilet
E 4 EL geröstetes (dunkles) Sesamöl
M 6 EL Reiswein
M ca. 1 EL frisch geriebener Ingwer
W 6 EL Sojasoße
E Kokosfett
H 400 g Sojasprossen
F 1 Prise Paprika, edelsüß und Gelbwurz
E 200 g Austern-Pilze
M evtl. 2 Zehen frischer junger Knoblauch
H 1 Spritzer Zitronensaft
E ca. 1 TL Stärkemehl oder Kuzu
E 4 EL weiße Sesamkörner
M 1 Prise weißer Pfeffer, frisch gemahlen

VORBEREITUNG:

Das Thunfischfilet komplett von Sehnen und Häutchen befreien. Den Ingwer waschen und mit der Schale fein reiben. Den Thunfisch in zwei bis drei längliche Filets schneiden und diese in einem Gefäß mit 2 EL Sesamöl, 3 EL Reiswein, 1 TL geriebenen Ingwer, sowie 3 EL Sojasoße marinieren und zugedeckt 2–3 Stunden im Kühlschrank durchziehen lassen.

Die Knoblauchzehen schälen, kurz in kochendem Wasser überbrühen und auf Küchenpapier abtropfen lassen. Die Sojasprossen ebenfalls blanchieren. Die Austernpilze putzen, entstielen und in breite Streifen schneiden.

ZUBEREITUNG DER SOSSE:

In Kokosfett die blanchierten Sojasprossen mit Paprikapulver, Austernpilzen und Knoblauch kurz anschwitzen, nicht sehr heiß werden lassen, und mit 3 EL Reiswein ablöschen. Die Sojasoße zugießen und auf kleiner Flamme etwa 1 Minute köcheln. Dann mit Zitronensaft, Paprikapulver und Gelbwurz würzen. Das Stärkemehl in wenig kaltem Wasser anrühren und unter ständigem Rühren in die Gemüsepfanne geben, so dass eine kurz gehaltene, sämige Soße mit Sojasprossen und Pilzen entsteht.

Mit dem restlichen Ingwer und, wenn nötig, nochmal mit Reiswein oder Sojasoße abschmecken.

ZUBEREITUNG DES FISCHFILETS:

In einer heißen Pfanne 2 EL Sesamöl erhitzen, Sesamkörner hinein geben und anbraten, mit weißem Pfeffer würzen. Die Thunfischfilets in den Sesamkörnern wälzen und rundum jeweils 1–2 Minuten pro Seite anbraten. Der Fisch sollte innen noch etwas roh sein. Durchgebraten wird er trocken und schmeckt langweilig.

Das Gemüse auf heißen Tellern anrichten. Den Thunfisch in 1 cm dicke Scheiben schneiden und auf das Gemüse legen.

ZEITAUFWAND: 20 Minuten (Einweichzeit der Fischfilets von 2–3 Stunden berücksichtigen) und ca. 10 Minuten Bratzeit.

WIRKUNG: Wärmend, stärkt die Nieren.

TIPP: Anstelle der Austernpilze können Sie auch Shiitake- oder andere Pilze verwenden.

14 · Marinierter Lachs im Sesammantel

ZUTATEN FÜR 4 PERSONEN:

Für die Marinade:

M 2 TL frischer Ingwer, sehr fein geschnitten
W ¼–½ TL Salz
H Saft von 2 Zitronen
F 1 EL frischer Thymian, gehackt
E 4 EL Olivenöl
M ¼ TL Chili
M 1 Prise Muskatnuss
M Pfeffer, frisch gemahlen

Fisch und Sesam:

W 800 g Lachsfilet (ohne Haut)
F ½ TL Gelbwurz
E je 5–6 EL weiße und schwarze Sesamsamen
M 1 Prise Curry
E 4 EL Kokosfett für die Auflaufform
H Zitronenspalten zum Garnieren

VORBEREITUNG:

Die Zutaten für die Marinade in der angeführten Reihenfolge miteinander vermischen. Das Lachsfilet waschen, trockentupfen, mit der Marinade bestreichen und für 2–3 Stunden in den Kühlschrank stellen. Den Backofen auf 200 Grad vorheizen.

ZUBEREITUNG:

Den Gelbwurz sowie die beiden Sesamsorten auf einem flachen Teller mischen und noch ein wenig Curry dazu geben. Das abgetropfte Lachsfilet in Portionsstücke schneiden und in der Sesammischung wenden.

Eine Auflaufform mit Kokosfett ausstreichen. Die Lachsstücke hinein geben und im Backofen auf der mittleren Schiene etwa 20 Minuten garen. Mit Zitronenspalten anrichten.

ZEITAUFWAND: 15 Minuten (Einweichzeit berücksichtigen) und 20 Minuten Backzeit.

WIRKUNG: Wärmend, nährend.

TIPP: Dazu passt Feldsalat (siehe Betatyp Rezept Nr. 6) und schwarzer Wildreis nach Grundrezept.

15 · Buchweizenpalatschinken (Pfannkuchen)

ZUTATEN FÜR 6 – 8 PALATSCHINKEN:

F 300 g Buchweizenmehl
E 1 Ei
E ½ l Reismilch
E ca. 3 EL Kuzu
E 2 EL Rapsöl
M je 1 Prise Koriander und Kardamom
M 1 Prise Anispulver
M 1 Prise Salz
H 1 Tropfen Zitrone
F 1 Prise Kakaopulver
E Kokosfett
E Pflaumenmarmelade, Apfel-, Birnen- oder Nussmus

ZUBEREITUNG:

Kuzu in wenig kaltem Wasser auflösen. Das Mehl mit dem Ei, der Milch, dem aufgelösten Kuzu, dem Rapsöl, sowie den Gewürzen vermischen und ca. 15 Minuten quellen lassen. Der Teig soll flüssig sein. Wenn er zu fest ist, noch etwas Wasser hinzufügen.

In einer mit Kokosfett gefetteten Form backen und mit Pflaumenmarmelade Apfel-, Birnen- oder Nussmus füllen.

ZEITAUFWAND: 10 Minuten, 15 Minuten Quellzeit für den Teig und 10 Minuten zum Backen und Füllen der Palatschinken.

WIRKUNG: Harmonisiert die Mitte, baut Yin auf.

Rezepte für den Glykotyp

Musterrezept:

1 · Risibisi mit Hackfleisch

ZUTATEN FÜR 2 PERSONEN:

E/M Risibisi: 20 g Basmatireis, 40 g frische Erbsen
E 50 g Kokosfett
E 200 g Hackfleisch vom Kalb oder Rind (oder gemischt je 100 g)
E 250 g Gemüse (100 g Sellerie, 100 g Stangensellerie, 50 Karotte)
M Gewürze nach Geschmack (z. B. frischer Ingwer, Pfeffer, Kümmel)
W Salz
H Petersilie
F 1 Prise Paprika, edelsüß
E 20 g gehackte Mandeln

ZUBEREITUNG:

Den Basmatireis vorkochen.

In einem heißen Topf einen Teil des Kokosfettes schmelzen lassen, das Hackfleisch darin anbraten, das klein geschnittene Gemüse dazugeben und alles dünsten, während dessen mit den Gewürzen, etwas Salz, der Petersilie und dem Paprikapulver würzen. Wenn alles gar ist, die Mandeln dazugeben.

Die Erbsen im Rest des Kokosfettes dünsten, den Reis dazugeben, mit etwas Pfeffer und Salz würzen und zusammen mit dem Fleisch servieren.

ZEITAUFWAND: mit vorgekochtem Basmatireis 10 Minuten und 30 Minuten Kochzeit.

WIRKUNG: Nährend, harmonisierend.

TIPP: Fleisch ist gehackt wesentlich bekömmlicher als in Form eines Steaks. Mit frischem Ingwer kann die Bekömmlichkeit, aber auch die wärmende Wirkung des Gerichtes noch erhöht werden (entweder mitdünsten oder hinein reiben).

TIPP: In unserer Qiboli-App gibt es eine köstliche Alternative ohne Reis: Blumenkohlreis-Fleisch.

2 · Gerstensuppe aus Kärnten

ZUTATEN FÜR 4 PERSONEN:

E Butter
E 200 g Rollgerste
M 1 TL getrocknete Liebstöckelblätter
M 1 TL getrockneter Majoran
W ½ TL Salz
H 1 Spritzer Zitronensaft
F 1 Prise Paprika
F 4 frische Salbeiblätter (oder 1 TL getrocknete – im Metallelement dazugeben)
E 1 Sellerieknolle, fein geschnitten
E 1 Petersilienwurzel, fein geschnitten
E 2–3 EL getrocknete Pilze
M 1 Prise Pfeffer
W 2 Tassen vorgekochte Adzukibohnen

ZUBEREITUNG:

Die Rollgerste über Nacht in Wasser aufquellen lassen und im Einweichwasser zum Kochen aufsetzen. Alle Zutaten in der angeführten Reihenfolge hinzufügen und die Gerste ca. 1,5–2 Stunden weich kochen. Gegen Ende der Kochzeit die Adzukibohnen dazugeben und 10 Minuten mitkochen.

ZEITAUFWAND: 10 Minuten (12 Stunden Einweichzeit berücksichtigen) und 1,5–2 Stunden Kochzeit.

WIRKUNG: Nährend, leitet Feuchtigkeit aus.

TIPP: Es schmeckt noch besser wenn Sie statt Wasser Selchbrühe („Kasslerbratenbrühe“) oder Knochensuppe verwenden.

TIPP: Mit Butter servieren! Glykotypen brauchen ca. 3 EL für ihre Portion, damit es eine sättigende Haupspeise wird.

3 · Rindsuppe mit Markscheiben und Wurzelstreifen

ZUTATEN FÜR 4 PERSONEN:

E/W 900 ml Rindsuppe
E 120 g Karotten, Sellerie, gelbe Rüben, alles geschält und in feine Streifen geschnitten
E 120 g Rindermark, ausgelöst
M 1 Prise Pfeffer
M 1 Prise Koriandersamen

M 1 Prise Kreuzkümmel
W ½ TL Salz
H 1 Spritzer Zitrone
F 1 Prise Paprika, edelsüß
F 1 Prise Gelbwurz
E 1 Tropfen Olivenöl
M frischer Schnittlauch, fein geschnitten

ZUBEREITUNG:

Die Suppe aufkochen. Das Gemüse dazugeben und einige Minuten kernig kochen. Das Rindermark in sehr dünne Scheiben schneiden und kurz in der Suppe ziehen lassen, mit Pfeffer, Koriander und Kreuzkümmel würzen, salzen, den Zitronensaft, Paprika, Gelbwurz und den Tropfen Öl dazugeben. Zuletzt die Suppe mit reichlich Schnittlauch bestreuen und servieren.

ZEITAUFWAND: 10 Minuten (wenn die Rindsuppe bereits fertig ist, sonst Knochen und Beinfleisch mit Gewürzen und Wurzelgemüse auskochen und nur die klare Brühe verwenden) und 10 Minuten Kochzeit.

WIRKUNG: Baut Knochen und Essenz auf, nährend, gibt Energie.

4 · Glacierte Leber und Basmatireis mit Safran

• Glacierte Leber

ZUTATEN FÜR 4 PERSONEN:

E 4 EL Butter
E 400 g Kalbsleber
M 1 Lorbeerblatt
M Pfeffer, frisch gemahlen
• *W* Salz
H ⅛ l trockener Weißwein
F 4–5 Wacholderbeeren

ZUBEREITUNG:

Die Leber waschen, mit Küchenrolle trocken tupfen und in kleine mundgerechte Stücke schneiden.

In einem heißen Topf die Butter aufschäumen lassen, die Leber hinein geben und unter häufigem Umrühren glasig anschwitzen, nicht rösten. Notfalls mit einigen Tropfen Wasser entgegenwirken. Das Lorbeerblatt dazugeben, pfeffern und salzen und alles mit Weißwein ablöschen. Die Wacholderbeeren im Mörser zerstoßen und ebenfalls dazugeben. Auf kleiner Flamme kochen, bis die ganze Flüssigkeit verdampft ist.

ZEITAUFWAND: 10 Minuten und 20 Minuten Kochzeit.

WIRKUNG: Baut Leberblut auf, nährend.

• **Basmatireis mit Safran**

ZUTATEN FÜR 4 PERSONEN:

M 1 große Tasse ungeschälter Basmatireis
W 2 große Tassen Wasser
W Salz
H 1 Spritzer Zitronensaft
F 1 Prise Gelbwurz
E ca. 12 Safranfäden
E Cashewkerne
E Butterflocken
E schwarzer Sesam, gemörsert

ZUBEREITUNG:

Die Safranfäden mit ⅛ l heißem Wasser übergießen und ziehen lassen. Währenddessen den Reis mit dem Wasser zustellen, ein wenig salzen, Zitrone und Gelbwurz dazu geben und aufkochen lassen, nach ca. 20 Minuten Kochzeit das Safranwasser beimengen, den Reis noch weitere 10 Minuten kochen und dann mit geschlossenem Deckel ca. 15–20 Minuten ziehen lassen.

Nach Belieben nach 20 Minuten Kochzeit zusammen mit dem Safranwasser die Cashewkerne zugeben. Zum Schluss Butterflocken auf die einzelnen Portionen geben und mit schwarzem Sesam bestreuen.

ZEITAUFWAND: 10 Minuten und 50 Minuten Kochzeit, mit vorgekochtem Reis 5 Minuten.

WIRKUNG: Baut das Milz-Qi auf, hilfreich bei Leber-Qi-Stagnation.

TIPP: Glykotypen, die bereits Insulinresistenz oder Diabetes haben, lassen den Reis weg und essen einen Eisbergsalat mit viel Olivenöl als Beilage.

5 · Schweinsnieren

ZUTATEN FÜR 4 PERSONEN:

E 4 EL Kokosfett
M 2–3 TL Majoran
W 400 g Schweineniere
W Salz
H 1 Spritzer Essig
H frische Petersilie, gehackt

ZUBEREITUNG

Die Nieren putzen und waschen; mit Küchenrolle trocken tupfen und in kleine mundgerechte Stücke schneiden.

In einer heißen Pfanne das Kokosfett schmelzen, den Majoran kurz erhitzen, die Nierenstücke zugeben und ca. 10 Minuten bei mäßiger Hitze braten. Zum Schluss noch salzen und vor dem Servieren mit ein wenig Essig beträufeln und mit viel frischer Petersilie bestreuen.

Dazu passt eine Miniportion Kartoffelstampf mit reichlich Butter.

ZEITAUFWAND: 10 Minuten und 15 Minuten Kochzeit.

WIRKUNG: Baut Blut auf, nährend, stärkt die Nieren.

6 · Gemüseauflauf mit Fisch

ZUTATEN FÜR 2 PERSONEN:

E Kokosfett oder Butterschmalz
E Blumenkohl und/oder Topinambur, Karotten
M je 1 TL getrockneter Thymian, Oregano und Basilikum
M 1 Prise Chili
W 1–2 TL Salz
W 1–2 frische Fischfilets (z. B. Makrele, Hering oder Karpfen)
H ein paar Spritzer Zitronensaft
F 1 TL Paprika, edelsüß
F 1 Prise Gelbwurz

ZUBEREITUNG:

Das Gemüse waschen, klein schneiden und mit den Gewürzen und dem Salz kurz dünsten – das Gemüse soll noch bissfest sein.

Den Fisch mit Zitronensaft einreiben und mit Paprikapulver bestreuen. Eine Auflaufform mit Kokosfett einfetten, das Gemüse hinein geben, die Fischfilets obenauf legen, alles mit Zitronensaft beträufeln, mit Gelbwurz bestreuen und ca. ½ Stunde bei mittlerer Hitze (ca. 160 Grad) im Rohr garen. Den Fisch nach einiger Zeit mit einer Folie abdecken, damit er nicht austrocknet.

ZEITAUFWAND: 10 Minuten und 30 Minuten Garzeit.

WIRKUNG: Nährend, baut Säfte auf.

7 · Kalbsröllchen mit Pesto, getrockneten Pilzen und Selleriepüree

ZUTATEN FÜR 4 PERSONEN:

E 4 Kalbsschnitzel (je etwa 150 g), der Länge nach halbiert
F Basilikumpesto

M 125 g getrocknete Shiitake-, Stein- oder andere Pilze
E 12–16 große Spinat- oder Mangoldblätter
E 250 g Champignons, klein geschnitten

ZUBEREITUNG:

Die getrockneten Pilze 15 Minuten in heißem Wasser einweichen, danach trocken tupfen.

Die Schnitzelhälften mit einem Fleischklopfer flach klopfen. Zwei Drittel jeder Fleischscheibe mit Basilikumpesto bestreichen und mit 4–6 getrockneten Pilzen belegen. Das Fleisch aufrollen und mit Zahnstochern fixieren.

Die Spinat- oder Mangoldblätter blanchieren: einzeln mit einer Spaghettizange 2–3 Sekunden in kochendes Wasser tauchen und kurz abtropfen lassen. Bei Mangoldblättern vorher den weißen Strunk entfernen.

Die Zahnstocher aus den Kalbsröllchen ziehen und jede Rolle mit einem weichen Spinat- oder Mangoldblatt umwickeln. Dann wieder mit dem Zahnstocher feststecken.

Die Fleischröllchen in eine Schale des Dampfgarers legen, die Champignons in eine andere Schale und alles 25 Minuten garen.

Vor dem Servieren, die Zahnstocher aus den Kalbsröllchen ziehen und die Röllchen entweder im Ganzen servieren oder diagonal aufschneiden.

ZEITAUFWAND: 10 Minuten und 25 Minuten Garzeit.

WIRKUNG: Nährend, harmonisierend, baut Yin auf.

TIPP: Anstelle der Champignons kann man auch Pfifferlinge verwenden, anstelle der getrockneten Pilz sonnengereifte Tomaten in Öl eingelegt oder getrocknet.

Dazu passt **Selleriepüree**

ZUTATEN FÜR 4 PERSONEN:

E 3–4 mittelgroße Sellerieknollen
M geriebene Muskatnuss
W Salz
H Zitronensaft
F Paprika, edelsüß
E reichlich Butter
H Petersilie, fein gehackt

ZUBEREITUNG:

Die Sellerieknollen putzen, in 1 cm große Stücke schneiden und in heißes Wasser geben, etwas Muskat, Salz, 1 Spritzer Zitrone, 1 Prise Paprika und 1 Messerspitze Butter zufügen und ca. 10 Minuten weich kochen. Danach abseihen und mit handwarmer Butter pürieren. Das Püree mit Muskat, Salz und 1 Spritzer Zitrone abschmecken und mit etwas frischer Petersilie bestreut servieren.

ZEITAUFWAND: 10 Minuten und 10 Minuten Kochzeit.

WIRKUNG: Nährend (Sellerie ist eines der wenigen Gemüse, das dem Glykotyp sehr gut bekommt).

8 · Rindsschnitzel in Saft mit Buchweizenspätzle

ZUTATEN FÜR 4 PERSONEN:

E 1–2 EL Kokosfett
E 4 Rindsschnitzel
H Saft einer Zitrone
F ⅛ TL Paprika, edelsüß
M 2–3 Zwiebeln, klein geschnitten
M Pfeffer, frisch gemahlen
M ¼ TL Thymian (getrocknet und gerebbelt)
M ¼ TL Rosmarin (getrocknet und gerebbelt)
W ½ TL Salz
W ⅛ l heißes Wasser
H 1 Spritzer Zitronensaft
E nach Belieben 1 TL Kuzu pro Portion

VORBEREITUNG:

Die Rindsschnitzel mit dem Saft einer frischen Zitrone und ein wenig Paprikapulver einreiben und über Nacht, mindestens jedoch 2 Stunden ziehen lassen.

ZUBEREITUNG:

In einer heißen Pfanne 1–2 EL Kokosfett zum Schmelzen bringen, die Rindsschnitzel auf beiden Seiten kurz anbraten, danach wieder aus der Pfanne nehmen und auf einem Teller ruhen lassen.

Im verbliebenen Fett die Zwiebeln glasig dünsten, Pfeffer, Thymian, Rosmarin dazugeben und salzen. ⅛ Liter heißes Wasser dazugeben, mit einem Spritzer Zitronensaft und dem Paprikapulver würzen.

Die Soße auf Wunsch mit Kuzu binden: Kuzu in wenig kaltem Wasser anrühren, dann in die heiße Soße geben und nochmal kurz unter

Rühren aufkochen. Die Rindsschnitzel wieder hineinlegen und noch ca. 15 Minuten weich dünsten.

ZEITAUFWAND: 10 Minuten (Zeit für das Marinieren der Schnitzel berücksichtigen) und 20 Minuten Kochzeit.

WIRKUNG: Nährend, wärmend, gut bekömmlich.

TIPP: Dazu passen Polenta oder Buchweizenspätzle.

• Buchweizenspätzle

ZUTATEN FÜR 4 PERSONEN:

F 250 g Buchweizenmehl
E 3 Eier
M ⅛ TL geriebene Muskatnuss
W ¼ TL Salz
W Wasser

ZUBEREITUNG:

Alle Zutaten zusammen zu einem zähflüssigen Teig verarbeiten bis der Teig glatt ist und sich keine Blasen mehr bilden. In der Zwischenzeit heißes Wasser zum Kochen bringen, den Teig mit einer Spätzle-Presse ins kochende Wasser drücken, das Wasser zweimal aufschäumen lassen, dann die Spätzle abschöpfen und kurz in kaltem Wasser abschrecken.

SERVIERVORSCHLAG: Die Spätzle mit frischem Basilikum, in dünne Streifen geschnitten, und zerlassener Butter servieren.

ZEITAUFWAND: 10 Minuten und 10 Minuten Kochzeit.

WIRKUNG: Leicht befeuchtend, nährend, leicht erfrischend.

TIPP: Buchweizen ist zwar glutenfrei, hat aber sehr viele Kohlenhydrate. Also einfach den anderen Stoffwechseltypen die größere Portion geben.

9 · Entenbrust und Pilze

ZUTATEN FÜR 2 PORTIONEN:

M ⅛ l Weißwein
F 1 Hand voll frischer Thymian
E 250 g frische Pilze, zerteilt
E 2 EL Butter
M 1 Hand voll getrockneter Stein- oder Shiitakepilze
M 2 Scheiben frischer Ingwer, klein gehackt
W ¼ TL Salz
H 1 Entenbrust mit Haut (ca. 200 g)

ZUBEREITUNG:

Den Backofen auf 220 Grad vorheizen.

Den Weißwein, den frischen Thymian und die frischen Pilze in eine Auflaufform, dazu die Butter sowie die getrockneten Pilze, den Ingwer und wenig Wasser geben. Das Ganze salzen, die Entenbrust obenauf legen und auf der mittleren Schiene des Backofens bei 220 Grad 25–35 Minuten garen.

ZEITAUFWAND: 20 Minuten und 35 Minuten Garzeit.

WIRKUNG: Bewahrt das Yin, kühlt Hitze.

10 · Rehgeschnetzeltes mit Pilzen

ZUTATEN:

M 600 g Lungenbraten (Lende oder Filet) oder Nuss vom Reh
M 1 Prise Pfeffer
E 60 g Kokosfett
M 50 g Zwiebeln, klein geschnitten
E 180 g Steinpilze, Pfifferlinge, Champignons, blättrig geschnitten oder Morcheln, ganz
M 1 Prise getrockneter Thymian
W 1 Tropfen Sojasoße
H 1 EL Preiselbeermarmelade
F ⅛ l trockener Rotwein
W 100 ml Suppe oder Wildfond
E ¼ l Schlagsahne
E 4 TL Kuzu
M Pfeffer, frisch gemahlen
W Salz
H 1 Bund frische Petersilie, gehackt

ZUBEREITUNG:

Das Rehfleisch in feine Streifen schneiden und pfeffern. In einer oder zwei flachen heißen Pfannen Kokosfett erhitzen, das Fleisch einlegen, kurz durchrösten (schwingen), aus der Pfanne nehmen. Die Zwiebeln im Bratfett anschwitzen, die Pilze zugeben und kurz anrösten, mit Thymian würzen, einen Tropfen Sojasoße unterrühren, Preiselbeeren dazugeben, mit Rotwein ablöschen und die Soße einkochen lassen. Dann mit der Suppe oder dem Wildfond aufgießen, aufkochen lassen, Sahne zugießen, zu sämiger Konsistenz kochen und noch mit Kuzu eindicken: Kuzu in wenig kaltem Wasser anrühren, unter die Soße rühren und kurz aufkochen lassen. Das Rehfleisch dazugeben und

5 Minuten durchziehen lassen, mit Pfeffer und Salz abschmecken und mit Petersilie servieren.

BEILAGENEMPFEHLUNG: Gedünstete Birne mit ein wenig Preiselbeeren.

ZEITAUFWAND: 15 Minuten und mindestens 15 Minuten Garzeit (bei anderen Wildsorten meist länger).

WIRKUNG: Wärmend, nährend, stärkt die Lunge und die Abwehrkräfte, ideal im Herbst.

TIPP: Sie können auch Hirschlungenbraten bzw. Keulen und Rückenstücke vom Feldhasen verwenden.

11 · Schmorfleisch mit Zwiebelsoße

ZUTATEN FÜR 8 PERSONEN:

E ca. 2 kg Rinderbrust im Stück oder ausgelöste Rinderschulter
E 12 EL Butterschmalz
M 5 Zwiebeln, in breite Ringe geschnitten
M Thymian
M 1 Lorbeerblatt
M Pfeffer, frisch gemahlen
W Salz
H ¼ l Tomatensaft
F ½ TL Paprika, edelsüß
E 4–5 Karotten, in Stücke geschnitten
E 250 g flüssige Sahne
H frische Petersilie, gehackt

ZUBEREITUNG:

Den Backofen auf 170 Grad vorheizen.

Das Fleisch unter fließendem kaltem Wasser abspülen, mit Küchenpapier trocken tupfen, sichtbares Fett abschneiden, dann das Fleisch mit Mehl bestäuben.

Eine große, ofenfeste, mit Deckel verschließbare Bratform erhitzen, 100 g Kokosfett darin zum Schmelzen bringen und das Fleisch 5–7 Minuten anbraten, vorsichtig wenden, bis alle Seiten leicht gebräunt sind. Dann das Fleisch auf einen Teller legen.

Das restliche Fett (20 g) in die Bratform geben und die Zwiebelringe darin anbraten bis sie weich sind und Farbe annehmen. Mit Thymian, Lorbeerblatt und Pfeffer würzen, salzen, den Tomatensaft, eine Prise Paprikapulver und das Fleisch zugeben. Mit soviel Wasser auffüllen, dass sämtliche Zutaten bedeckt sind. Aufkochen und den Schaum von der

Oberfläche abschöpfen. Die Bratform gut verschließen und im Backofen 4–4,5 Stunden schmoren lassen, bis das Fleisch gabelweich ist. Die Karotten dazu geben und alles weitere 30 Minuten schmoren lassen. Die Bratform aus dem Ofen und den Deckel abnehmen. Das Rindfleisch auf eine tiefe Servierplatte legen. Die Soße mit der flüssigen Sahne aufgießen und durch Einkochen reduzieren. Das Fleisch währenddessen in 6 mm dicke Scheiben schneiden und, wenn nötig, im ausgeschalteten Ofen warm halten, dann die Soße mit den Zwiebeln und den Karotten um das Rindfleisch auf die Platte geben und mit Petersilie garnieren.

ZEITAUFWAND: 30 Minuten und ca. 5 Stunden Kochzeit.

WIRKUNG: Wärmend und nährend, stärkt die Abwehrkräfte.

TIPP: Wie alle langsam gekochten Eintöpfe und Fleischgerichte schmeckt auch dieses Schmorfleisch am besten, wenn es bereits am Tag zuvor zubereitet wurde. Im Kühlschrank aufbewahren und im Backofen bei 180 Grad 35–40 Minuten erhitzen.

12 · Rindfleisch mit grünen Bohnen

ZUTATEN FÜR 4 PERSONEN:

E 160 g Kokosfett
M 1 Zwiebel (ca. 50 g), klein geschnitten
E 500 g Rindfleisch, in dünnen Streifen in Rotwein eingelegt
E 600 g grüne Bohnen
M Bohnenkraut
M ½–1 TL frischer Ingwer, gerieben
M ¼ TL Pfeffer, frisch gemahlen
W ½ TL Salz
W 3 EL heißes Wasser
W 1 Löffel Hiziki-Algen
H 1 Spritzer Zitronensaft
H ca. 10 Cocktailtomaten (ca. 50 g), halbiert
F Paprika, edelsüß
E 200 g große Kartoffeln, in Würfel geschnitten
M 2 EL frischer Schnittlauch, klein geschnitten

ZUBEREITUNG:

Die geschnittenen Zwiebeln in Kokosfett anbraten, das Rindfleisch dazugeben und kurz mitbraten. Die grünen Bohnen waschen, evtl. vom Faden befreien, in ca. 2 cm lange Stücke schneiden und hinzufügen, etwas Bohnenkraut darüber streuen, den Ingwer dazugeben und mit Pfeffer würzen; salzen, das Wasser, die Hiziki-Algen, die Cocktailtomaten und den Zitronensaft darüber geben. Mit Paprikapulver würzen, die Kartoffelwürfel dazugeben und alles weich kochen. Zum Schluss mit Schnittlauch bestreuen.

ZEITAUFWAND: 15 Minuten und 35 Minuten Kochzeit.

WIRKUNG: Nährend, leicht wärmend, stärkt die Nieren, aphrodisisch.

TIPPS: Vegetarische Variante: das Fleisch durch Austern- oder Shiitakepilze ersetzen.

Im Winter anstelle der Cocktailtomaten Dosentomaten verwenden.

13 · Wokgericht: Hackfleisch vom Lamm mit gedörrten Pflaumen

ZUTATEN FÜR 4 PERSONEN:

H 1 EL Zitronensaft
F 400 g Lammfleisch, gehackt
E 1 Prise Zimtpulver
M 1 TL gemahlener Kreuzkümmel
M 1 Prise Chili
M 1 Prise Pfeffer, frisch gemahlen
E 150 ml Suppenfond
E ½ TL Kartoffelstärke
E 4 getrocknete Pflaumen
E 1 EL Kokosfett
E 2–3 Selleriestangen
M 1 kleine Zwiebel
M 1 walnussgroßes Stück frischer Ingwer
E ½ TL Salz
H 1–2 getrocknete Tomaten (evtl. aus der Dose oder im Sommer frisch)
F Paprika, edelsüß

VORBEREITUNG:

Am Vorabend die Pflaumen in wenig Wasser einweichen.

ZUBEREITUNG:

Das Lammfleisch marinieren: Den Zitronensaft in eine Schüssel geben, das Lamm dazu, mit Zimt, Kreuzkümmel, Chili und Pfeffer vermischen, dann 30 Minuten im Kühlschrank durchziehen lassen.

Inzwischen den Stangensellerie waschen und in feine Scheiben schneiden, das Selleriegrün zur Seite legen. Die Tomaten halbieren, die

Stielansätze entfernen und in kleine Würfel schneiden. Die Zwiebel und den Ingwer schälen und sehr fein hacken.
Den Suppenfond und die Kartoffelstärke in einem kleinen Topf verrühren und erwärmen. Die Pflaumen 5 Minuten darin kochen.
Den Wok erhitzen, das Kokosfett darin schmelzen lassen, den Sellerie kurz unter Rühren anbraten, bis er rundum von Fett glänzt. Die gehackte Zwiebel untermischen und ca. 2 Minuten mit braten. Alles herausheben und zur Seite stellen. Im verbliebenen Bratfett das gehackte Lammfleisch unter ständigem Rühren anbraten, dann die Ingwerstückchen hinzufügen und kurz mitrösten. Nun salzen, die Tomaten dazugeben und mit Paprikapulver, sowie der Pflaumensoße vermischen, zum Schluss die Sellerie-Zwiebelmischung dazugeben und alles kurz aufkochen lassen; mit Chili und Salz abschmecken. Das Selleriegrün grob hacken und über dem Gericht verteilen.

ZEITAUFWAND: Ca. 40 Minuten.

WIRKUNG: Wärmend, dynamisierend, stärkt die Nierenenergie, aphrodisierend.

TIPP: Dazu passt selbstgemachte Mayonnaise auf Olivenölbasis.

14 · Birnen oder Äpfel mit schwarzem Sesam aus dem Rohr

ZUTATEN PRO PERSON:

E ½ – 1 EL schwarzer Sesam, ungemahlen
E 1 Prise Zimt
E 3 Prisen echtes Vanillepulver
M 1 Prise Kardamom
M 1 EL Rum oder Reiswein
W 1 Prise Salz
H Saft ½ Zitrone
F 1 Prise Kakaopulver
E ½ – 1 Birne
E Kokosfett zum Einfetten der Form und für Kokosflöckchen zum darüber geben

ZUBEREITUNG:

Den schwarzen Sesam in einer Kaffeemühle mahlen oder in einem Mörser zerkleinern, in eine Schüssel füllen und mit Zimt, Vanillepulver, Kardamom, Rum oder Reiswein, Salz, Zitrone und Kakaopulver vermengen und ein wenig ruhen lassen.

In der Zwischenzeit die Birnen waschen, halbieren und das Gehäuse großzügig entfernen. Eine Auflaufform mit Kokosfett einfetten, die Birnen hinein geben, mit der Sesammischung füllen und dann Kokosfettflöckchen darauf verteilen. Bei 180 Grad 30–40 Minuten im Backrohr garen.

ZEITAUFWAND: 15 Minuten und 30–40 Minuten Garzeit.

WIRKUNG: Wärmend, befeuchtend, baut Blut auf, reduziert Lust auf Süßes.

TIPP: Die gefüllten Birnen sind eine sehr beliebte Nachspeise im Winter. Als Fülle eignen sich auch Nussmus oder geriebener Mohn.

15 · Buchweizen- oder Schwarzplententorte

ZUTATEN:

E 250 g weiche Butter
E 250 g Zucker
E 6 Eigelb
F 250 g Buchweizenmehl
E 250 g geriebene Mandeln
E 1 Päckchen Vanillezucker
M 1 Prise Nelke
M 1 Prise Muskatnuss
M 1 Prise Anis
W 1 Prise Salz
H 1 Spritzer Zitronensaft
F ⅛ TL Kakaopulver
E 6 Eischnee, steif geschlagen

ZUBEREITUNG:

Die Butter mit dem Zucker und den Eigelben schaumig rühren.

Das Mehl, die Nüsse und den Vanillezucker dazugeben, dann mit den Gewürzen, dem Salz, der Zitrone und dem Kakao verrühren.

Den Eischnee unterheben und anschließend eine Stunde bei mittlerer Hitze (ca. 180 Grad) backen.

ZEITAUFWAND: 15 Minuten und 1 Stunde Backzeit.

Rezepte für den Betatyp

Musterrezept:

1 · Gedünsteter Heilbutt

ZUTATEN:

W 240 g Heilbutt
H Zitronensaft
F Paprika, edelsüß
E 200 g Brokkoli, in Röschen zerlegt
M 160 g Zwiebel, in feine Ringe geschnitten
E 15 g Butter
M 20 g Vollkorn- oder Basmatireis

ZUBEREITUNG:

Den Fisch mit Zitrone und Paprikapulver ca. 1 Stunde marinieren. Den marinierten Fisch in eine feuerfeste Form mit Deckel legen, den Brokkoli dazugeben, die Zwiebelringe darüber streuen und im vorgeheizten Backofen zugedeckt ca. 15 Minuten bei 180 °C dünsten. Butter darüber verteilen und mit dem vorgekochten Reis servieren.

ZEITAUFWAND: 10 Minuten (Zeit für die Marinade berücksichtigen) und 15 Minuten Garzeit.

WIRKUNG: Stärkt die Nieren, baut Yin auf.

TIPP: Nur Fisch verwenden, der nicht gefroren war.

2 · Hühnersuppe

ZUTATEN:

W Wasser, Salz
H Hühnerbrust, Geflügelklein
H Petersilie
F Wacholderbeeren
E Karotten, Petersilienwurzel, Sellerie (Suppengrün)
M etwas Porree, Pfefferkörner, frischer Ingwer

ZUBEREITUNG:

In einem Topf kaltes Wasser aufsetzen, das Huhn dazugeben, aufkochen und dabei den entstehenden Schaum abschöpfen. Erst danach die anderen Zutaten der Reihe nach hinzufügen und die Suppe 1–2 Stunden auf kleiner Flamme zugedeckt köcheln.

Verwertbare Fleischteile von den Knochen lösen.

ZEITAUFWAND: 10 Minuten und 1–2 Stunden Kochzeit.

WIRKUNG: Stärkend, bekömmlich, baut Blut auf.

TIPP: Als Einlage eignen sich Dinkelgrießknödel.

• Dinkelgrießknödel

ZUTATEN FÜR 4 PERSONEN:

E 50 g Butter
E 1 Ei
M Muskat
W Salz
H 100 g Dinkelgrieß
H evtl. wenig sehr fein gehackte Petersilie
F evtl. 1 Prise Paprika, edelsüß

ZUBEREITUNG:

Die Butter schaumig rühren, das Ei hinzufügen, mit Muskat und Salz würzen, den Dinkelgrieß untermischen, die Petersilie und das Paprikapulver dazugeben, den Teig gut verrühren und kurz ruhen lassen. Mit einem kleinen Löffel Knödel abstechen und diese ca. 25 Minuten in der Suppe ziehen lassen.

ZEITAUFWAND: 5–10 Minuten und 25 Minuten Garzeit

3 · Rosenkohlsuppe

ZUTATEN:

W Hühnerbrühe, nach Grundrezept vorgekocht
H Hühnerbruststücke aus der Brühe
F Rosenkohl, geputzt und halbiert
E Kartoffel
M Muskat, frisch gerieben
W Salz

ZUBEREITUNG:

Die Brühe erhitzen, das Fleisch und die Rosenkohlhälften dazugeben, mit Muskat und Salz würzen und auf kleiner Flamme kochen bis der Rosenkohl weich ist, mit Petersilie bestreut servieren.

ZEITAUFWAND: Mit vorgekochter Brühe und Fleischstücken 15 Minuten und ca. 15 Minuten Kochzeit.

WIRKUNG: Wärmt und stärkt die Verdauungsorgane, baut Qi und Blut auf.

4 · Hühnerbrust im Römertopf mit Reis

ZUTATEN:

E Kokosfett
E je nach Saison Brokkoli, Zucchini, Karotte, gewaschen und in mundgerechte Stücke geschnitten
M Hühnerbrust
M Zwiebel
M Majoran, Pfeffer
W Salz
H Petersilie
• vorgekochter Reis

ZUBEREITUNG:

Den Römertopf 5–10 Minuten in kaltem Wasser einweichen.
Die Zutaten bis auf den Reis der Reihe nach in den Römertopf geben.
Das Gericht im geschlossenen Römertopf bei 170 Grad ungefähr eine Stunde garen.
Gemeinsam mit dem Reis servieren.

ZEITAUFWAND: 20 Minuten und 1 Stunde Garzeit.

WIRKUNG: Harmonisiert die Verdauungsorgane, baut Blut und Yin auf.

5 · Hirsesuppe mit frischen Kräutern und Lopino

ZUTATEN FÜR 4 PERSONEN:

E 1 Tasse Hirse
E 1 EL Kokosfett
M/E 2 kleine Zwiebeln
E 1–2 Pastinaken, geraspelt
E 2 Karotten, geraspelt
E ca. 250 g Lopino, in Stücke geschnitten
M 1 Prise Pfeffer, frisch gemahlen
M Muskat, frisch gerieben
W Salz
H ½ EL Essig
F heißes Wasser
E Olivenöl
H/F reichlich frische Kräuter

ZUBEREITUNG:

Die Hirse nach Grundrezept vorkochen.

Währenddessen in einem heißen Topf das Kokosfett erhitzen, die in Würfel geschnittene Zwiebel kurz darin anbraten, Pastinaken und Karotten, sowie den Lopino dazugeben und dünsten, dann mit Pfeffer, Muskat und Salz würzen, einen Schuss Essig einrühren, mit heißem Wasser aufgießen, die vorgekochte Hirse zugeben und nochmals mit Olivenöl, Pfeffer und Salz abschmecken.

Vor dem Servieren mit reichlich frischen Kräutern bestreuen.

ZEITAUFWAND: 15 Minuten und 30 Minuten Kochzeit.

WIRKUNG: Nährend, baut Yin auf, harmonisiert die Verdauungsorgane.

6 · Wokgericht: Hackfleisch von der Pute mit Reisnudeln

ZUTATEN:

M Reisnudeln
E Feldsalat
E Olivenöl
M Gewürze und frische Kräuter nach Verfügbarkeit und Geschmack
W Salz
H Apfelessig, unpasteurisiert
F Paprika, edelsüß
E Kokosfett
M Zwiebel, fein gehackt
M Hackfleisch von der Pute
M Pfeffer, frisch gemahlen
W Salz, Sojasoße
H Petersilie, gehackt

ZUBEREITUNG:

Die Reisnudeln nach Packungsangabe kochen (ca. 10 Minuten).

Den Feldsalat waschen und putzen; mit Olivenöl, Gewürzen, Salz, Essig und einer Prise Paprikapulver marinieren.

Kokosfett im erhitzen Wok schmelzen, die Zwiebel anbraten, das Hackfleisch dazugeben, mit Pfeffer, Salz und einem Spritzer Sojasoße würzen, mit Petersilie und einer Prise Paprikapulver bestreuen. Noch einen Klecks Kokosfett dazugeben und nun die Reisnudeln untermischen. Mit Sojasoße abschmecken und mit dem Salat servieren.

Als Beilage passt auch Couscous.

ZEITAUFWAND: 10 Minuten und 10 Minuten Kochzeit.

WIRKUNG: Tonisiert Qi und Yang.

TIPP: Wer keine Pute verträgt, kann auch Hackfleisch vom Schwein verwenden, wenn möglich in Bio-Qualität. Dann ist die Wirkung eher Yin aufbauend.

7 · Bulgur mit Weißkohl und Tempeh

ZUTATEN FÜR 2 PERSONEN:

F 1 Tasse Bulgur aus Kamut oder Buchweizen
E Tempeh
E ¼ – ½ Kopf eines Weißkohls
E 3 EL Kokosfett
M 1 Prise Muskat, frisch gerieben
M ½ TL Kümmel, frisch gemahlen
W 1 TL Salz

ZUBEREITUNG:

Den Bulgur und Tempeh nach Grundrezept zubereiten.
Den Weißkohl fein raspeln und dünsten, danach unter den fertigen Bulgur heben, mit Muskat und Kümmel sowie Salz abschmecken und noch 5 Minuten bei geschlossenem Deckel quellen lassen.

ZEITAUFWAND: 5 Minuten und 10 Minuten Kochzeit.

WIRKUNG: Stärkt Milz, Magen und Darm.

8 · Schwarzaugenbohnen-Eintopf

ZUTATEN:

M 1 Tasse Reis
W ½ Tasse Schwarzaugenbohnen
W mindestens 3 Tassen Wasser
W ein 10 cm langes Stück Kombu-Alge
H ½ TL Zitronensaft
F 1 TL Bockshornkleesamenpulver
E Zimt
M 2 Scheiben frischer Ingwer
E 1 TL Fenchelsamen
M 1 Prise Korianderpulver
M 1 Prise Kreuzkümmelpulver
W Salz

VORBEREITUNG:

Die Bohnen 2 Tage einweichen. Das Einweichwasser täglich wechseln und vor dem Kochen wegschütten.

ZUBEREITUNG:

Den Reis mit den eingeweichten Bohnen, dem Wasser, der Kombu-Alge, dem Zitronensaft, dem Bockshornkleesamenpulver, Zimt, frischem Ingwer, den Fenchelsamen, Korianderpulver und Kreuzkümmelpulver aufsetzen. Alles zusammen in ca. 45 Minuten weich köcheln und danach salzen. Vor dem Servieren die Ingwerscheiben herausnehmen, die Alge entweder herausnehmen oder mitessen.

ZEITAUFWAND: 5 Minuten und 50 Minuten Kochzeit, Einweichzeit berücksichtigen.

WIRKUNG: Stärkt Nieren, Herz und Darm, sehr bekömmlich.

TIPP: In 1–2 EL Kokosfett angebratenes Gemüse wie Karotten, Sellerieknolle, Zwiebel oder Lauch dazugeben.

9 · Herzhafter Polentakuchen belegt mit Schafskäse und Gemüse

FÜR 8 PERSONEN:

• Polentaboden

ZUTATEN:

F 1 l Wasser
E 300 g Minuten-Polenta
M 1 TL frischer Ingwer, mit der Schale gerieben
M 1 Prise Muskat, frisch gerieben
M 1 Prise Pfeffer, frisch gemahlen
M getrockneter Basilikum
W Salz
H Petersilie, fein gehackt oder getrocknet
F Paprika, edelsüß

ZUBEREITUNG:

Das Wasser zum Kochen bringen, die Temperatur reduzieren und mit dem Schneebesen nach und nach den Maisgrieß einrühren, dann den Ingwer untermischen und ständig rühren. Nach ca. 5 Minuten den Schneebesen durch einen Holzlöffel ersetzen und rühren, bis der Löffel stehen bleibt und sich die Polenta vom Topfrand löst. Reichlich würzen mit Muskat, Pfeffer und getrocknetem Basilikum, salzen, Petersilie und eine Prise Paprikapulver unterheben. Danach ein Backblech mit Backpapier belegen, die Polenta darauf streichen und 1 Stunde an der Luft trocknen lassen.

• Gemüsebelag für Herbst und Winter

ZUTATEN:

E 8 TL Kokosfett
M Basilikumpesto
E 1–2 Karotten, in feine Stifte geschnitten
E 1–2 Selleriestangen in feine Scheiben geschnitten
M Porree, in feine Ringe geschnitten
M 1–2 kleine Zwiebeln, in Ringe geschnitten
M getrockneter Oregano
M getrockneter Basilikum
W schwarze, entsteinte Oliven
H Dosentomaten
F ca. 500 g Schafskäse
H/F beliebige frische Kräuter wie Petersilie, Basilikum

VORBEREITUNG GEMÜSE:

Die Karotten, den Stangensellerie, den Porree und die Zwiebel in wenig Kokosfett leicht anbraten.

ZUBEREITUNG DES KUCHENS:

Den getrockneten Polentaboden mit reichlich Pesto bestreichen, mit dem angebratenen Gemüse belegen und mit Oregano und Basilikum bestreuen. Dann mit den Oliven und den Dosentomaten belegen. Zum Schluss mit dem Schafskäse belegen und bei 180 Grad ca. 20 Minuten backen, bis der Käse goldgelb ist. Kurz vor dem Servieren mit frischen Kräutern bestreuen.

ZEITAUFWAND: 20 Minuten und 20–25 Minuten Backzeit.

WIRKUNG: Sehr bekömmlich, harmonisiert die Verdauungsorgane, nährend.

TIPP: Im Sommer eignen sich Auberginen, Zucchini und frische Tomaten als Gemüse. Der Kuchen ist bei Kindern sehr beliebt.

10 · Auf der Haut gebratener Flussbarsch

ZUTATEN FÜR 2 PERSONEN:

E 2 EL Kokosfett
M Pfeffer, frisch gemahlen
W 1 Barschfilet mit Haut
M 1 Prise Muskatnuss
W Salz
F Rucola, grob zerkleinert

E 2 Fenchelknollen, in Streifen geschnitten
M 1 Prise Currypulver
W 100 ml Fischfond oder Brühe

ZUBEREITUNG:

Das Barschfilet waschen, trocken tupfen, die Haut in Rauten einschneiden und das Filet teilen.

Den Backofen auf 70 Grad vorheizen.

Eine gusseiserne Pfanne bei schwacher Hitze erwärmen, das Kokosfett darin schmelzen lassen und den Pfeffer kurz darin schwenken. Die Fischfilets mit der Haut nach unten in die Pfanne legen und nur auf der Hautseite ca. 8 Minuten braten. Danach die Filets auf der Hautseite mit Muskatnuss würzen und salzen und mit der Haut nach oben im Backrohr warm stellen.

Inzwischen den Rucola in die Pfanne geben, ebenso die Fenchelstreifen, mit Curry würzen und dann mit dem Fischfond bzw. der Brühe aufgießen und 10 Minuten dünsten. Zum Schluss mit Pfeffer und Salz abschmecken. Die Gemüse-Soße auf zwei Teller verteilen, den Fisch mit der Haut nach oben auf die Soße legen und servieren.

ZEITAUFWAND: 10 Minuten und 20 Minuten Brat- und Kochzeit.

WIRKUNG: Stärkt die Nieren, wärmend.

TIPP: Man kann beobachten, wie der Fisch beim Garen von unten nach oben seine Farbe verändert. Er ist gar, wenn am höchsten Punkt nur noch ein zart glasiger Strich zu sehen ist.

11 · Wels im Backrohr gebraten

ZUTATEN:

M Reis, vorgekocht
E Kokosfett
M Zwiebel, klein geschnitten
W Welsfilet
W Salz
F Paprika, edelsüß

ZUBEREITUNG:

Den Wels in fingerdicke Scheiben schneiden, salzen und etwas ruhen lassen.

Die geschnittene Zwiebel in Kokosfett rösten.

Den Reis in ein hitzebeständiges Gefäß geben, die in Fett geröstete Zwiebel darauf verteilen, die Welsscheiben auflegen und alles für

30 Minuten im Backrohr braten. Die Fischscheiben nach 15 Minuten wenden.

ZEITAUFWAND: Mit vorgekochtem Reis 10 Minuten und 10 Minuten Garzeit.

WIRKUNG: Stärkt die Nieren, neutral.

TIPP: Für Betatypen eignet sich dieses Rezept auch mit Kabeljau. Dazu passen gut Bulgur, Polenta oder Hirse.

12 · Wolfsbarsch mit Mandelfüllung

ZUTATEN FÜR 4 PERSONEN:

W 2 große Wolfsbarsche (je ca. 600 g), küchenfertig
W Salz
M je 1 TL Thymian, Rosmarin und Oregano
E 6 EL Olivenöl
E 1 grüne Paprikaschote
M 3 Schalottenzwiebeln
E 50 g gehackte weiße Mandeln
H 1 TL Petersilie, gehackt
F ½ Granatapfel
M Pfeffer, frisch gemahlen
E Kokosfett zum Einfetten des Backblechs

ZUBEREITUNG:

Die Fische innen und außen waschen und trocken tupfen. Fische außen auf beiden Seiten längs bis auf die Gräten einschneiden (damit die Marinade gut einziehen kann), dann innen und außen salzen. Thymian, Rosmarin und Oregano mit Öl mischen und die Fische mit der Hälfte dieses Gewürzöles bestreichen.

Paprikaschote längs halbieren, entkernen, waschen und in kleine Würfel schneiden. Die Schalottenzwiebel schälen, hacken und in etwas Gewürzöl bei schwacher Hitze glasig dünsten. Paprikawürfel und gehackte Mandeln dazugeben und 3 Minuten mitbraten.

Aus dem Granatapfel mit einem Löffel die Kerne herauslösen und dann von den Häutchen befreien. Die Petersilie und dann die Granatapfelkerne zur Mandel-Gemüse-Mischung geben, mit Pfeffer und Salz würzen.

Den Backofen auf 220 Grad vorheizen. Die Wolfsbarsche mit der Mandel-Gemüse-Mischung füllen und mit Zahnstochern verschließen. Ein tiefes Backblech einfetten und die Fische darauf legen. Im

Backofen etwa 30 Minuten garen, dabei mit dem restlichen Gewürzöl bestreichen.

ZEITAUFWAND: 20 Minuten und 30 Minuten Garzeit.

WIRKUNG: Nährt, harmonisiert den Qi-Fluss, tonisiert Lunge und Nieren.

Dazu passt: **Löwenzahnsalat mit Grapefruit**

ZUTATEN FÜR 4 PERSONEN:

F ½ kg Löwenzahnsalat
F Grapefruit
E Sahne
E Olivenöl
M Senf
M Pfeffer, frisch gemahlen
W Salz
H 16 Kirschtomaten
H Essig

ZUBEREITUNG:

Die Kirschtomaten waschen und halbieren.

Den Löwenzahnsalat waschen, klein schneiden und auf einem großen flachen Teller anrichten.

Die Grapefruit schälen, das Fruchtfilet herausschneiden und zum Salat geben. Sahne und Olivenöl vermischen, mit Senf, Pfeffer und Salz würzen und über den Salat geben, die Tomaten und den Essig dazugeben.

ZEITAUFWAND: 15 Minuten

WIRKUNG: Löst Stagnation, baut Säfte auf, erfrischend, ideal im Sommer.

TIPP: Man kann den Salat mit gekochten Eiern auch als Hauptgericht zubereiten.

13 · Mohntorte

ZUTATEN:

E 200 g Butter
E 6 Eier, Dotter und Eiweiß getrennt
F 200 g Mohn, gemahlen
E 200 g Walnüsse, gerieben
E 200 g Staubzucker
M Gewürze nach Belieben: Zimt, Muskat, Kardamom
M 4 EL Rum
W 1 Prise Salz

H die Schale 1 Zitrone
F 1 Prise Kakao

ZUBEREITUNG:

Die Butter mit den Dottern schaumig rühren. Mohn, Nüsse und Zucker dazugeben, mit den Gewürzen und dem Rum verrühren. Salz, Zitronenschale und Kakao hinzufügen. Die Eiweiß zu steifem Schnee schlagen und unter die Teigmasse heben. In eine gefettete Form füllen und eine Stunde bei mittlerer Hitze (ca. 180 Grad) backen.

WIRKUNG: Nährend, zum Stillen von Süßgelüsten.

TIPP: Mohn enthält viel Calcium, außerdem enthält die Torte keinen Weizen und ist aus beiden Gründen sehr gut für den Glykotypen geeignet.

14 · Süßreis mit Mandelmus

ZUTATEN:

E 1 Tasse Süßreis
F 4–5 Tassen heißes Wasser
E 1 Prise Zimtpulver
E Vanillepulver
E Vollrohrzucker
M Kardamom
M 1 Prise Nelkenpulver
W Salz
H 1 Spritzer Zitronensaft
F 1 Prise Kakaopulver
E Lopino
E Mandelmus oder Mandeln, gehackt

ZUBEREITUNG:

In einem hohen Topf den Süßreis ohne Fett vorsichtig anrösten, bis der Duft des Süßreises aufsteigt; dann mit heißem Wasser aufgießen, mit Zimt und Vanillepulver würzen, evtl. mit Zucker süßen, Kardamom und Nelke dazugeben und salzen. Mit einem Spritzer Zitronensaft und Kakaopulver abrunden. Das Ganze zugedeckt ca. 40 Minuten kochen lassen bis eine dicke sämige Masse entstanden ist. Das Wasser soll noch nicht ganz verkocht sein. 5 Minuten vor Ende der Kochzeit etwas Lopino und Mandelmus oder Mandeln zugeben.

ZEITAUFWAND: 10 Minuten, wenn der Reis schon fertig ist, sonst 1 Stunde.

WIRKUNG: Nährend, stärkt die Verdauungsorgane, reduziert Lust auf Süßes.

TIPPS: Den fertigen Süßreis kann man ohne Lopino und Mandeln mehrere Tage im Kühlschrank aufbewahren. Pro Mahlzeit die gewünschte Menge entnehmen und mit Lopino und Mandeln 5 Minuten erwärmen.
Süßreis eignet sich nicht bei Verstopfung.

15 · Sagopudding

ZUTATEN FÜR 2 – 4 PORTIONEN:

E ¼ l Kokosmilch
E 4 EL Sago
E 1 Prise Zimt
E Vanillepulver
M 1 Prise Kardamom
W 1 Prise Salz
W ¼ l Wasser
H ein paar Tropfen Zitronensaft
F 1 Prise Kakaopulver
E Mandelmus
E Reis- oder Gerstenmalz nach Belieben

ZUBEREITUNG:

In einem hohen Topf die Kokosmilch zum Kochen bringen. Bis auf das Reis- oder Gerstenmalz alle Zutaten in der angeführten Reihenfolge dazugeben. Bei nicht zu großer Hitze ca. 15 Minuten kochen lassen, dabei ständig umrühren, zum Schluss das Mandelmus unterrühren. Wenn gewünscht, mit Reis- oder Gerstenmalz süßen.

ZEITAUFWAND: 3 Minuten und 15 Minuten Kochzeit.
WIRKUNG: Nahrhaft, baut Lungen-Yin auf.

Rezepte für die Balancierten Stoffwechseltypen (A-Balanciert und V-Balanciert)

Musterrezept:

1 · Lammkeule im Römertopf

ZUTATEN:

F 120 g Lammkeule
M 1 Knoblauchzehe oder Thymian und Rosmarin
E 410 g Broccoli, in Röschen zerlegt
E 25 g Kokosfett
M Gewürze je nach Geschmack (z. B. Majoran, Rosmarin, Thymian, Salbei)
W Salz
H Petersilie, gehackt, Stängel aufheben
M 20 g Basmatireis, trocken gewogen, vorgekocht

ZUBEREITUNG:

Die Knoblauchzehe durchpressen und die Lammkeule damit (oder mit Thymian und Rosmarin) einreiben, in den Römertopf geben. Den Broccoli und das Kokosfett dazugeben, mit den Gewürzen und Salz würzen. Dann noch die Petersilienstängel dazugeben und bei 150° 2–3 Stunden im Rohr garen. Die Petersilienstängel entfernen. Die Lammkeule mit frischer Petersilie bestreuen und mit Basmatireis servieren.

WIRKUNG: Wärmend, im Winter geeignet, wenn man schnell friert.

TIPP: Der Römertopf kann auch durch ein anderes Kochgeschirr mit Deckel ersetzt werden.

2 · Bunte Toskanische Bohnensuppe

ZUTATEN FÜR 2–3 PERSONEN:

W 1 Tasse unterschiedliche Bohnen (z. B. Kichererbsen, Nierenbohnen oder Pinto-Bohnen)
M 2 Scheiben Ingwer
E 4–6 EL Kokosfett
M 1 TL Fenchelsamen
M Pfeffer, frisch gemahlen

W ½ TL Salz
H 3–4 getrocknete Tomaten
F 1 Prise Gelbwurz
F 1 Prise Bockshornkleesamenpulver
E 2–4 Selleriestangen, klein geschnitten
E evtl. fertig gekochte oder geröstete Esskastanien

VORBEREITUNG:

Die Hülsenfrüchte nach Grundrezept kochen und pürieren.

ZUBEREITUNG:

In einer heißen Pfanne das Kokosfett zum Schmelzen bringen, die Fenchelsamen darin anrösten, bis sie duften; pfeffern, salzen, die Tomaten beifügen, mit Gelbwurz und Bockshornkleesamenpulver abrunden, den Stangensellerie dazugeben und alles 30 Minuten sanft garen.

Nach Belieben die Esskastanien am Ende der Kochzeit darunter mischen, sie geben dem Gericht noch eine spezielle, die Milz stärkende Note.

ZEITAUFWAND: Mit vorgekochten Bohnen 10 Minuten und 35 Minuten Kochzeit.

WIRKUNG: Stärkt Milz und Niere, leitet Feuchtigkeit aus.

3 · Weiße Bohnen mit Wachteln in Reiswein

ZUTATEN FÜR 4 PERSONEN:

W 1 Tasse weiße Bohnen, vorgekocht (Menge gilt für Bohnen im getrockneten Zustand)
M 2 Scheiben Ingwer
W ein 10 cm langes Stück Wakame-Alge
M 3 EL Reiswein
M 4 Nelken
M 2–3 Wachteln, geputzt, in Stücke zerteilt
W Salz
H 1 Spritzer Zitrone
F Rosmarin, frisch
E ½ TL Vollrohrzucker
E 1 TL schwarzer Sesam, gemörsert
E 4 TL geröstetes (dunkles) Sesamöl
E 6 EL Kokosfett

VORBEREITUNG:

Die weißen Bohnen 1 Tag einweichen und nach Grundrezept mit Ingwer und Wakame-Alge vorkochen.

ZUBEREITUNG:

Den Reiswein in einem flachen Topf erhitzen, die Nelken, die Wachtelteile, die vorgekochten Bohnen, Salz, Zitronensaft, Rosmarin, Vollrohrzucker und den schwarzen Sesam hinzufügen, zudecken und bei schwacher Hitze ca. 25 Minuten köcheln lassen. Zum Abschluss mit geröstetem Sesamöl und dem Kokosfett abschmecken.

ZEITAUFWAND: 10 Minuten und 25 Minuten Kochzeit.

WIRKUNG: Wärmend, stärkt Lunge und Nieren.

4 · Schnelle Rosenkohlpfanne mit Hackfleisch

ZUTATEN FÜR 2 – 3 PERSONEN:

E 4–6 EL Kokosfett
M/E/F 1 mittelgroße Zwiebel, gehackt
F 250 g Rosenkohl
E 300 g Hackfleisch
M Rosmarin
M Oregano
M Pfeffer, frisch gemahlen
M 1 Lorbeerblatt
W Salz
H ganze Tomaten aus der Dose
F Curcuma (Gelbwurz)
F Bockshornkleesamenpulver
E 1 Prise Zimt
M Chili

ZUBEREITUNG:

In einer heißen Pfanne das Kokosfett zum Schmelzen bringen. Die Zwiebel braten bis sie ganz leicht braun ist. Den geputzten und gewaschenen Rosenkohl und das Hackfleisch dazugeben, beides kurz unter großer Hitze anbraten, mit Rosmarin, Oregano, Pfeffer, dem Lorbeerblatt und Salz würzen. Die Hitze reduzieren, die Dosentomaten beifügen und in der Pfanne mit dem Messer grob in kleinere Stücke teilen (nicht bei Teflon-Pfannen) und ca. 10 Minuten mit geschlossenem Deckel dünsten. Danach mit Curcuma und Bockshornkleesamenpulver würzen und weitere 15 Minuten zugedeckt auf kleiner Flamme köcheln lassen. Mit wenig Zimt abrunden, bei Bedarf mit Chili, Pfeffer und Salz abschmecken. Vor dem Servieren das Lorbeerblatt entfernen.

ZEITAUFWAND: Ca. 30 Minuten.

WIRKUNG: Bekömmlich, nährend, wärmend.
TIPP: Eignet sich auch als Wokgericht.

5 · Wokgericht: Quinoa-Gemüse-Tempeh-Pfanne

ZUTATEN FÜR 4 PERSONEN:

F 1 Tasse Quinoa
F 1,5 Tassen heißes Wasser
F 1 EL frischer Rosmarin, fein gehackt (oder getrocknet – im Metallelement zugeben)
W Salz
E 250–500 g frisches Gemüse der Saison, in Stücke geschnitten
E 1 große Karotte, in Scheiben geschnitten
M ¼ TL Koriander
E 8 EL Kokosfett
M 1 Prise Chilipulver
W Tempeh, in kleine Scheiben geschnitten
M ½ Zwiebel, fein gehackt
M 1 TL frisches Bohnenkraut (oder ½ EL getrocknet, im Mörser zerkleinert)
H 1 Spritzer Zitronensaft

ZUBEREITUNG:

Den Quinoa gründlich waschen, in einem kleinen Topf zusammen mit dem heißen Wasser und frischem Rosmarin 5 Minuten stark kochen lassen, dann mit geschlossenem Deckel den Rest der Zeit bei ganz kleiner Hitze quellen lassen und darauf achten, dass er nicht anbrennt.

Währenddessen das Gemüse mit der Karotte, dem Koriander und Salz zum Kochen bringen. Dann zugedeckt bei geringer Hitze ungefähr 15 Minuten gar kochen.

In einer heißen Pfanne das Kokosfett zum Schmelzen bringen, mit Chilipulver würzen und dann die Tempehscheiben auf jeder Seite 5–7 Minuten vorsichtig braten, zwischendurch wenden, die Scheiben auf einen Teller geben und warm halten.

In derselben Pfanne nochmals ein wenig Kokosfett zum Schmelzen bringen, die Zwiebel glasig dünsten, das frische Bohnenkraut hinzugeben, salzen und mit etwas Zitronensaft würzen.

Zum Abschluss den Quinoa und das Gemüse in die Pfanne geben und vorsichtig mit einer Gabel auflockern. Den Tempeh dazu servieren.

ZEITAUFWAND: 30 Minuten und 20 Minuten Kochzeit.

WIRKUNG: Stärkt das Herz, nährend.
TIPP: Die Gemüsepfanne schmeckt sehr gut mit Spargel.

6 · Schweinefilet in Pfeffersauce

FÜR 4 PERSONEN:

• Filet

ZUTATEN:

E 2 EL Kokosfett
W ca. 650 g Schweinefilet im Stück
H 1 Spritzer Zitronensaft
F 1 TL Paprika, edelsüß
F 1 TL Gelbwurz
F frischer Thymian, wenn vorhanden
M Pfeffer, frisch gemahlen
M reichlich Thymian und Rosmarin
W Salz

ZUBEREITUNG:

Den Backofen auf 160 Grad vorheizen.

Das Schweinefilet im Ganzen mit wenig Zitronensaft einreiben, in eine Pfanne geben und im Kokosfett von allen Seiten kurz anbraten bis das Filetstück Farbe angenommen hat; dann mit Paprika, Gelbwurz und frischem Thymian würzen, 1 Tropfen Öl dazugeben und mit Rosmarin, Pfeffer und Salz einreiben.

Eine feuerfeste Form mit Kokosfett ausfetten. Das Schweinefilet hineinlegen und Kokosfettflöckchen darauf geben. Im Ofen auf der zweiten Schiene von unten bei 180 Grad 15–20 Minuten garen. Ab und zu nachschauen und sehr sparsam mit einer Mischung aus heißem Wasser und Kokosfett übergießen. Dann das Filet mit Alufolie gut zudecken und ca. 5 Minuten im ausgeschalteten Ofen ruhen lassen.

• Soße

ZUTATEN:

M 10 grüne oder weiße Pfefferkörner im Ganzen
F heißes Wasser zum Blanchieren der Pfefferkörner
E 2 EL Kokosfett
M 1 kleine Zwiebel, klein geschnitten
W 150 ml Suppenfond
W ½ TL Salz

H 1 Spritzer Zitronensaft
F 2 Prisen Bockshornkleesamenpulver
E 100 g Schlagsahne

ZUBEREITUNG:

Die Pfefferkörner in ein feines Sieb geben, dieses in frisch gekochtes heißes Wasser tauchen und den Pfeffer ca. 10 Minuten blanchieren, danach die Pfefferkörner in einem Mörser vorsichtig zerstoßen.

Die Zwiebel in 1–2 EL Kokosfett glasig dünsten, den zerstoßenen Pfeffer dazu geben, mit Suppenfond aufgießen und salzen, mit Zitronensaft und Bockshornkleesamenpulver würzen, Schlagsahne dazu geben und auf die Hälfte einköcheln lassen; durch ein feines Sieb gießen und warm halten.

Das Schweinefilet mit der Soße servieren. Dazu passen Reis, Kartoffeln oder auch Selleriepüree (siehe Rezept Nr. 7 für den Glykotyp).

ZEITAUFWAND: 15 Minuten und 20 Minuten Kochzeit.
WIRKUNG: Wärmend und nährend, baut Yin auf.

7 · Braune Linsen mit Grünkernsoße und Spinat

ZUTATEN FÜR 4 PERSONEN:

Für die Grünkernsoße:
E 2 EL Kokosfett
M 1 Zwiebel, in feine Würfel geschnitten
M ¼ TL Koriandersamen, gemörsert
W ½ TL Salz
H 2 EL Grünkernschrot
F 1 Prise Paprika, edelsüß
E ⅛ l Schlagsahne
M ½ TL Majoran, getrocknet
M ½ TL Oregano oder Basilikum, getrocknet
W ¼ l heißes Wasser

Linsen und Spinat:
E 2 EL Kokosfett
M 1 Zwiebel, in feine Würfel geschnitten
E 450 g Blattspinat
M Pfeffer, frisch gemahlen
W ¼–½ TL Salz

W 300 g kleine braune Linsen aus der Dose oder nach Grundrezept gekocht

H 1 EL Petersilie, gehackt

ZUBEREITUNG DER GRÜNKERNSOSSE:

In einem heißen Topf 1 EL Kokosfett zum Schmelzen bringen und die Zwiebelwürfel darin glasig dünsten, mit Koriander und Salz würzen, den Grünkernschrot dazugeben, kurz mitbraten und Paprikapulver hinzufügen. Die Schlagsahne, den Majoran, Oregano oder Basilikum und das heiße Wasser dazugeben und alles zugedeckt bei schwacher Hitze 45 Minuten köcheln lassen.

ZUBEREITUNG DER SPINAT-LINSEN-MISCHUNG:

Den Spinat verlesen, waschen, abtropfen lassen und grobe Stiele entfernen.

In einem heißen Topf 1 EL Kokosfett zum Schmelzen bringen und die Zwiebelwürfel darin glasig dünsten. Den Spinat dazugeben, zusammenfallen lassen, pfeffern, salzen, die gekochten Linsen zugeben und alles etwa 10 Minuten garen. Vor dem Verzehr mit Grünkernsoße beträufeln und mit Petersilie bestreuen.

ZEITAUFWAND FÜR DIE GRÜNKERNSOSSE: 10 Minuten und 45 Minuten Kochzeit.

ZEITAUFWAND DER SPINAT-LINSEN-MISCHUNG: 10 Minuten und 15 Minuten Kochzeit.

WIRKUNG: Thermisch neutral, baut Yin auf, stärkt die Nieren.

8 · Huhn mit Artischocken

ZUTATEN FÜR 4 PERSONEN:

H 2 unbehandelte Zitronen

F Paprika, edelsüß

E 4 EL Olivenöl

E 2 ganze Hühnerbrüste

M Pfeffer, frisch gemahlen

W Salz

Für die Artischocken

F 8 kleine Artischocken

F 4 Zweige frischer Rosmarin

E ein paar Flöckchen Kokosfett (ca. 40 g)

M 2 rote Zwiebeln, in Streifen geschnitten

M Pfeffer, frisch gemahlen

W ¼ TL Salz
H ⅛ l Weißwein

ZUBEREITUNG:

Die Hühnerbrüste kalt abspülen, trockentupfen und in 8 bis 10 Stücke zerteilen. Eine Zitrone mit heißem Wasser waschen und abtrocknen, dann die Schale dünn abschälen. Beide Zitronen auspressen. Die Hälfte des Zitronensaftes mit Paprikapulver, Öl, Pfeffer und Salz mischen und über die Hühnerstücke gießen, eine Stunde ziehen lassen.

Den Backofen auf 200 Grad vorheizen.

Die Artischocken waschen, putzen, die äußeren Blätter abschneiden und die Artischocken dann der Länge nach vierteln. Wenn im Inneren der Artischocke Heu ist, dieses herauslösen. Die Artischocken auf ein Backblech legen und mit dem übrigen Zitronensaft beträufeln.

Den Rosmarin auf den Artischocken verteilen, die Kokosfettflöckchen und die Zwiebelstreifen darüber geben und mit Pfeffer und Salz würzen. Die Hühnerteile mit der Haut nach oben dazulegen und mit Weißwein übergießen.

Das Blech auf die mittlere Schiene des Ofens geben und das Huhn bei Umluft mit 180 Grad 45–50 Minuten braten.

Dazu schmeckt Basmatireis.

ZEITAUFWAND: 15 Minuten, 1 Stunde Marinierzeit für die Hühnerstücke berücksichtigen, und 50 Minuten Garzeit.

WIRKUNG: Baut Leberblut auf, löst Stagnationen.

9 · Mussaka vom Lamm dazu Radicciosalat mit Grapefruitspalten und Couscous

ZUTATEN FÜR 4–6 PERSONEN:

F 500 g mageres Hackfleisch vom Lamm
E 1 EL Dinkelmehl
E ½ TL Zimt
M 2 Zwiebeln, fein gehackt
M Pfeffer, frisch gemahlen
W 1 TL Salz
H 1 EL Petersilie, gehackt
F 1 EL frisches Korianderkraut, gehackt
E 30 g Pinienkerne, geröstet
E 4 EL Kokosfett
M ¼ TL Chilipulver

E 4–6 EL Tahin
H 2–3 EL Zitronensaft

ZUBEREITUNG:

Das Backrohr auf 180 Grad C vorheizen.

Das Hackfleisch in eine große Schüssel geben und von allen Seiten mit Mehl bestäuben. Den Zimt und die Zwiebel zugeben, nach Geschmack pfeffern und salzen, mit Petersilie, Koriander, 2 EL Pinienkernen, Kokosfett und Chilipulver vermengen.

Eine flache, 2 Liter fassende Backform dünn mit Kokosfett auspinseln und die Fleischmasse einfüllen. Die Oberfläche glatt streichen. Tahin, Zitronensaft und 1–2 EL Wasser in einer kleinen Schüssel mischen, über die Fleischmischung gießen und mit den restlichen Pinienkernen bestreuen. In der offenen Form 35–40 Minuten backen, bis die Oberfläche braun ist, Blasen bildet und das Fleisch durchgebraten ist. (Messertest: Das Messer sollte heiß sein, nachdem es ½ Minute in der Mitte der Fleischmasse gesteckt hat.)

ZEITAUFWAND: 10 Minuten und 40 Minuten Kochzeit.

WIRKUNG: Wärmend, belebend, stärkt die Abwehrkräfte.

TIPP: Als Beilage eignet sich Couscous nach Grundrezept.

• Radicchiosalat mit Grapefruitspalten

ZUTATEN FÜR 4 PERSONEN:

F 1 Kopf Radicchiosalat
F 1 rosa Grapefruit
E 2 EL Olivenöl
M wenig Pfeffer, frisch gemahlen
W wenig Salz
H 1 EL naturtrüber Essig

ZUBEREITUNG:

Den Radicchio waschen, in kleine Teile zupfen und auf einem flachen Teller anrichten. Die Grapefruit schälen, in kleine mundgerechte Stücke schneiden und ebenfalls auf den Teller geben.

Für die Salatsoße in einem Schraubglas Olivenöl, Pfeffer, Salz sowie den Essig durch kräftiges Schütteln vermischen. Die Soße erst unmittelbar vor dem Servieren über den Salat geben.

ZEITAUFWAND: 8 Minuten

WIRKUNG: Regt die Verdauung an, erfrischt und baut Yin auf.

Durch seine leicht kühlende Note wirkt der Salat ausgleichend zu dem etwas feurigen Lamm-Moussaka.

TIPP: Der Salat kann anstelle mit rosa Grapefruit auch mit einer Orange zubereitet werden. In diesem Fall die Orange als erstes auf dem Teller anrichten.

10 · Tintenfischrisotto

ZUTATEN FÜR 4 PERSONEN:

E 2 EL Kokosfett
M/E 1 Zwiebel, gehackt
E 500 g Karotten, klein gewürfelt
E ½ Selleriestange, klein gewürfelt
E ca. 250 g Rundkornreis
W ca. 300 g Tintenfisch, klein geschnitten
W Salz
H ⅛ l Weißwein
H 500 g passierte Tomaten (im Winter aus der Dose)
H 1 EL Petersilie, gehackt
F ½–1 l Fischfond, erhitzt
E 6 EL Butter
M Pfeffer
H 2 TL Zitronensaft

ZUBEREITUNG:

in einer heißen Pfanne das Kokosfett erhitzen, Zwiebel, Karotten und Stangensellerie darin andünsten, dann den Rundkornreis einstreuen. Die Tintenfischstücke dazugeben, etwas salzen und 10 Minuten unter Rühren anbraten; mit einem Glas Weißwein ablöschen, die passierten Tomaten und die Petersilie dazugeben; eine Kelle heißen Fischfond zufügen und das Risotto bei mittlerer Hitze unter häufigem Rühren garen. Fischfond immer wieder zugeben, wenn die Flüssigkeit aufgenommen ist. Zum Abschluss mit etwas Butter, Pfeffer, Salz und Zitronensaft unterrühren.

ZEITAUFWAND: 15 Minuten und 40 Minuten Kochzeit.

WIRKUNG: Nährend, leicht erfrischend, baut Qi, Blut und Yin auf.

11 · Kalbfleisch mit Artischockenböden

ZUTATEN FÜR 6 PERSONEN:

H 1 Bund Petersilie
F 2 TL Gelbwurz
F 9 Wacholderbeeren (im Mörser grob zerkleinert)
E 1,5 kg Kalbsschulter

E 6 EL Olivenöl
M 4 große Zwiebeln
M 1 EL gemahlener Kümmel
M 1 EL frischer Ingwer (mit Schale)
M Pfeffer, frisch gemahlen
E 6 EL Kokosfett
M 1 Lorbeerblatt
M 250 ml trockener Weißwein
W Salz
H 4 Tomaten
H 2 Zitronen, ausgepresst
F 8 gekochte Artischockenböden

VORBEREITUNG:

Die Artischocken vorkochen: 2–3 EL Zitronensaft mit heißem Wasser zum Kochen bringen, die Stängel der Artischocken etwas kürzen und die Artischocken von den ganz groben äußeren Blättern befreien. Das Heu entfernen und die Artischocken ins heiße Wasser geben, Öl, Kümmel und Salz zugeben und in ca. 20 Minuten weich kochen.

Das Fleisch in 3 cm dicke Scheiben schneiden, die Zwiebeln und die Petersilie klein hacken und den Ingwer reiben.

Zum Marinieren in einer Schüssel der Reihe nach die Petersilie, den Gelbwurz, den Wacholder, das Fleisch, das Öl, die Zwiebel, den Kümmel, Ingwer und Pfeffer miteinander vermengen und 20 Minuten ziehen lassen.

ZUBEREITUNG:

Die Fleischstücke aus der Soße nehmen und in einem großen Topf mit dickem Boden bei normaler Hitze in etwas Kokosfett anbraten. Danach die Marinade, das Lorbeerblatt und den Weißwein hinzufügen und salzen. Das Ganze bei schwacher Hitze zuerst eine halbe Stunde im offenen, dann eine halbe Stunde im zugedeckten Topf schmoren lassen.

In der Zwischenzeit die Tomaten und die Artischockenböden vierteln.

Nach Ende der Schmorzeit die Fleischstücke herausnehmen und warm halten.

Die Tomaten, Zitronensaft und die vorgekochten Artischockenböden in den Topf geben und bei mittlerer Hitze 5–8 Minuten kochen lassen.

Das Fleisch auf einer vorgewärmten Platte anrichten, mit dem Gemüse umlegen und mit dem Kochsud übergießen.

ZEITAUFWAND: 25 Minuten sowie 1 Stunde und 10 Minuten Garzeit.
WIRKUNG: Nährend, bekömmlich, tut der Leber gut.

12 · Flugentenbrust mit Orangenlikör und Rotkohl

ZUTATEN FÜR 4 PERSONEN:

H 2 Flugentenbrüste
F 1 Prise Paprika, edelsüß
E Olivenöl
M Pfeffer
M Orangenlikör
E Kokosfett
W Salz

VORBEREITUNG:

Die Entenbrüste mit Paprika, Olivenöl, Pfeffer und 2 EL Orangenlikör einreiben. Die Gewürze und den Likör mindestens 10 Minuten, wenn genügend Zeit ist ca. 2 Stunden, einwirken lassen.

ZUBEREITUNG:

In einer heißen Pfanne das Kokosfett zum Schmelzen bringen, die Entenbrüste nochmals leicht pfeffern, salzen und von beiden Seiten jeweils 2 Minuten anbraten. Danach bei schwacher Hitze von jeder Seite noch 3–4 Minuten weiterbraten.

ZEITAUFWAND: 12 Minuten und Wirkzeit für die Gewürze und den Likör.
WIRKUNG: Baut Blut auf.

Dazu passt **Rotkohl**

ZUTATEN:

E Butterschmalz
M/E 2 rote Zwiebeln, gehackt
E 1 Prise Vollrohrzucker
M Kümmel, zerstoßen
W Salz
H 1 EL Essig
E 1 Kopf Rotkohl
H 1–2 säuerliche Äpfel, geschält und in Spalten geschnitten
E 1 Hand voll Rosinen (ungeschwefelt), gewaschen
F ca. 3 EL Rotwein
W Wasser oder Brühe

VORBEREITUNG:

Den Rotkohl von den äußeren Blättern befreien, vierteln, den Strunk entfernen und das Kraut in feine Streifen schneiden. Die Apfelspalten und die gewaschenen Rosinen dazu geben.

ZUBEREITUNG:

In einem heißen Topf das Butterschmalz zerlassen, die gehackte Zwiebel darin glasig dünsten, Zucker dazugeben und karamellisieren lassen, einen Teil des Kümmels mitbraten, dann salzen, mit Essig ablöschen. Den vorbereiteten Rotkohl, den Rotwein und den restlichen Kümmel dazugeben und mit ein wenig Wasser oder Brühe weich dünsten.

ZEITAUFWAND: 15 Minuten und mindestens 35 Minuten Kochzeit.

WIRKUNG: Stärkt Milz und Magen.

13 · Hirschragout

ZUTATEN FÜR 4 PERSONEN:

M 600 g Hirschfilet (Lungenbraten oder von der Nuss)
M 1 Prise Pfeffer
M Zwiebel, fein gehackt
E 8 EL Kokosfett
M 1 EL Thymian, gerebelt
M 1 EL Bohnenkraut, gerebelt
W 1 TL Sojasoße
H 2 EL Preiselbeermarmelade
F ⅛ l Rotwein
W ⅛ l Wild- oder Suppenfond
E 6 TL Kuzu
M reichlich Pfeffer, frisch gemahlen
W Salz nach Belieben
H 1 Bund frische Petersilie

ZUBEREITUNG:

Das Hirschfleisch in feine Streifen schneiden und pfeffern. In einer oder in zwei flachen Pfannen Kokosfett erhitzen, das Fleisch einlegen, ca. 3–5 Minuten durchrösten (schwingen) und aus der Pfanne heben. Die Zwiebeln darin anschwitzen und dann ebenfalls aus der Pfanne heben.

Thymian und Bohnenkraut in die Pfanne geben, 1 Tropfen Sojasauce untermengen und die Preiselbeeren dazugeben. Das Ganze mit dem Rotwein ablöschen und die Soße reduzieren (einkochen lassen).

Im Anschluss mit dem Fond aufgießen.
Kuzu in 5 EL kaltem Wasser anrühren und unter die Sauce rühren, kurz aufkochen lassen, bis eine sämige Konsistenz erreicht ist.
Die Zwiebeln und das Hirschfleisch dazugeben, 5 Minuten durchziehen lassen, mit Pfeffer und Salz abschmecken; mit Petersilie servieren.
Dazu passt gedünstete Birne mit ein wenig Preiselbeeren.

VARIANTEN: Ebenso kann man Rehfilet oder Keulen und Rückenstücke vom Feldhasen zubereiten.

ZEITAUFWAND: 15 Minuten.

WIRKUNG: Wärmt, nährt und stärkt die Abwehrkraft, ideal im Spätherbst und Winter.

14 · Roter Camargue-Reis mit Kaninchen und Broccoli

ZUTATEN FÜR 2 PERSONEN:

F 200 g roter Camargue-Reis
F 1 Prise Paprika, edelsüß
E 4 EL Butter
H 300 ml Weißwein
E 200 g Broccoli, in Röschen zerlegt
M Kaninchenkeule
M Pfeffer
M 1 Prise Currypulver
W 120 ml Gemüsebrühe
W Salz
H 2–3 Spritzer Zitronensaft
F frische Basilikumblätter zum Bestreuen

ZUBEREITUNG:

Den Camargue-Reis in einen Topf geben und bei mittlerer Hitze unter Rühren rösten, bis er duftet. Den Topf kurz von der Kochstelle nehmen, das Paprikapulver, die Butter und den Weißwein dazugeben und bei schwacher Hitze aufkochen lassen. Den Broccoli und die Kaninchenkeulen hinzufügen, mit Pfeffer und Curry würzen und mit der Gemüsebrühe aufgießen. Alles bei schwacher Hitze ca. 35 Minuten garen, dann mit Salz und Zitronensaft würzen und mit Basilikumblättchen garniert servieren.

ZEITAUFWAND: 15 Minuten und 50 Minuten Kochzeit.

WIRKUNG: Stärkt das Herz und die Milz, leicht wärmend.

TIPP: Wenn Sie keinen roten Camargue-Reis bekommen, können Sie das Gericht auch mit anderem Reis (z. B. Vollkornreis) zubereiten. Bei rotem Reis können Sie statt Weißwein auch einen kräftigen Rotwein verwenden.

15 · Roggen-Buchweizen-Brei mit Kirschen

ZUTATEN:

F 1 kleine Tasse Roggen
F 2 kleine Tassen heißes Wasser
F 1 kleine Tasse Buchweizen
E 1 Handvoll Cashewnüsse
E Zimtpulver
W 2 Tassen Wasser
H 1 Spritzer Zitronensaft
F frische Kirschen, entkernt
E 1 Ei, getrennt, das Eiweiß zu Schnee geschlagen
E Gerstenmalz zum Süßen

VORBEREITUNG:

Den Roggen am Vortag schroten und ohne Öl im Topf rösten, mit heißem Wasser aufgießen und über Nacht einweichen.

ZUBEREITUNG:

Den Roggen mit Buchweizen, einigen Cashewnüssen, Zimt und nochmals 2 Tassen Wasser 30 Minuten köcheln, dann die Hitze reduzieren und den Brei quellen lassen, bis das Getreide weich ist. Einen Spritzer Zitrone und die entkernten Kirschen zufügen. Das Eigelb und den Eischnee unterheben, nach Belieben süßen.

ZEITAUFWAND: 15 Minuten und 35 Minuten Kochzeit.

WIRKUNG: Nährend, stärkt das Herzblut, wirkt anregend.

TIPP: Im Winter Kirschkompott verwenden.

Die superschnellen Frühstücksideen

	Sympathikustyp	Betatyp	
Getreide/Gemüse/Obst und Nüsse Sommer	(1) Tsampa mit frischen Früchten, kurz gedünstet	(2) Dinkelschrotsuppe mit Früchten der Saison	
Getreide/Gemüse/Obst und Nüsse Winter	(6) Amaranthmüsli	(7) Haferflockenbrei süß mit Kompott aus Äpfeln und Trockenfrüchten	
Suppen Sommer	(11) Gemüsekraftsuppe mit gebratenem Tempeh	(12) Amaranthcremesuppe	
Suppen Winter	(16) Erbsensuppe mit Putenwürstchen	(17) Kichererbsen-Lauch-Suppe	
Bohnen Sommer	(21) Bohneneintopf	(22) Paprika-Tri-Colore gebraten mit Pinto-Bohnen	
Bohnen Winter	(26) Weiße Bohnen mit Salbei	(27) Dinkelgrießbrei mit Bohnen	
Mungbohnen oder Linsen Sommer	(31) Gelber Dal	(32) Karotten-Dal	
Linsen Winter	(36) Pikantes Reis-Congee mit Linsen	(37) Dal nach Anna	
Sojaprodukte	(41) Tempeh mit Gemüse gedämpft	(42) Tempeh gebraten mit Gemüse	
Seitan	(46) Dinkelseitan gebraten mit Gemüse der Saison	(47) Seitan gedämpft mit Gemüse	

A- und V-Balancierter Typ	Parasympathikustyp	Glykotyp
(3) Bulgur mit Paprika-Tri-Colore, mariniert	(4) Buchweizen mit Kürbis-kernen	(5) Spargelstangen gedünstet mit gerösteten Kürbis- und Sonnenblumenkernen
(8) Amaranth-Hirse-Birnen-Frühstück	(9) Haferflockensuppe mit Wurzelgemüse	(10) Gekeimtes Getreide mit Sesampaste
(13) Hühnerkraftsuppe	(14) Kürbissuppe mit Schafs- oder Ziegenkäse	(15) Blumenkohlcremesuppe
(18) Karottensuppe für den Winter	(19) a) Borschtsch traditionell b) Borschtsch schnell	(20) Rinderkraftsuppe
(23) Kichererbsenpüree (Humus)	(24) Bohnenmus mit Kartoffeln	(25) Schnelle Bohnen mit Avocado
(28) Baked Beans ganz schnell	(29) Bohnen-Reis-Suppe	(30) Schnelle Suppe aus schwarzen Bohnen
(33) Mung-Dal	(34) Süße Linsen-Reis-Suppe	(35) Dal aus Beluga-Linsen mit rohen Champignons
(38) Linsensuppe „Mixed Dal"	(39) Specklinsen	(40) Speckstreifen kross gebra-ten mit Linsen
(43) Tempeh mit Gemüse ge-braten oder gedämpft	(44) Tempeh mit Süßkartoffeln	(45) Schwarze Sojabohnen mit gedämpftem Gemüse
(48) Dinkelseitan und Gemüse gedämpft	(49) Seitan gebraten mit Gemüse	(50) Dinkelseitan-Suppe

Forts.: Die superschnellen Frühstücksideen

	Sympathikustyp	**Betatyp**
Pilze Sommer	(51) Austernpilze mit Petersilie, dazu Couscous	--------------
Pilze Winter	(55) Getrocknete Shiitakepilze mit Wurzelgemüse	--------------
Ei Sommer	(59) Roggen-Reis-Brei mit Kirschen	(60) Süße Polenta, dazu Ei
Ei Winter	(64) Eingelegte Wachteleier mit Grünkern und roter Beete	(65) Rührei, Brot und gedünstetes Obst
Geflügel Sommer	(69) Hühnersalat mit Ananas	(70) Hühnerbruststreifen gebraten mit bunten Blattsalaten
Geflügel Winter	(74) Putengeschnetzeltes mit Gemüse	(75) Hühnergeschnetzeltes mit Gemüse
Fisch	(79) Gedünsteter Fisch auf Sojasprossen	(80) Superschnelle Fischpfanne mit Thunfisch
Innereien	--------------	--------------
Fleisch Sommer	--------------	(87) Hackfleisch aus dem Wok, dazu gebratenes Rotkraut
Fleisch Winter	(91) Hackfleischbällchen mit Haferflocken	(92) Schweinekebab mit Reis und Gemüse

A- und V-Balancierter Typ	Parasympathikustyp	Glykotyp
(52) Gemischte Pilzpfanne im Sommer	(53) Austernpilze mit Zuckererbsen	(54) Shiitakepilze mit frischen Kräutern
(56) Gemischte Pilzpfanne im Winter	(57) Shiitakepilze mit Speckwürfeln	(58) Getrocknete Stein- und Shiitakepilze mit Hackfleisch
(61) Spiegeleier mit gedünsteten Tomaten	(62) Zucchini-Quinoa-Omelett	(63) Champignons mit Ei
(66) Kartoffeln mit Ei	(67) Ham und Eggs mit Roggenbrot	(68) Speck mit Ei
(71) Putengeschnetzeltes mit Radicchiosalat	(72) Flugentenbrust mit Feldsalat oder Rucola	(73) Ente mit Waldpilzen
(76) Gekochte Wachteln mit Polenta oder Bulgur	(77) Gänseleber mit Speckwürfeln, dazu Rotkraut	(78) Gänseleber mit gebratenen Champignons
(81) Superschnelle Fischpfanne mit Ölsardinen	(82) Matjesfilet mit Kartoffeln	(83) Lachsfilet mit Pilzen
(84) Hühnerleber	(85) Blutwurstscheiben gebraten	(86) Geröstete Nieren
(88) Geschnetzeltes Rind aus dem Wok	(89) Rindfleischsalat mit Kürbiskernöl	(90) Beef Tartar
(93) Winterliche Putenbrust mit Dörrobst	(94) Geschnetzeltes Lamm aus dem Wok	(95) Lungenhaschee

1 Tsampa mit frischen Früchten, kurz gedünstet

Das Tsampa nach Grundrezept mit eingeweichten Nüssen oder Nussmus zubereiten.
Die Früchte nach Grundrezept dünsten.

2 Dinkelschrotsuppe mit Früchten der Saison

ZUTATEN PRO PERSON:

H 1 EL geschroteter Dinkel
F 1 Prise Kakaopulver
E Früchte der Saison
E 1 EL Pinien- oder Cashewkerne
E ein wenig Schlagsahne
E evtl. 1 TL Ahornsirup

VORBEREITUNG:

Dinkel am Abend schroten und mit der doppelten Menge Wasser über Nacht einweichen. Am nächsten Morgen mit dem Einweichwasser und bei Bedarf zusätzlich etwas frischem Wasser und einer Prise Kakao zu einer Suppe weich köcheln. Beliebiges Obst der Saison sowie Schlagsahne unter das warme Getreide heben, wenn gewünscht mit ein wenig Ahornsirup süßen.

ZEITAUFWAND: 8 Minuten und 30 Minuten Kochzeit (+ Einweichzeit).
WIRKUNG: Erfischend, baut Yin auf.

3 Bulgur mit Paprika-Tri-Colore, mariniert

Den Bulgur nach Grundrezept mit Nüssen kochen.
Rote, grüne und gelbe Paprikaschoten dünsten und unter den fertigen Bulgur heben, mit Öl, Pfeffer, Salz und Essig marinieren.

4 Buchweizen mit Kürbiskernen

Den Buchweizen nach Grundrezept mit Kürbiskernen kochen.

5 Spargelstangen gedünstet mit gerösteten Kürbis- und Sonnenblumenkernen

Den Spargel schälen, kochen oder dämpfen,
etwas zerlassene Butter, geröstete Kürbis- und/oder Sonnenblumenkerne darüber geben,
mit einer Prise Pfeffer und Salz würzen.

6 Amaranthmüsli

ZUTATEN FÜR 2 PERSONEN:

F 1 Tasse Amaranth im ganzen Korn
E 1 Prise Zimt
E 1–2 getrocknete und über Nacht eingeweichte Feigen, klein geschnitten
M 1 Prise Anis
W 1 Prise Salz
H 1 Tasse Dinkelflocken
F ½ TL Kakaopulver
F 1,5 Tassen heißes Wasser
E 4 EL grob gehackte oder gemahlene Nüsse, oder Mandeln
M ¼ TL frischer Ingwer, gerieben

ZUBEREITUNG:

Die Zutaten in der angeführten Reihenfolge in einen Topf geben, aufkochen, auf kleiner Flamme 5 Minuten kochen und danach 15 Minuten bei sehr geringer Hitze quellen lassen.

ZEITAUFWAND: 5 Minuten und 25 Minuten Kochzeit.

WIRKUNG: Nährend und leicht wärmend.

TIPP: Anstelle des heißen Wassers kann auch ganz oder teilweise Johannisbeer- oder Kirschsaft verwendet werden.

7 Haferflockenbrei süß mit Kompott aus Äpfeln und Trockenfrüchten

ZUBEREITUNG KOMPOTT:

Die Äpfel mit den Trockenfrüchten nach Grundrezept dünsten und würzen, evtl. noch ein wenig frischen, geriebenen Ingwer dazugeben.

ZUTATEN HAFERFLOCKENBREI:

E je ½ EL Pinienkerne, Sonnenblumenkerne, Kürbiskerne pro Person
M Haferflocken
M 1 Prise Kardamom
M 1 Prise Koriander

VORBEREITUNG:

Die Sonnenblumen- und Kürbiskerne über Nacht einweichen.

ZUBEREITUNG:

Die Haferflocken mit Wasser im Verhältnis 1:2,5 zustellen, die Sonnenblumen-, Kürbis- und Pinienkerne dazugeben, würzen, 40 Minuten auf kleiner Flamme kochen und zum Schluss noch 10 Minuten auf der warmen Herdplatte quellen lassen und mit dem Kompott servieren.

ZEITAUFWAND: 5 Minuten (Einweichzeit berücksichtigen) und 50 Minuten Kochzeit.

WIRKUNG: Wärmend, stärkt das Herz, nicht bei Schlafproblemen.

TIPP: Den Brei gleich für zwei bis drei Tage vorkochen.

8 Amaranth-Hirse-Birnen-Frühstück

ZUTATEN FÜR 4 PERSONEN:

W 400 ml Wasser
F 30 g Amaranth im ganzen Korn
E 120 g Hirse
E 50 g Walnüsse, grob gehackt
E 1 Prise Zimt
E 1 Prise Vanillepulver
M 1 Prise Anispulver
E 2 große Birnen, geviertelt und entkernt

ZUBEREITUNG:

Das Wasser zum Kochen bringen, Amaranth hinein geben. Die Hirse gründlich waschen und ebenfalls ins kochende Wasser geben. Die Nüsse und Gewürze in der angeführten Reihenfolge beifügen.

Nach 10 Minuten Kochzeit die Birnen auf das Getreide legen und zugedeckt bei kleinster Hitze 15 Minuten garen lassen.

ZEITAUFWAND: 8 Minuten und 25 Minuten Kochzeit.

WIRKUNG: Leicht erfischend, baut Yin auf.

9 Haferflockensuppe mit Wurzelgemüse

ZUTATEN FÜR 4 PERSONEN:

E 4 EL Kokosfett
E klein geschnittenes Wurzelgemüse
M 6 EL Haferflocken
W 2 l heißes Wasser
H 1 Spritzer Zitrone
F 1 Prise Chilipulver
E 1-2 Karotten, in dicke Scheiben geschnitten
M 1 Prise Pfeffer, frisch gemahlen
W 1 TL Salz

Nach ca. 20 Minuten dazugeben:

H 1 Spritzer Zitrone
F 1 Prise Paprika, edelsüß
E 2–3 EL Erdnussmus oder Sesampaste (Tahin)

E Chinakohl, in feine Streifen geschnitten
M Pfeffer
W Sojasoße

ZUBEREITUNG:

Das Kokosfett zum Schmelzen bringen, das Wurzelgemüse kurz darin anbraten,
alle weiteren Zutaten bis inkl. Salz der Reihe nach beifügen und alles mindestens 20 Minuten köcheln.
Anschließend Zitrone, Paprikapulver, Nussmus oder Tahin und Chinakohl dazugeben.
Nochmals 10 Minuten köcheln, dann mit Pfeffer und Sojasoße abschmecken und servieren.

ZEITAUFWAND: 8 Minuten und ca. 40 Minuten Kochzeit.
WIRKUNG: Wärmend und nährend, nicht bei Schlafproblemen.

10 Gekeimtes Getreide mit Sesampaste

Roggen- oder Gerstenkörner ca. 2–3 Tage keimen.
Das gekeimte Getreide nach unserem Grundrezept für das ganze Korn kochen, mit Pfeffer, Kreuzkümmel oder Kümmel und Koriander würzen und mit 1 EL Tahin (Sesampaste) pro Person servieren.

TIPP: Gekeimten Dinkel gibt es auch als fertiges Produkt zu kaufen. Selbst gekeimtes Getreide brauchen Sie vor dem Kochen nicht mehr einzuweichen, wenn sie es gleich nach dem Keimen verwenden.

11 Gemüsekraftsuppe mit gebratenem Tempeh

Die Gemüsekraftsuppe und Tempeh jeweils nach Grundrezept zubereiten.

12 Amaranthcremesuppe

ZUTATEN FÜR 4 PERSONEN:

F 200 g Amaranth im ganzen Korn
F 1 l heiße Gemüsekraftsuppe
E 2 EL Kokosfett
M/E 1 große Zwiebel
E 1 Zucchini oder anderes Sommergemüse, klein geschnitten
M 1 Prise Pfeffer, frisch gemahlen
W 1 TL Salz
H 1 Spritzer Zitronensaft
F 1 Prise Gelbwurz

E 1 EL Schlagsahne
M 1 Prise Pfeffer
M 1 Prise Muskatnuss
M frischer Schnittlauch nach Belieben

ZUBEREITUNG:

Amaranth in der Gemüsekraftsuppe zum Kochen bringen und 10 bis 15 Minuten auf kleiner Stufe köcheln lassen.

In der Zwischenzeit in einer Pfanne das Kokosfett zum Schmelzen bringen, die geschälten Zwiebeln darin glasig dünsten, das Gemüse dazugeben, pfeffern und salzen, dann einen Spritzer Zitronensaft und Gelbwurz in die Suppe geben und 10 Minuten mitgaren lassen. Die Schlagsahne dazugeben und alles mit Pfeffer und Muskatnuss abschmecken. Mit Schnittlauch garniert servieren.

ZEITAUFWAND: 15 Minuten und ca. 25 Minuten Kochzeit.

WIRKUNG: Leicht erfrischend, baut Yin auf.

13 Hühnerkraftsuppe

Die Kraftsuppe nach Grundrezept zubereiten.

14 Kürbissuppe mit Schafs- oder Ziegenkäse

ZUTATEN:

F 1 – 1,5 l heißes Wasser (je nach Größe des Kürbis und gewünschter Konsistenz)
E 1 Hokkaidokürbis
M 1 Prise Pfeffer, frisch gemahlen
M 1 Prise Muskat, frisch gerieben
W 1 TL Salz
H Petersilie
F 1 Prise Paprika, edelsüß
F ein Stück Schafs- oder Ziegenkäse
E Kürbiskerne, angeröstet

ZUBEREITUNG:

Den Hokkaidokürbis waschen, vierteln, die Kerne entfernen und in grobe Stücke schneiden, mit der Schale ins heiße Wasser geben, würzen und salzen. Ca. 20 Minuten zugedeckt kochen. Sobald die Kürbisstücke weich sind, pürieren.

Die Petersilie dazugeben und etwas Paprikapulver unterrühren.

Vor dem Servieren ein Stück rohen Schafs- oder Ziegenkäse in den Teller geben, die heiße Suppe darüber gießen und mit den leicht angerösteten Kürbiskernen bestreuen.

ZEITAUFWAND: 5 Minuten und ca. 20 Minuten Kochzeit.

WIRKUNG: Nährend und harmonisierend.

TIPPS: Die Kürbiskerne in einer Pfanne ohne Fett auf kleinster Flamme anrösten. Der Hokkaidokürbis kann als einziger Kürbis auch mit der Schale, also ungeschält, verwendet werden.

15 Blumenkohlcremesuppe

ZUTATEN:

E Blumenkohl, in Röschen zerlegt
F 1 Prise Paprika, edelsüß
F heiße Fleischbrühe oder Wasser
M 1 Prise Muskatnuss
M 1 Prise Pfeffer
W Salz
H 1 Spritzer Zitronensaft
F 1 Prise Paprika, edelsüß
E pro Person 1 Ei
E Butter

ZUBEREITUNG:

Den Blumenkohl in Röschen zerlegen und in Fleischbrühe oder Salzwasser ca. 20 Minuten kochen, anschließend passieren. Die Suppe würzen, salzen, noch mal kurz aufkochen und mit einem Spritzer Zitrone und Paprikapulver würzen. Zum Schluss etwas Butter dazugeben, die Eier verquirlen und unterziehen.

ZEITAUFWAND: 8 Minuten und ca. 20 Minuten Kochzeit.

WIRKUNG: Nährend, harmonisiert die Verdauungsorgane.

TIPP: Anstelle der Eier kann man auch vorgekochte Bohnen als Suppeneinlage und Eiweißquelle verwenden.

16 Erbsensuppe mit Putenwürstchen

ZUTATEN:

E Kokosfett
M Porree, in Scheiben geschnitten und grob gehackt
M frischer Ingwer, gehackt
M Koriander-, Kümmel-, Fenchelsamen
E getrocknete grüne Erbsen

M Pfeffer, frisch gemahlen
W Wasser, Gemüse- oder Fleischbrühe
W Salz
H Zitrone
F Paprika, edelsüß
M Putenwürstchen

ZUBEREITUNG:

In einem heißen Topf das Kokosfett erhitzen, den Porree, den Ingwer und die Koriander-, Kreuzkümmel- und Fenchelsamen darin anbraten. Die grünen Erbsen dazugeben, mit einer Prise Pfeffer würzen und mit kaltem Wasser oder Brühe aufgießen. Die Erbsen ohne Deckel weich kochen, danach salzen, pürieren und mit Zitrone, Paprikapulver und Kokosfett abschmecken.

Als Einlage eignen sich Putenwürstchen.

ZEITAUFWAND: 12 Minuten und 45–60 Minuten Kochzeit.

WIRKUNG: Das Gericht ist stärkend und wärmend und vor allem für den Winter geeignet.

TIPP: Bei Yin-Mangel die Suppe ohne Porree zubereiten.

17 Kichererbsen-Lauch-Suppe

ZUTATEN FÜR 4 PORTIONEN:

W 1 Tasse gekochte Kichererbsen nach Grundrezept „Zubereitung von Bohnen"
E 1 EL Kokosfett
E 1 mittelgroße Kartoffel, geschält, klein geschnitten
M 1–2 mittelgroße Porreestangen
M 2 Scheiben Ingwer
M Pfeffer, frisch gemahlen
W Salz
W 850 ml Wasser, Gemüse- oder Hühnerkraftsuppe
H ½ EL Zitronensaft
F Gelbwurz
E 1 EL Oliven- oder Kürbiskernöl

VORBEREITUNG:

Die Porreestangen von der Spitze her der Länge nach halbieren, waschen und den Lauch in feine Halb-Ringe schneiden.

ZUBEREITUNG:

Einen Topf mit dickem Boden erwärmen, 1 EL Kokosfett erhitzen, Kartoffeln sowie Porree und Ingwer hineingeben und 5 Minuten anbraten. Mit Pfeffer und Salz würzen, mit Suppe oder Wasser aufgießen und 15 Minuten köcheln. Den Ingwer herausnehmen, dann die Suppe mit einem Teil der Kichererbsen pürieren, die restlichen Kichererbsen dazugeben, mit Zitronensaft und Gelbwurz abschmecken, mit Öl servieren.

ZEITAUFWAND: 15 Minuten und ca. 25 Minuten Kochzeit.

WIRKUNG: Stärkt die Nieren und die Abwehrkraft, sehr nahrhaft.

18 Karottensuppe für den Winter

ZUTATEN FÜR 4 PORTIONEN:

E 4 EL Kokosfett
M ½ Zwiebel, fein gehackt
E ½ kg Karotten, grob geraspelt bzw. in kleine Stücke geschnitten
M 1 Prise Anis
M 1 Prise Muskatnuss, frisch gerieben
M ½ TL frischer Ingwer
W ½ TL Salz
H 1–2 EL frisch gehackte Petersilie, Stängel aufheben
F 1,5 l heißes Wasser, Gemüse- oder Fleischbrühe
F 4 Portionen Schafskäse

ZUBEREITUNG:

In einem heißen Topf Kokosfett erhitzen und die Zwiebel anbraten. Die Karotten darin dünsten, Anis, Muskat, den Ingwer, sowie Salz hinzufügen und alles weiter anbraten. Die Petersilienstängel dazugeben, mit heißem Wasser oder Brühe aufgießen, alles weich kochen und dann pürieren.

Zum Schluss die gehackte Petersilie und Schafskäse unterheben.

ZEITAUFWAND: 15 Minuten und 20 Minuten Kochzeit.

WIRKUNG: Gibt Energie und wärmt.

19 a) Borschtsch traditionell

ZUTATEN FÜR 4 PERSONEN:

E 2 Rinderknochen
E 300 g Rindfleisch (z. B. Gulaschfleisch)
E 4 mittelgroße rote Beete
M 5–7 schwarze Pfefferkörner

M 1–2 Lorbeerblätter
W Salz
E Gemüse (½ Kopf Weißkraut, 1–2 Karotten, 1–2 Kartoffeln)
M 1–2 Zwiebeln
F Dill zum Anrichten
H 1 Becher saure Sahne

ZUBEREITUNG:

Die Knochen und das Fleisch in einem großen Topf mit kaltem Wasser zum Kochen bringen. Das Wasser nach dem Sieden wegschütten, den Topf gründlich waschen und die Knochen und das Fleisch heiß abbrausen und mit frischem heißem Wasser aufsetzen. Die rote Beete geschält dazugeben, dann Pfefferkörner, Lorbeerblätter und reichlich Salz hinzufügen und alles 1-2 Stunden kochen.

In der Zwischenzeit das restliche Gemüse schälen und in Stücke schneiden. Die rote Beete und das Fleisch aus der Suppe nehmen, in Stücke schneiden, zurückgeben, dann das Gemüse dazugeben und kochen, bis es gar ist.

Mit Dill garniert anrichten.

ZEITAUFWAND: 20 Minuten und 2–2,5 Stunden Kochzeit.

WIRKUNG: Stärkt die Mitte, nährt das Blut, unterstützt die Blutzirkulation.

TIPP: Am besten schmeckt das Borschtsch am nächsten Tag.

TIPP: Mit reichlich saurer Sahne servieren.

19 b) Borschtsch schnell

ZUTATEN:

E Rinderkraftsuppe
E 4 mittelgroße rote Beete
M 5–7 schwarze Pfefferkörner
M 1–2 Lorbeerblätter
W Salz
E 1–3 EL Lopino, in Würfel geschnitten

ZUBEREITUNG:

Die rote Beete waschen, ungeschält mit den Gewürzen kochen bis sie weich ist, danach schälen und in Stücke schneiden.

Das Kochwasser der roten Beete mit der Rinderkraftsuppe 1:1 mischen, die rote Beete in die Suppe geben, Lopinowürfel darunter mischen und servieren.

ZEITAUFWAND: 10 Minuten und 25–50 Minuten Kochzeit (ja nach Größe der roten Beete).
WIRKUNG: Stärkt die Mitte, nährt das Blut, unterstützt die Blutzirkulation.

20 Rinderkraftsuppe

Die Kraftsuppe nach Grundrezept zubereiten. Als Suppeneinlage eignen sich Leberknödel (die es auch fertig zu kaufen gibt) oder Teile vom Suppenfleisch und Gemüse wie Stangensellerie und Champignons.

21 Bohneneintopf

Eine beliebige Bohnensorte nach Grundrezept kochen.
Tomaten, Zucchini und Auberginen (Melanzani) weich kochen, die Bohnen hinzufügen und mit Kreuzkümmel, Koriander, Oregano, Thymian würzen, reichlich salzen und zum Schluss mit einem Spritzer Essig abschmecken.

22 Paprika-Tri-Colore gebraten mit Pinto-Bohnen

Die Paprika schneiden, in der Pfanne braten und würzen, die vorgekochten und aufgewärmten Pinto-Bohnen dazu geben, mit frischen Kräutern bestreuen und servieren.

23 Kichererbsenpüree (Humus)

ZUTATEN FÜR 2-3 PORTIONEN:

W ½ Tasse Kichererbsenmehl
W 1,5 Tassen heißes Wasser
H Saft von 2 Zitronen
F Gelbwurz
E 3 EL Tahin
E 2 EL Olivenöl
M 1 Prise Chili
M Pfeffer, frisch gemahlen
M *Salz*
F frische Chicoreeblätter
E schwarze Sesamkörner zum Garnieren

ZUBEREITUNG:

Das Kichererbsenmehl mit heißem Wasser anrühren, den Zitronensaft und alle anderen Zutaten und Gewürze in der angegebenen Reihenfolge dazugeben, mit Chicoree garnieren, schwarzen Sesam darüber streuen und servieren.

ZEITAUFWAND: 10 Minuten

WIRKUNG: Nährend, stärkt die Nieren, leicht erfrischend.
HINWEIS: Anstelle des sonst üblichen Knoblauchs werden in diesem Rezept andere scharfe Gewürze verwendet.
TIPP: Wer Zeit und Lust hat, kann statt Kichererbsenmehl auch Kichererbsen einweichen, kochen, pürieren und würzen wie hier angeführt.

24 Bohnenmus mit Kartoffeln

ZUTATEN FÜR 1 PERSON:

W 2–3 EL Bohnen (beliebige Sorte), vorgekocht nach Grundrezept
E 1 EL Kokosfett
M frischer Ingwer, fein gerieben
M 1 kleine Zwiebel, fein geschnitten
M 1 Prise Chili
M 1 Prise Curry
W 1 Prise Salz
H 1 Spritzer Zitronensaft
F Paprika, edelsüß
E 1 Apfel, in kleine Stücke geschnitten
M Pfeffer, frisch gemahlen
H frische Petersilie

ZUBEREITUNG:

Die Bohnen pürieren.

Eine Pfanne heiß werden lassen, Kokosfett darin zum Schmelzen bringen, den Ingwer und die Zwiebel anbraten, mit Chili und Curry sehr maßvoll würzen, die Bohnen dazugeben, salzen, einen Spritzer Zitronensaft und das Paprikapulver hinzufügen, den Apfel mitdünsten, mit Pfeffer und Salz abschmecken. Alles ungefähr 10 Minuten dünsten, bis der Apfel weich ist.

ZEITAUFWAND: mit vorgekochten Bohnen 10 Minuten und 10 Minuten Kochzeit.
WIRKUNG: Gibt Energie, stärkt die Nieren.
TIPP: Das Mus passt sehr gut zu gekochten Kartoffeln.

25 Schnelle Bohnen mit Avocado

ZUTATEN FÜR 4 PERSONEN:

E 2 Avocados
E ½ EL geröstetes Sesamöl
M ¼ TL frischer Ingwer, gerieben
M 1 Prise Chili oder ein wenig Thymian

M 1 Prise Curry oder ein wenig Rosmarin
W 4–8 EL vorgekochte Bohnen
W Sojasoße
H 1 Spritzer Zitrone

ZUBEREITUNG:

Die Avocados schälen und halbieren. Pro Portion je eine halbe Avocado anrichten.

In einer heißen Pfanne Sesamöl erhitzen und danach alle anderen Zutaten in der angegebenen Reihenfolge dazu geben, alles unter Rühren erhitzen. Je 1–2 EL warme Bohnen in die Avocadohälften füllen, Zitrone darüber träufeln und servieren.

ZEITAUFWAND: mit vorgekochten Bohnen 5 Minuten und 5 Minuten Kochzeit.

WIRKUNG: Nährend, harmonisierend.

26 Weiße Bohnen mit Salbei

Die weißen Bohnen nach Grundrezept vorkochen, mit ein wenig Öl oder Kokosfett aufwärmen, mit Curry, Koriander, Chili, Sojasoße, Essig und frischen Salbeiblättern würzen.

27 Dinkelgrießbrei mit Bohnen

ZUTATEN FÜR 1 PORTION:

H ca. 2 EL Dinkelgrieß
F ca. 100 ml heißes Wasser
E ca. 50 ml flüssige Sahne
E 1 kleines Stück Zimtstange
E 1 Prise Vanillepulver
M 1 Prise Kardamom
W 1 Prise Salz
W 1 EL vorgekochte Adzukibohnen
H 1 Spritzer Zitronensaft
F 1 Prise Kakao
E etwas Butter
E 1–2 EL geröstete Mandeln
E evtl. schwarzer Sesam

ZUBEREITUNG:

Den Dinkelgrieß ohne Fett vorsichtig anrösten bis er duftet, das heiße Wasser und alle anderen Zutaten in der angeführten Reihenfolge dazugeben und unter Rühren aufkochen lassen, dann den Brei mit geschlossenem Deckel ca. 10–15 Minuten ziehen lassen, mit gerösteten Mandeln servieren und nach Belieben mit im Mörser zerkleinertem schwarzen Sesam bestreuen.

TIPP: Der Brei lässt sich auch aus Kamut- oder Weizengrieß herstellen.

ZEITAUFWAND: Mit vorgekochten Bohnen 8 Minuten und 20 Minuten Kochzeit.

WIRKUNG: Stärkt die Nieren, leitet Feuchtigkeit aus.

28 Baked Beans ganz schnell

ZUTATEN FÜR 1–2 PERSONEN:

H 1 Dose Tomaten
F Gelbwurz
E 1 Tropfen Öl
M Oregano oder Basilikum getrocknet
M ¼ TL Bohnenkraut
W 4–6 EL vorgekochte Bohnen (Weiße Bohnen, Wachtel-, Augenbohnen oder Kichererbsen)
W ⅛ TL Salz

ZUBEREITUNG:

Die Zutaten der Reihe nach in einen Topf geben, aufwärmen und 10 Minuten auf kleiner Flamme kochen.

ZEITAUFWAND: Mit vorgekochten Bohnen 3 Minuten und 10 Minuten Kochzeit.

WIRKUNG: Baut Yin auf, leicht erfischend, stärkt die Nieren.

29 Bohnen-Reis-Suppe

ZUTATEN:

W 1 Tasse 2 Tage lang eingeweichte Adzukibohnen
W 6 Tassen Wasser
H 1 Spritzer Zitronensaft
F 1 Prise Kakaopulver
E ¼ Tasse Rundkornreis
E ein wenig Gerstenmalz zum Süßen

ZUBEREITUNG:

Die Adzukibohnen mit Wasser in einen Topf geben, Zitronensaft, Kakaopulver und Rundkornreis dazugeben und alles aufkochen. Dann so lange mit geringer Hitze köcheln, bis ein dünner Brei entstanden ist. Bei Bedarf süßen und pürieren.

ZEITAUFWAND: 5 Minuten (Einweichzeit berücksichtigen) und ca. 2 Stunden Kochzeit.
WIRKUNG: Kräftigt die Nieren, Milz und Magen, leitet Feuchtigkeit aus.
TIPP: Anstelle von Reis kann man auch Gerste oder Yi Yi Ren verwenden, was die feuchtigkeitsausleitende Wirkung verstärkt.

30 Schnelle Suppe aus schwarzen Bohnen

ZUTATEN FÜR 4 PORTIONEN:

E 4 EL Kokosfett
M 3 EL Zwiebel, fein gehackt
E 1 Prise Zucker
F 1 TL Kreuzkümmel
M ½ TL Rosmarin
W 2 große Tassen gekochte schwarze Bohnen
W 1,5 Tassen reines Wasser
H ⅓ Tasse frischer Zitronensaft
H 1 Tomate, klein geschnitten
F ¼ TL Paprika, edelsüß
E 4 EL Olivenöl
M ½ TL Koriandersamen
M 1 TL Bohnenkraut
W ½ TL Salz
F ein paar frische Korianderblätter

ZUBEREITUNG:

In einem heißen Topf das Kokosfett zum Schmelzen bringen, die Zwiebel darin glasig dünsten, eine Prise Zucker, sowie den Kreuzkümmel und den Rosmarin kurz mitbraten. Danach die gekochten schwarzen Bohnen beifügen und mit dem Wasser zum Kochen bringen.

Nach etwa 10 Minuten Kochzeit den Zitronensaft, Tomaten, das Paprikapulver, Olivenöl, Koriandersamen und das Bohnenkraut einrühren, salzen und weitere 5 Minuten kochen. Nochmal mit etwas Paprikapulver würzen und mit frischen Korianderblättern servieren.

ZEITAUFWAND: Mit vorgekochten Bohnen 10 Minuten und 20 Minuten Kochzeit.
WIRKUNG: Baut Blut und Yin auf, stärkt die Nieren.

31 Gelber Dal

ZUTATEN FÜR 4 PORTIONEN:

W 250 g Mungbohnen

W 1 l heißes Wasser
H 1 Spritzer Zitronensaft
F ½ TL Gelbwurz
E 1 Prise Zimt
M 2 Lorbeerblätter
M etwas frischer Ingwer, gerieben
M ¼ TL Kreuzkümmel (Cumin), gemahlen
W ½–1 TL Salz
H 1 EL frische Petersilie, gehackt

VORBEREITUNG:
Die Mungbohnen über Nacht einweichen, das Einweichwasser täglich wechseln. Vor dem Kochen das Einweichwasser wegschütten.

ZUBEREITUNG:
Die Mungbohnen mit dem heißen Wasser, dem Zitronensaft, Gelbwurz, Zimt, Lorbeerblättern und dem geriebenen Ingwer sowie dem Kreuzkümmel aufsetzen und etwa 40 Minuten weich kochen. Zum Schluss salzen und mit Petersilie bestreut servieren.

ZEITAUFWAND: 5 Minuten (Einweichzeit der Mungbohnen beachten) und ca. 40 Minuten Kochzeit.

WIRKUNG: Stärkt die Nieren, erfrischend.

32 Karotten-Dal

ZUTATEN:
W 250 g rote Linsen
W 1 l klare Gemüsebrühe oder Wasser
H 1 Spritzer Zitronensaft
F ¼ TL Gelbwurz
E ½ kg Karotten, in feine Scheiben geschnitten
M 1 Lorbeerblatt
E 2–3 EL Ghee oder Kokosfett
M ¼ TL frischer Ingwer
M 1 Prise Muskat
M 1 TL Kreuzkümmel
M ½ TL Koriander
M ½ TL Kardamom
M Pfeffer, frisch gemahlen
W 1 TL Salz
H/*F* frische Kräuter: je 1 EL frische Petersilie und Basilikum, fein gehackt

E 4 EL Schlagsahne

ZUBEREITUNG:

Die roten Linsen mit Brühe oder Wasser, dem Zitronensaft, dem Gelbwurz, der Hälfte der Karotten und dem Lorbeerblatt aufsetzen und zugedeckt langsam ½ Stunde weich kochen. Bei Bedarf etwas heiße Flüssigkeit nachgießen.

Währenddessen die restlichen Karotten in ¼ l Suppe ca. 7 Minuten dünsten und danach warm stellen.

Separat das Ghee oder Kokosfett erhitzen, den Ingwer, Muskat, sowie Kreuzkümmel, Koriander und Kardamom kurz anrösten, mit den gekochten Linsen vermengen, das Lorbeerblatt entfernen und alles pürieren, dann mit Pfeffer und Salz würzen. Einen Teil der Petersilie und der Basilikumblättchen dazu geben. Danach die restlichen Karotten und die Schlagsahne unterziehen, nochmal mit Pfeffer und Salz abschmecken, mit den restlichen Kräutern bestreuen und servieren.

ZEITAUFWAND: 20 Minuten und ca. 30 Minuten Kochzeit.

WIRKUNG: Gibt Energie, harmonisiert die Verdauungsorgane.

33 Mung-Dal

ZUTATEN:

E 1 EL Ghee oder Kokosfett
M 1 TL Senfsamen
M 1 TL Koriandersamen
W 250 g Mungbohnen
W ½ bis ¾ l frisches Wasser
H 1 TL Zitronensaft
F ½ TL Gelbwurz
E ½ TL Zimt
M ½ TL Curry
E 1 TL Zucker
M 1 Prise Pfeffer
W ½ TL Salz

VORBEREITUNG:

Die Mungbohnen über Nacht einweichen das Einweichwasser vor dem Kochen wegschütten.

ZUBEREITUNG:

In einem heißen Topf das Ghee oder Kokosfett zum Schmelzen bringen, die Senf- und Koriandersamen darin so lange erwärmen bis sie anfangen zu springen. Die Mungbohnen und das Wasser dazugeben, mit dem Zitronensaft, Gelbwurz, Zimt, Zucker und Curry würzen und ca. 1,5 Stunden kochen lassen bis die Bohnen weich sind. Danach mit Pfeffer und Salz abschmecken.

ZEITAUFWAND: 10 Minuten (Einweichzeit der Mungbohnen beachten) und 1,5 Stunden Kochzeit.

WIRKUNG: Baut Yin der Nieren auf, leicht kühlend.

34 Süße Linsen-Reis-Suppe

ZUTATEN FÜR 4 PORTIONEN:

M ½ Tasse Rundkornreis
W 1 Tasse Linsen (im Trockenzustand)
W 4,5 Tassen Wasser
H 1 Spritzer Zitronensaft
F 1 Prise Kakaopulver
E 1 Prise Zimt
M 1 Prise Kardamom
M 1 Prise Koriander
E evtl. Gerstenmalz

VORBEREITUNG:

Die Linsen über Nacht einweichen.

ZUBEREITUNG:

Den Reis mit den Linsen und dem Wasser zustellen. Nach dem Aufwallen des Wassers und Abschöpfen des Schaums den Zitronensaft und das Kakaopulver hinzufügen, mit Zimt, Kardamom und Koriander würzen und dann mit geringer Hitze 2 Stunden kochen bis ein dünner Brei entstanden ist. Bei Bedarf süßen und pürieren.

ZEITAUFWAND: 5 Minuten und 2 Stunden Kochzeit, Einweichzeit berücksichtigen.

WIRKUNG: Kräftigt die Nieren, Milz und Magen, leitet Feuchtigkeit aus.

HINWEIS: Die süße Suppe kann auch für mehrere Tage vorgekocht und im Kühlschrank aufbewahrt werden.

TIPP: Anstelle von Reis können Sie auch Gerste oder Yi Yi Ren verwenden, was die feuchtigkeitsausleitende Wirkung verstärkt.

35 Dal aus Beluga-Linsen mit rohen Champignons

ZUTATEN FÜR 2 – 3 PORTIONEN:

W 1 Tasse Beluga-Linsen
W 2 Tassen Wasser
H 1 Spritzer Zitrone

F Paprika, edelsüß
E 6 EL Olivenöl
M ¼ TL Kreuzkümmel
M 1 Lorbeerblatt
W ½ TL Salz
H 1 Spritzer Zitrone
E ca. 8 – 15 Champignons (je nach Größe und Belieben)

ZUBEREITUNG:

Die Linsen gut waschen und mit dem Wasser zum Kochen bringen. Nach dem Abschöpfen des Schaums die Zitrone und das Paprikapulver dazu geben, mit Öl, Kreuzkümmel und dem Lorbeerblatt ca. 50 Minuten kochen.

In der Zwischenzeit die Champignons waschen, trocken tupfen und in feine Scheiben schneiden. Danach das Lorbeerblatt entfernen, das Dal salzen und pürieren, mit Zitrone und Paprikapulver abschmecken und die rohen Champignons unter das heiße Dal heben.

ZEITAUFWAND: 10 Minuten und 50 Minuten Kochzeit.

WIRKUNG: Unterstützt die Nierenenergie, leitet Schleim aus.

36 Pikantes Reis-Congee mit Linsen

ZUTATEN:

M Reis-Congee
W Linsen, vorgekocht
W Salz
H 1 Spritzer Zitronensaft
F 3 – 5 Wacholderbeeren, gemörsert
F 1 TL Bockshornkleesamenpulver
H unpasteurisierter Essig
H 1 EL frische Petersilie, fein gehackt

VORBEREITUNG:

Ein Congee aus Reis nach Grundrezept zubereiten.

Die Linsen über Nacht einweichen und nach Grundrezept kochen.

ZUBEREITUNG:

Das Reis-Congee mit den Linsen vermischen, salzen, mit Zitrone, den Wacholderbeeren und Bockshornkleesamenpulver würzen und erhitzen. Vom Herd nehmen und mit Essig abschmecken. Dabei sollte das Gericht nicht mehr köcheln, damit die verdauungsaktiven Enzyme im Essig nicht zerstört werden.

Mit frischer Petersilie servieren.

Nach Belieben können Sie auch frisches Gemüse mitkochen.

WIRKUNG: Nährend und leicht erwärmend, sättigend, gibt Energie und baut Yin auf.

ZEITAUFWAND: Mit vorgekochten Linsen und Reis-Congee 10 Minuten und 10 Minuten Kochzeit zum Aufwärmen.

TIPP: Das Gericht kann für 2–3 Tage vorgekocht werden. Nach dem Aufwärmen gibt man nochmals eine kleine Menge unpasteurisierten Essig, und/oder frische Kräuter dazu, um es bekömmlicher zu machen.

37 Dal nach Anna

ZUTATEN:

W 1 Tasse rote Linsen
W 2 Tassen Wasser
H 1 Spritzer Zitrone
F Gelbwurz
E 1½ EL Olivenöl
M Kreuzkümmel
M 1 Prise Muskat
M Pfeffer, frisch gemahlen
W ¼ TL Salz
H ein paar Spritzer Zitrone

ZUBEREITUNG:

Die roten Linsen mit dem Wasser zum kochen bringen, den dabei entstehenden Schaum abschöpfen, mit Zitrone und Gelbwurz würzen. Öl dazugeben und mit Kreuzkümmel, Muskat und Pfeffer würzen. Nach einer halben Stunde Kochzeit die Linsen pürieren und salzen. Die Zitrone zum Abschluss verleiht dem Dal gemeinsam mit dem Muskat eine ganz besondere Note.

ZEITAUFWAND: 5 Minuten und ca. 30 Minuten Kochzeit.

WIRKUNG: Fördert die Nierenenergie.

TIPP: Dieses Dal kann man auch mit schwarzen Linsen zubereiten, dann ca. 1 Stunde kochen

38 Linsensuppe „Mixed Dal“

ZUTATEN:

W 1 Tasse Rote Linsen
W 1 Tasse Mungbohnen
W 1 Tasse Gelbe Linsen

M/E 2 Zwiebeln, gehackt
M 2 Knoblauchzehen, gehackt
M ½ EL Ingwerwurzel, gehackt
E 4 EL Kokosfett
E 1 – 2 Karotten, gewürfelt
E ½ Sellerieknolle, gewürfelt
E 1 – 2 Stangen Sellerie, gewürfelt
M 15 cm Lauchstange, fein gehackt
H 3 EL Zitronensaft
F 1 TL Gelbwurz
F 1 TL Paprikapulver
E 1 Prise Zimt
M ½ TL Gewürznelke, gemahlen
M 2 TL Kreuzkümmel, gemahlen
M 1 – 2 Prisen Chilipulver
W 1 l heißes Wasser
W 3 – 4 TL Salz
E 4 EL Olivenöl
H ein paar Spritzer Essig (naturtrüb)
H 1 EL frische Petersilie

VORBEREITUNG:

Die gelben Linsen und die Mungbohnen für mindestens 1 Stunde in kaltem Wasser einweichen. Danach das Einweichwasser wegschütten und die Linsen und die Mungbohnen abspülen.
Die Roten Linsen ebenfalls gründlich abspülen.

ZUBEREITUNG:

Zwiebel, Ingwer und Knoblauch im Fett leicht anbraten. Das Gemüse in der angegebenen Reihenfolge beifügen, sämtliche Linsen und die Mungbohnen beigeben, mit Zitronensaft säuern, die Gewürze der Reihe nach hinzufügen und mit dem heißen Wasser aufgießen. Das Dal in ca. 45 Minuten weich dünsten, wenn nötig noch Wasser hinzufügen und salzen. Mit Olivenöl und Essig abrunden und mit Petersilie bestreut servieren.

ZEITAUFWAND: 15 Minuten und ca. 60 Minuten Kochzeit.

WIRKUNG: Fördert die Nierenenergie.

39 Specklinsen

Die Linsen nach Grundrezept kochen.

Speckwürfel in einer heißen Pfanne langsam andünsten, mit 1 Prise Pfeffer, frischem Ingwer, Majoran, Rosmarin und Salz würzen, die Linsen dazugeben und langsam wärmen, abschließend mit einem Spritzer Essig würzen.

ZEITAUFWAND: Mit vorgekochten Linsen 10 Minuten.

40 Speckstreifen kross gebraten mit Linsen

Berglinsen nach Grundrezept kochen.

Speckstreifen ohne Fett kross anbraten, die Linsen in der Zwischenzeit aufwärmen und mit einer Prise Chili, ein wenig frisch geriebenem Ingwer, Majoran oder Oregano oder Basilikum, Salz und Petersilie, sowie einem Spritzer Essig würzen.

Die Linsen gemeinsam mit dem Speck servieren.

ZEITAUFWAND: Mit vorgekochten Linsen 10 Minuten.

41 Tempeh mit Gemüse gedämpft

Gemüse und Tempeh im Dampfgarer dämpfen und anschließend nach Grundrezept würzen.

42 Tempeh gebraten mit Gemüse

Tempeh und Gemüse nach Grundrezept zubereiten.

43 Tempeh mit Gemüse gebraten oder gedämpft

Tempeh und Gemüse nach Grundrezept zubereiten.

44 Tempeh mit Süßkartoffeln

Tempeh nach Grundrezept zubereiten. Die Süßkartoffeln schälen, in dünne Scheiben schneiden, in Kokosfett anbraten und mit Kreuzkümmel- und Koriander, etwas Muskat sowie Salz würzen.

ZEITAUFWAND: 10 Minuten und ca. 20 Minuten Kochzeit.

WIRKUNG: Nährend, stärkt Nieren und Verdauungsorgane.

45 Schwarze Sojabohnen mit gedämpftem Gemüse

Die Bohnen und Gemüse wie z. B. Stangensellerie, Champignons und Tomaten nach Grundrezept zubereiten.

46 Dinkelseitan gebraten mit Gemüse der Saison

Seitan und das Gemüse nach Grundrezept zubereiten.

47 Seitan gedämpft mit Gemüse

Seitan und das Gemüse nach Grundrezept zubereiten.

48 Dinkelseitan und Gemüse gedämpft

Seitan und das Gemüse nach Grundrezept zubereiten.

49 Seitan gebraten mit Gemüse

Seitan und das Gemüse nach Grundrezept zubereiten.

TIPP: Seitan ist nur geeignet, wenn keine Weizenunverträglichkeit vorliegt.

50 Dinkelseitan-Suppe

Seitan dämpfen oder braten nach Grundrezept, dann als Suppeneinlage in einer beliebigen Suppe verwenden.

TIPP: Seitan ist nur geeignet, wenn keine Weizenunverträglichkeit vorliegt.

51 Austernpilze mit Petersilie, dazu Couscous

Couscous nach Grundrezept kochen.

Die Austernpilze waschen, trocken tupfen und kurz scharf anbraten. Die Hitze reduzieren, mit einer Prise Chilipulver, Kreuzkümmel, Koriander, Thymian sowie Salz würzen, alles zugedeckt ca. 15 Minuten dünsten und dann mit Petersilie und Couscous servieren.

52 Gemischte Pilzpfanne im Sommer

ZUTATEN:

E 800g frische Pfifferlinge (Eierschwammerl), geputzt, oder andere Pilze: Austern-, Shiitakepilze, Champignons, Judasohren (Mu-Err)
E Kokosfett
M Zwiebel, fein gehackt
F 1 TL Paprikapulver
M 1 TL Majoran, gerebelt
M 1 TL Basilikum, gerebelt
M Pfeffer aus der Mühle
E 1 EL Kuzu
W 2 EL Wasser
W 1 – 2 TL Salz
H Spritzer Essig

VORBEREITUNG:

Siehe Rezept Nr. 57.

ZUBEREITUNG:

In einer Pfanne Kokosfett zum Schmelzen bringen, die Zwiebel darin goldbraun rösten, das Paprikapulver beigeben, umrühren und gleich die Pilze hinzufügen, pfeffern, würzen, salzen und mit Essig ablöschen, wieder durchrühren und zugedeckt ca. 10 Minuten weich dünsten. Sollten die Pilze zu viel Flüssigkeit lassen, diese zum Teil abgießen. Kuzu im kalten Wasser anrühren und der Pilzpfanne beimengen, 3 Minuten aufkochen lassen.

ZEITAUFWAND: 10 Minuten und ca. 20 Minuten Kochzeit.

WIRKUNG: Bewegt das Qi, leitet Feuchtigkeit und Schleim aus.

53 Austernpilze mit Zuckererbsen

Die Austernpilze und die Zuckererbsen im Dampfgarer weich dünsten, danach nach Grundrezept für Gemüse marinieren.

54 Shiitakepilze mit frischen Kräutern

Frische Shiitakepilze in mundgerechte Stücke schneiden, weich dünsten, mit Pfeffer, Salz und frischen Kräutern würzen.

55 Getrocknete Shiitakepilze mit Wurzelgemüse

Getrocknete Shiitakepilze 15 Minuten in heißem Wasser einweichen, dann Stängel entfernen und in mundgerechte Stücke schneiden, mit Wurzelgemüse (Suppengrün) 15 Minuten im Dampfgarer weich dünsten und nach dem Grundrezept für Gemüse marinieren.

56 Gemischte Pilzpfanne im Winter

ZUTATEN:

E 300g getrocknete Pfifferlinge (Eierschwammerl) oder andere Pilze: Austern-, Shiitakepilze, Champignons, Judasohren (Mu-Err)
E Kokosfett
M Zwiebel, fein gehackt
F 1 TL Paprikapulver
M 1 TL Majoran, gerebelt
M 1 TL Basilikum, gerebelt
M Pfeffer aus der Mühle
E 1 EL Kuzu
W 2 EL Wasser
W 1-2 TL Salz
H Spritzer Essig

VORBEREITUNG:

Siehe Rezept Nr. 57.

ZUBEREITUNG, ZEITAUFWAND UND WIRKUNG:

Siehe Rezept Nr. 52.

57 Shiitakepilze mit Speckwürfeln

ZUTATEN:

E Kokosfett
E Shiitakepilze (frisch oder getrocknet)
M Majoran
M Oregano
M Prise Chilipulver
M Pfeffer
W Speckwürfel
W Salz

VORBEREITUNG:

Frische Pilze gründlich reinigen (nicht zu lange dem Wasser auszusetzen, idealerweise mit einer Pilzbürste oder einem Küchentuch nur trocken abreiben). Je nach Größe ganz lassen oder schneiden.
Getrocknete Pilze 10 Minuten in heißem Wasser ansetzen, dann in mundgerechte Stücke schneiden, evtl. Stiele entfernen.

ZUBEREITUNG:

Die Speckwürfel bei mäßiger Hitze sanft anbraten, herausheben und kurz zur Seite stellen. Im Fett der Speckwürfel die Shiitakepilze zunächst kurz stark anbraten, dann fertig dünsten, die Gewürze der Reihe nach beifügen und zum Schluss die Speckwürfel wieder dazugeben.

ZEITAUFWAND: 10 Minuten und 15 Minuten Kochzeit.

WIRKUNG: Bewegt das Qi, leitet Feuchtigkeit und Schleim aus.

58 Getrocknete Stein- und Shiitakepilze mit Hackfleisch

Getrocknete Pilze 15 Minuten in heißem Wasser einweichen, dann Stiele entfernen und in mundgerechte Stücke schneiden.
In der Zwischenzeit das Hackfleisch in reichlich Kokosfett scharf anbraten, die Pilze beifügen, kurz scharf mitbraten, dann die Hitze reduzieren und der Reihe nach mit gerebeltem Majoran, Thymian und Rosmarin sowie Pfeffer und Salz würzen.

59 Roggen-Reis-Brei mit Kirschen

ZUTATEN:

F ¾ Tasse Roggen
M ¾ Tasse Rundkornreis
E 1 Handvoll Cashewnüsse
E Zimt
H Zitronensaft
E frische Kirschen, entkernt
E 1 Ei, getrennt
E Gerstenmalz

ZUBEREITUNG:

Den Roggen schroten und ohne Fett im Topf rösten; in kochendes Wasser einstreuen und über Nacht einweichen; am nächsten Tag mit einigen Cashewnüssen, Reis, Zimt und Wasser 30 Minuten köcheln und auf der warmen Platte quellen lassen, bis das Getreide weich ist. Einen Spritzer Zitrone zufügen, ebenso die Kirschen, das Eigelb und den steif geschlagenen Eischnee unterheben. Nach Bedarf süßen.

ZEITAUFWAND: 15 Minuten und 45 Minuten Kochzeit.

WIRKUNG: Stärkt das Qi von Milz und Herz, nährt das Blut.

60 Süße Polenta, dazu Ei

ZUTATEN:

F 2 Tassen heißes Wasser
E 1 Tasse Minuten-Polenta
E Trockenfrüchte
M Kardamom
W Salz
H Zitronensaft
F Kakaopulver
E reifes Obst je nach Saison, klein geschnitten

ZUBEREITUNG:

Das Wasser erhitzen, den Maisgrieß einstreuen, die Trockenfrüchte dazugeben und auf kleiner Flamme unter häufigem Umrühren aufkochen und quellen lassen.

Mit Kardamom, etwas Salz, einem Spritzer Zitronensaft, und dem Kakaopulver würzen. Reifes Obst nach Saison klein geschnitten dazugeben und durchwärmen lassen.

ZEITAUFWAND: 10 Minuten und 10 Minuten Kochzeit.

WIRKUNG: Nährend, harmonisierend.

TIPP: Dieses Gericht ist lecker, enthält aber zu wenig Eiweiß und Fett, um bis zum Mittag zu sättigen. Deshalb eignen sich ein weich gekochtes Ei und Nüsse als Ergänzung.

61 Spiegeleier mit gedünsteten Tomaten

Tomaten nach Grundrezept dünsten (siehe „Gemüse anbraten“), Spiegeleier zubereiten, würzen und auf die Tomaten geben. Bei Bedarf 1 Scheibe Brot mit Butter dazu essen.

62 Zucchini-Quinoa-Omelette

ZUTATEN:

E Kokosfett
M/E Zwiebel, klein geschnitten
E Zucchini, zuerst in Scheiben, dann in Stifte geschnitten
M Muskatnuss
W Salz
H Petersilie
F Quinoa, vorgekocht
F Paprika, edelsüß
E Ei

ZUBEREITUNG:

Das Kokosfett in einer heißen Pfanne erhitzen und die Zwiebel anrösten. Die Zucchini mitdünsten und mit Muskatnuss, Salz, Petersilie und Paprika würzen. Den gekochten Quinoa dazugeben und wenn alles schön heiß ist, verquirlte Eier dazu geben und langsam stocken lassen.

ZEITAUFWAND: 10 Minuten und 10 Minuten Kochzeit.

TIPP: Wer zu Kälte neigt, kann auch etwas frischen Ingwer gerieben dazugeben.

63 Champignons mit Ei

ZUTATEN:

E Champignons
E Kokosfett
E Ei
M 1 Prise Koriander
M ¼ TL Oregano
M 1 Prise Chili

W Salz
H ein paar Tropfen Essig
H frische Petersilie
F Paprika, edelsüß

ZUBEREITUNG:

Die Champignons waschen, trocken tupfen und fein blättrig schneiden. Das Ei verquirlen, die Gewürze hinzufügen und salzen.

In einer heißen Pfanne das Kokosfett zum Schmelzen bringen, die Champignons und das Ei hinein geben, kurz stocken lassen, mit Koriander, Oregano, Chili und Salz würzen, ein paar Tropfen Essig dazugeben und mit frischer Petersilie und Paprikapulver bestreut servieren.

ZEITAUFWAND: 8 Minuten und 5 Minuten Kochzeit.

WIRKUNG: Nährend, bringt den Energiefluss in Schwung.

64 Wachteleier mit Grünkern und roter Beete

Den Grünkern nach Grundrezept kochen, vorgekochte rote Beete in Stücke zerteilen und mit Öl, Muskat, Pfeffer, Salz, Essig und Paprikapulver marinieren.

Wachteleier kochen und dazugeben.

TIPP: Wachteleier gibt es auch eingelegt im Glas zu kaufen, rote Beete vorgekocht und vakuumverpackt.

65 Rührei, Brot und gedünstetes Obst

ZUTATEN:

Ei, Kokosfett, Brot, Butter, Pfeffer, Rosmarin, Salz, Petersilie, Paprika, edelsüß

gedünstetes Obst der Saison (z. B. Pflaumen, Aprikosen, Himbeeren oder Kirschen)

ZUBEREITUNG:

In einer heißen Pfanne das Kokosfett schmelzen lassen, in der Zwischenzeit 1-2 Eier in einem Teller mit der Gabel schlagen, mit je einer Prise Pfeffer und Rosmarin würzen, in die Pfanne geben, langsam stocken lassen, ab und zu auflockern, dann salzen, mit Petersilie garnieren und eine Prise Paprikapulver darüber streuen. Das Brot toasten und mit etwas Butter zum Ei verspeisen.

Als Abschluss noch etwas gedünstetes Obst verzehren.

ZEITAUFWAND: 10 Minuten und 10 Minuten Kochzeit.

66 Kartoffeln mit Ei

ZUTATEN:

E Kartoffeln
E Butter
E Ei
M 1 Prise Koriander
M ¼ TL Majoran
W Salz
H Essig
H Petersilie
F Paprika, edelsüß

ZUBEREITUNG:

Kartoffeln nach Grundrezept (siehe unter Tipps und Tricks) kochen und dämpfen. Das oder die Eier mit den Gewürzen und dem Salz verquirlen. Die weichen Kartoffeln schälen, in dicke Scheiben schneiden und mit Butter anbraten. Gegen Ende des Bratvorgangs das verquirlte Ei über die Kartoffeln gießen, kurz stocken lassen und mit einem Schuss Essig, Petersilie und Paprikapulver würzen.

ZEITAUFWAND: 10 Minuten und ca. 20 Minuten Kochzeit.

WIRKUNG: Nährend, wärmend.

67 Ham and Eggs mit Roggenbrot

ZUTATEN:

Ei, Schinken, Kardamom, Salz, Roggenbrot, Butter

ZUBEREITUNG:

In einer heißen Pfanne den Schinken dünn auflegen. Die Eier in einen tiefen Teller geben, würzen, salzen und mit der Gabel schaumig schlagen, über den Schinken geben und langsam stocken lassen. Das Brot toasten, je nach Wunsch mit Butter bestreichen und zum Ei verzehren.

68 Speck mit Ei

ZUBEREITUNG siehe Rezept Nr. 67, anstelle des Schinkens Speck glasig dünsten.

69 Hühnersalat mit Ananas

ZUTATEN:

H gekochtes oder gebratenes Hühnerfleisch
F 1 Prise Paprika, edelsüß
F 1 Prise Gelbwurz

E Olivenöl
E Walnüsse, gehackt
M 1 Prise Chili
M 1 Prise Pfeffer
W Salz
H reife Ananas, in Stücke geschnitten
H Essig

ZUBEREITUNG:

Das Hühnerfleisch in mundgerechte Stücke schneiden, die Zutaten der Reihe nach dazu geben und vermischen.

ZEITAUFWAND: Mit vorgekochtem oder bereits gebratenem Fleisch 5 Minuten.

WIRKUNG: Baut Blut auf.

TIPP: Das gekochte Hühnerfleisch fällt an, wenn Sie eine Hühnerkraftsuppe kochen und das Fleisch nach einer guten Stunde Kochzeit aus der Suppe nehmen und vom Knochen lösen. So kann das Fleisch für einen Hühnersalat weiter verwendet werden, die Knochen und das restliche Fleisch werden in der Suppe ausgekocht.

70 Hühnerbruststreifen gebraten mit bunten Blattsalaten

ZUTATEN:

E Kokosfett
H/E Hühnerfilet
F 1 Prise Paprika, edelsüß
F 1 Prise Gelbwurz
E bunte Blattsalate
E Olivenöl
M 1 Prise Pfeffer
W Salz
H Essig

ZUBEREITUNG:

In einer heißen Pfanne Kokosfett zum Schmelzen bringen, das Hühnerfilet mit Paprika und Gelbwurz von allen Seiten anbraten, dann bei geschlossenem Deckel auf kleiner Flamme weitere 10 Minuten weich dünsten. Das Fleisch in längliche Stücke schneiden, die bunten Blattsalate marinieren und die Hühnerbruststreifen darauf anrichten.

ZEITAUFWAND: 10 Minuten und 10 Minuten Bratzeit.

WIRKUNG: Baut Leberblut auf.

TIPP: Noch besser wird das Fleisch, wenn man das Hühnerfilet über Nacht mariniert wie im Grundrezept angegeben.

71 Putengeschnetzeltes mit Radicchiosalat

Geschnetzeltes von der Putenbrust nach Grundrezept marinieren und mit Kokosfett braten. Zum Schluss auf einem marinierten Salatbouquet von Radicchiosalat anrichten.

72 Flugentenbrust mit Feldsalat oder Rucola

ZUTATEN FÜR 2 PORTIONEN:

H 1 fertig gebratene Entenbrust mit Haut

ZUBEREITUNG:

Den Backofen auf 220 Grad vorheizen. Die Entenbrust in eine Backfolie packen und bei 150 Grad für 10 Minuten im Backofen aufwärmen.

ZEITAUFWAND: Mit fertig gebratener Entenbrust 3 Minuten und 10 Minuten Aufwärmzeit.

WIRKUNG: bewahrt die Säfte, kühlt Hitze, beseitigt Schwellungen, stärkt den Magen.

Dazu passt gut **Feldsalat oder Rucola**

Den Salat waschen und abtropfen lassen, Olivenöl dazugeben, mit wenig Pfeffer, etwas Salz, naturtrübem Apfelessig und einer Prise Paprika würzen. Kleingehackte Sonnenblumen- oder Kürbiskerne darüber streuen.

TIPP: Als Beilage zu einem warmen Essen vertragen Sie diesen Salat auch bei Milz-Qi-Schwäche.

73 Ente mit Waldpilzen

Die Flugentenbrust wie in Rezept Nr. 72 zubereiten, die Pilze wie in Rezept Nr. 52.

VARIANTE: Ente und Pilze gemeinsam im Rohr garen wie in Rezept Nr. 9 vom Glykotyp.

74 Putengeschnetzeltes mit Gemüse

Geschnetzeltes nach Grundrezept marinieren und mit Kokosfett und Gemüse anbraten.

75 Hühnergeschnetzeltes mit Gemüse

Geschnetzeltes nach Grundrezept marinieren und mit Kokosfett und Gemüse anbraten.

76 Gekochte Wachteln mit Polenta oder Bulgur

Die Wachteln zubereiten wie eine Hühnerkraftsuppe. Das Fleisch nicht ganz auskochen, sondern einen Teil nach ca. 45 Minuten für die weitere Verwendung aus der Suppe nehmen und zum Verzehr wieder in die fertige Suppe geben. Dazu passt Polenta oder Bulgur nach Grundrezept.

77 Gänseleberpastete mit Speckwürfeln, dazu Rotkraut

Fertige Gänseleberpastete verwenden. Speckwürfel mild braten, das Rotkraut (auch aus dem Tetrapack) darin anwärmen. Zum Schluss Gänseleberpastete in Scheiben schneiden und dazulegen.

78 Gänseleber mit gebratenen Champignons

Fertige Gänseleberpastete verwenden. Die Champignons mild anbraten und mit Thymian, Rosmarin, Pfeffer und Salz würzen. Zum Schluss Gänseleberpastete in Scheiben schneiden und dazulegen.

79 Gedünsteter Fisch auf Sojasprossen

Fisch aus dem Dampfgarer nach Grundrezept zubereiten. Die Sojasprossen in der Zwischenzeit 3–5 Minuten blanchieren und dann mit Öl, Pfeffer, Salz und Essig marinieren. Den Fisch auf die marinierten Sojasprossen betten und so servieren.

80 Superschnelle Fischpfanne mit Thunfisch

ZUTATEN FÜR 1 – 2 PERSONEN:

H 1 Dose Tomaten
F 1 Prise Gelbwurz
E ein paar Tropfen Olivenöl (evtl. aus der Fischkonserve)
M ¼ TL Oregano
M ¼ TL Basilikum
W 1 Dose Thunfisch

ZUBEREITUNG:

Die Zutaten der Reihe nach in eine Pfanne geben und erhitzen.

ZEITAUFWAND: 3 Minuten und 5 Minuten Kochzeit.

81 Superschnelle Fischpfanne mit Ölsardinen

ZUBEREITUNG siehe Rezept 80

82 Matjesfilet mit Kartoffeln

Matjesfilet mit gedämpften Kartoffeln nach Grundrezept zubereiten.

83 Lachsfilet mit Pilzen

Nach Grundrezept „Fisch und Gemüse aus dem Dampfgarer“ zubereiten.

84 Hühnerleber

ZUTATEN:

E Kokosfett
M/E Zwiebel, in feine Ringe geschnitten
E Hühnerleber
M wenig frischer Ingwer, gerieben
W Salz
H Petersilie
F 1 Prise Paprika, edelsüß

ZUBEREITUNG:

In einer heißen Pfanne Kokosfett schmelzen, die Zwiebel andünsten, die Leberstücke dazugeben und ca. 10 Minuten bei sanfter Hitze von allen Seiten anbraten. Mit frischem Ingwer würzen, salzen und etwas Petersilie und Paprika darüber streuen.

ZEITAUFWAND: 3 Minuten und 10 Minuten Kochzeit.

WIRKUNG: Baut Leberblut auf.

TIPP: Wir empfehlen ausschließlich Leber von Biohühnern.

85 Blutwurstscheiben gebraten

Die Blutwurst in Scheiben geschnitten in etwas Fett anbraten, mit einer Prise Chili und Pfeffer würzen. Dazu passt Senf, als Beilage neben Tomaten auch rote Beete oder gedünsteter Lauch.

86 Geröstete Nieren

Siehe Rezept Nr. 5 für den Glykotyp – „Schweinsnieren“

87 Hackfleisch aus dem Wok, dazu gebratenes Rotkraut

ZUTATEN FÜR I PERSON:

E Kokosfett
E 100 – 150 g Hackfleisch vom Rind, Lamm oder Schwein
E Rotkraut aus dem Tetrapack (oder selbst gemacht siehe Rezept Nr. 12 für die Balancierten Stoffwechseltypen)
M Gewürze nach eigenem Geschmack, z.B. Oregano, Basilikum, Majoran, Pfeffer

H/F Frische Kräuter nach Belieben, z.B. Petersilie, Schnittlauch, Dill oder auch frische Sprossen, blanchiert

ZUBEREITUNG:

Das Kokosfett im Wok zum Schmelzen bringen, das Fleisch bei großer Hitze unter Rühren kurz scharf braten, Hitze reduzieren, würzen. Dazu passt gut Rotkraut, entweder selbst gemacht oder aus dem Tetrapack kurz aufgewärmt.

WIRKUNG: Nährend, bekömmlich, stärkt die Verdauungsorgane.

88 Geschnetzeltes Rindfleisch aus dem Wok

ZUTATEN FÜR 2 – 3 PERSONEN:

E 2 Rindsschnitzel
E 4–6 EL Kokosfett
E Gemüse der Saison (z. B. Zucchini, Auberginen (Melanzani), Endivien-, Rucolasalat, Mangold, Kohlrabi, Wirsingkohl)
M getrocknete Kräuter: Oregano, Basilikum, Majoran
M 1 Prise Pfeffer, frisch gemahlen
H/F frische Kräuter nach Belieben, z. B.: Petersilie, Schnittlauch, Dill, oder auch frische Frühlingszwiebel, Sprossen, blanchiert

VORBEREITUNG:

Das Fleisch schnetzeln, laut Grundrezept marinieren und für mindestens 2 Stunden im Kühlschrank ziehen lassen.

ZUBEREITUNG:

Das Gemüse putzen und in kleine Stücke schneiden. Im heißen Wok das Kokosfett zum Schmelzen bringen. Das geschnetzelte Rindfleisch kurz unter großer Hitze und Rühren anbraten, die Hitze reduzieren, das Fleisch aus dem Wok nehmen und mindestens 5 Minuten ruhen lassen.

Währenddessen das vorbereitete Gemüse im Wok kurz anbraten, das Fleisch wieder dazu geben und würzen. Den Deckel auf den Wok geben und alles zusammen weitere 5 – 7 Minuten dünsten. Zum Schluss mit Salz abschmecken, mit frischen Kräutern und/oder Frühlingszwiebel servieren, evtl. mit Essig abrunden.

ZEITAUFWAND: 10 Minuten (Zeit für das Marinieren berücksichtigen) und 12 Minuten Kochzeit.

WIRKUNG: Nährend und bekömmlich.

89 Rindfleischsalat mit Kürbiskernöl

ZUTATEN:

E gekochtes Rindfleisch – z. B. Rinderbeinfleisch (Wade)
F 1 Prise Paprika, edelsüß
E reichlich Kürbiskernöl
M 1 Prise Chili
M 1 Prise Pfeffer
M auf Wunsch rohe Zwiebel (wenn keine Empfindlichkeit vorliegt) in feine Ringe geschnitten
W Salz
H Essig

ZUBEREITUNG:

Das Rindfleisch in mundgerechte Stücke schneiden, die Zutaten der Reihe nach dazu geben und vermischen.

ZEITAUFWAND: Mit vorgekochtem oder bereits gebratenem Fleisch 5 Minuten.

WIRKUNG: Baut Blut auf, nährend, harmonisierend.

TIPP: Das Rindfleisch kann man extra kochen, es fällt aber auch an, wenn Sie eine Rinderkraftsuppe kochen und das Fleisch nach einer guten Stunde Kochzeit aus der Suppe nehmen und vom Knochen lösen. So kann das Fleisch für einen Salat weiter verwendet werden, die Knochen und das restliche Fleisch werden in der Suppe ausgekocht.

90 Beef Tartar

ZUTATEN:

E Hackfleisch vom Rindslungenbraten
E Rohes Eidotter
M Reichlich Schnittlauch
M Senf
M Zwiebel, fein gehackt
M Pfeffer
W Salz
H Reichlich Petersilie
F Paprikapulver, edelsüß
E reichlich Butter

ZUBEREITUNG:

Die Zutaten der Reihe nach vermengen. Mit reichlich Butter servieren.

91 Hackfleischbällchen mit Haferflocken

ZUTATEN FÜR 4 PERSONEN:

E flüssige Sahne
M 1 EL Haferflocken
W Wasser
E Kokosfett
M Zwiebel, sehr fein gehackt
M 1 TL Majoran
M 1 Prise Kümmel
M 1 Prise Chili
M Pfeffer
W Salz
H reichlich Petersilie
F reichlich Paprika, edelsüß
E 400 g Hackfleisch vom Rind, Lamm oder Schwein
E 1 Ei
E Kokosfett zum Braten der Bällchen

VORBEREITUNG:

Haferflocken eine halbe Stunde in heißem Wasser mit ein wenig flüssiger Sahne einweichen.

ZUBEREITUNG:

Das Kokosfett schmelzen und die Zwiebel bei wenig Hitze sanft dünsten. Der Reihe nach alle angeführten Gewürze hinzugeben und kurz mitbraten. Vom Herd nehmen, das Hackfleisch dazugeben, ein Ei darunter heben und zum Schluss mit den eingeweichten Haferflocken ergänzen. Aus dieser Mischung mit feuchten Händen Bällchen formen und in Kokosfett langsam braten.

VARIANTE: Sie können die fertigen Bällchen vor dem Braten auch in einem verquirlten Ei, Dinkelmehl und Dinkelbrösel wälzen.

Zeitaufwand: 15–20 Minuten (Einweichzeit für die Haferflocken beachten) und 15 Minuten Bratzeit.

WIRKUNG: Nährend und leicht wärmend.

TIPP: Die Hackfleischbällchen können auch mitgenommen oder im Sommer kalt verzehrt werden.

92 Schweinekebab mit Reis und Gemüse

Gekauftes Schweinekebab (gute Qualität) in Bratfolie einpacken und für 10 Minuten bei 150 Grad im Backrohr wärmen. Mit Reis und Gemüse (gebraten oder gedämpft) anrichten.

93 Winterliche Putenbrust mit Dörrobst

ZUTATEN:

M Putenbrust
E Zimt
M Pfeffer
M Cognac
E Kokosfett
E Karotte
E Sellerie
E Petersilienwurzel
E Gelbe Rübe
M Lauchstange
M Dörrpflaumen
M Apfelscheiben, getrocknet
M 1 Prise Chilipulver
W Salz
H Zitronensaft
F Paprikapulver

VORBEREITUNG:

Das Dörrobst einweichen.
Die Putenbrust in mundgerechte Stücke schneiden und mit Zimt, Pfeffer und Cognac und marinieren.
Das Wurzelgemüse in kleine Stücke schneiden.

ZUBEREITUNG:

In einer Pfanne einen Teil vom Kokosfett erhitzen und die Putenbruststücke darin von allen Seiten anbraten, danach wieder aus der Pfanne heben und kurz warmstellen. Das Wurzelgemüse und das Dörrobst im restlichen Kokosfett mit den Gewürzen der Reihe nach zugeben und in der Pfanne weich dünsten.

ZEITAUFWAND: Ohne Vorbereitungszeit ca. 15 Minuten.

WIRKUNG: Wärmt, regt den Stoffwechsel an.

94 Geschnetzeltes Lammfleisch aus dem Wok

ZUTATEN FÜR 2 – 3 PERSONEN:

E 2–3 Lammschnitzel
E 6 EL Kokosfett
E Gemüse der Saison
E 1 Prise Zimt
M getrocknete Kräuter: Oregano, Basilikum, Majoran
M 1 Prise Pfeffer, frisch gemahlen
F frische Kräuter z. B. Basilikum, Thymian, Rosmarin

VORBEREITUNG UND ZUBEREITUNG: siehe Rezept Nr. 88

WIRKUNG: Nährend, bekömmlich, leicht wärmend.

95 Lungenhaschee

ZUTATEN FÜR 4 PERSONEN:

E ca. 1,5 kg Kalbs- oder Schweinslunge
E Suppengemüse
M 1 Lorbeerblatt
M ein paar Pfefferkörner
E 60 g Kokosfett
M 60 g Dinkelmehl
M 2 EL Zwiebel, fein gehackt
M 1 TL Kapern, fein gehackt
M 1 TL Majoran
M Pfeffer, frisch gemahlen
W reichlich Salz
H reichlich Petersilie
H Saft einer halben Zitrone
F ½ TL Paprika, edelsüß
H 3–4 EL Essig
H saure Sahne

VORBEREITUNG:

Die Lunge gut auswaschen und die Luftröhren so gut es geht entfernen. Mit Suppengemüse, dem Lorbeerblatt und den Pfefferkörnern in Salzwasser ca. 40 Minuten kochen bis alles weich ist. Die Lunge zum Auskühlen in kaltes Wasser legen, die Suppe aufheben.

ZUBEREITUNG:

In einer heißen Pfanne das Fett zum Schmelzen bringen, das Mehl dazu rühren, kurz kochen und dann mit ¾ l Suppe aufgießen. Die restlichen Zutaten der Reihe nach dazugeben und ca. 10 Minuten gut verkochen. In der Zwischenzeit die Lunge in feine Streifen schneiden. Danach die Soße passieren und unter die geschnittene Lunge mengen und noch einmal alles gemeinsam aufkochen. Zum Schluss mit Pfeffer, Salz und Essig abschmecken.

ZEITAUFWAND: 20 Minuten (40 Minuten für das Kochen der Lunge berücksichtigen) und 15 Minuten Kochzeit.

WIRKUNG: Stärkt die Lunge.

TIPP: Mit reichlich saurer Sahne servieren.

Anhang

Glossar

Acetyl-CoA	Acetyl-CoenzymA: Endprodukt der Glykolyse, der Beta-Oxidation und der Desaminierung.
alkalisch	basisch
ATP	Adenosintriphosphat Der Großteil der Energie wird durch Oxidation oder Verbrennung gewonnen. Es ist eine Art „Energiewährung", die für alles benutzt wird, für alle energetischen Prozesse zuständig ist: z. B. Augen-Öffnen, Urin-Ausscheiden.
azidotisch	sauer
Citrat	Salz der Zitronensäure, das aus Acetyl-CoA und Oxalacetat gebildet wird. Citrat ist das erste Produkt des Zitronensäurezyklus.
Diätetik	Ernährungslehre
Desaminierung	Abbau von Eiweiß, Ausscheidung von Stickstoff.
Enzyme	Biokatalysatoren, die bewirken, dass chemische Prozesse bei Körpertemperatur stattfinden. Enzyme enthalten: • Proteine • Vitamine • Mineralien Vitamine und Mineralien müssen mit der Nahrung aufgenommen werden. Proteine werden vom Körper gebildet.
Feuchtigkeit im Gewebe	Hierbei handelt es sich um Schlacken, die nicht ausgeschieden werden können, weil die Transportfunktion der Milz sowie die Kraft zur Ausscheidung geschwächt sind. Erkennbar ist diese Feuchtigkeit unter anderem an Symptomen wie chronischer Müdigkeit, Orangenhaut, sowie permanent kalten Händen und Füßen. Auch Übergewicht ist oft die Folge.
Funktionskreis Milz	Aus chinesischer Sicht umfasst ein Organbegriff nicht nur das Organ selbst, sondern auch die ihm zugeordneten Meridiane und Emotionen. Meridiane sind die Energieleitbahnen im lebendigen Körper, deren Kenntnis sich die Akupunktur zunutze macht. Im Falle der „Milz" sind das neben den Organen Milz und Bauchspeicheldrüse die Zwischenzellflüssigkeit, das Bindegewebe sowie die

Meridiane der Milz und die Milz-Emotionen (gesunder Menschenverstand, Grübeln).

Glutamat Glutamat ist einerseits ein Neurotransmitter, ein Botenstoff (im Gehirn und im Darm), der die Übertragung von Signalen ermöglicht. Es ist einer der wichtigsten Botenstoffe im Hypothalamus, eine Schaltstelle für Gefühle und Körperfunktionen meist unterhalb der Bewusstseinsebene.

Glutamat ist andererseits ein umstrittener Geschmacksverstärker. Viele Menschen spüren, dass ihnen mit Glutamat gewürzte Speisen nicht gut tun (China-Restaurant-Syndrom: Übelkeit, Erbrechen, Kopfschmerzen, Hitzewallungen).

Glutamat wird von den Lebensmittelbehörden weltweit als sicher eingestuft, da es nach der vorherrschenden Lehrmeinung die Blut-Hirnschranke nicht passieren kann. Nach anderer Auffassung ist diese Schranke nicht immer gleich stark, auch sind manche Hirnregionen nicht von ihr geschützt.

Gefährlich ist jedenfalls die Überdosierung. Übersteigt die Glutamatkonzentration im Gehirn den normalen Wert, kann es die Nervenzellen irreparabel schädigen und wirkt als Erregungsgift („Exzitotoxin").

Enthalten in: Fertiggerichten, Packerlsuppen, Chips, Speisewürzen.

Kinesiologie Die sogenannte Angewandte Kinesiologie (AK) wird in Europa seit knapp 50 Jahren eingesetzt. Sie ist eine Beratungsmethode, die ihren Einzug in den Bereichen Psychologie, Medizin und Pädagogik gefunden hat. Der Unterschied zu den üblichen Beratungsformen liegt darin, dass die AK nicht nur den bewussten Gedanken, das sichtbare Verhalten erkennt, sondern darüber hinaus Wahrnehmungsstress im Körper und in der Psyche. Das zentrale Arbeitsmittel der Angewandten Kinesiologie ist der Muskeltest, der auf den Chiropraktiker George Goodheart zurückgeht, der ihn Anfang der 60er Jahre entdeckte.

Wir verwenden für den Stoffwechseltest den Armlängen-Reflextest. Dieser Test wurde von Raphael Van Assche

	entwickelt, dem „Vater“ der Physioenergetik bzw. „holistischen Kinesiologie“.
Körpersäfte	(Yin im Körper) Der Begriff steht für alles, was man „angreifen“ kann, d. h. Blut, Säfte, Knochen, Haut und Haare.
Parasympathikus	Zweig des autonomen Nervensystems, zuständig für das Entspannen, Relaxen, Verdauung in Gang setzen, gut Schlafen können etc.
Pyrovat	Endprodukt aus Glykolyse und Desaminierung.
Qi bzw. Qi-Fluss	Das Konzept des Qi ist ein komplexes Denkmodell. Die meisten Übersetzer alter chinesischer Schriften lassen es unübersetzt, da es kein passendes Wort in unserer Sprache dafür gibt, das alle Aspekte abdeckt. Qi kann sowohl Energie, als auch Materie sein, in ständiger Veränderung. Das Schriftzeichen, die Kalligraphie, zeigt ein Reiskorn (Materie) und darüber aufsteigenden Dampf („Energie“). In unserem Körper manifestiert sich Qi als Yin (z. B. Blut) oder Yang (Wärme, Energie) und ist auch für sämtliche Umwandlungsprozesse zuständig. Die TCM geht davon aus, dass Gesundheit nur möglich ist, wenn wir ausreichend Qi haben und das Qi frei in unserem Körper fließen kann. Qi-Stagnationen führen zu gesundheitlichen Problemen, Schmerzen, Ablagerungen im Gewebe und auch Erkrankungen, wenn sie nicht rechtzeitig behoben werden (z. B. wenn sich das Blut in den Blutgefäßen staut). Alle Heilansätze der chinesischen Medizin bemühen sich um einen freien Qi-Fluss – auch die Ernährung.
Schleim	Schleim ist eine Feuchtigkeitsansammlung aufgrund einer Schwäche der Milz, die nicht alle Säfte umwandeln kann. Wenn die Feuchtigkeit lange Zeit besteht und sich durch Hitze oder Stagnation zu einer „dicken, zähen Masse“ verdichtet hat, wird der Schleim zur Krankheitsursache. Die Verdichtung erzeugt Hitze mit aufsteigender Tendenz, der Schleim lagert sich z. B. gerne im Herz/Kreislaufsystem ab und verklebt die Blutgefäße. Aus Sicht der TCM kann Schleim die Ursache für chronische Kopfschmerzen, Ohrensausen, Schwindelanfälle, Parkinson, Gehirnschlag, chronischen Tinnitus, Gleichgewichtsstörungen und vieles andere sein.

	Die Behandlung erfolgt über den Verdauungstrakt: Die Resorption bzw. Umwandlung wird durch chinesische Kräuter und Umstellung der Ernährungsgewohnheiten verbessert.
Sympathikus	Zweig des autonomen Nervensystems, zuständig für das Aktivieren, Adrenalin ausschütten, extreme Belastung wird möglich.
TCM	Abkürzung für Traditionelle Chinesische Medizin.
Yang im Körper	Der Begriff steht für Vitalkraft und Wärme.
Yin im Körper	(Körpersäfte) Der Begriff steht für alles, was man „angreifen" kann, d. h. Blut, Säfte, Knochen, Haut und Haare.
Zitronensäurezyklus	Auch Citratzyklus oder Krebszyklus genannt (nach einem seiner Entdecker H.A. Krebs). Citrate sind die Salze und Ester der Zitronensäure. Im Zitronensäurezyklus laufen Protein-, Kohlenhydrat- und Fettstoffwechsel zusammen. Der Zitronensäurezyklus ist die zyklische Reaktionsfolge des oxidativen Endabbaus der Nahrungsbestandteile in den Mitochondrien der tierischen und pflanzlichen Zellen.

„Wörterbuch“ der Zutaten und Speisen

Aprikosen	Marillen
Auberginen	Melanzani
Blumenkohl	Karfiol
Dal	Eintopf aus allen Arten von Bohnen, Linsen und Erbsen.
Feldsalat	Vogerlsalat
Gelbwurz	Curcuma, Kurkuma
Ghee	Butterschmalz
Grieben	Grammeln
Grüne Bohnen	Fisolen
Hackfleisch	Faschiertes
Kasha	trocken gerösteter Buchweizen
Kasslerbraten	Selchroller
Kreuzkümmel	Cumin
Lopino	Eiweiß des Lupinensamens
Lungenhaschee	Beuschel
Meerrettich	Kren
Paprika, edelsüß	mildes Paprikapulver
Pfannkuchen	Palatschinken
Pfifferlinge	Eierschwammerln
Pflaumen	Zwetschken
Porree	Lauch
Reiswein	Sake
Risibisi	Reis mit Erbsen
Rosenkohl	Kohlsprossen
Rosenwasser	fällt bei der Gewinnung von Rosenöl an und ist in indischen oder persischen Geschäften und in der Apotheke erhältlich.
Rote Beete	rote Rüben
Sago	wird aus dem Mark der Sago-Palme oder aus Maniokstärke gewonnen. Es zeichnet sich durch seinen hohen Stärkegehalt aus.
Sahne	Obers
Schlagsahne	Schlagobers
Süßreis	Mochireis
Tahin	Sesammus
Tsampa	vorgedarrtes Gerstenmehl
Weißkohl	Kraut
Wirsingkohl	Wirsing
Yi Yi Ren	Hiobsträne – gehört wie Gerste und Hirse zur Familie der Süßgräser und wird manchmal als chinesische Perlgerste verkauft – erhältlich in Apotheken, die chinesische Kräuter führen.

Alphabetische Nahrungsmittelliste

Unsere Nahrungsmittelliste gibt Ihnen einen Überblick über die Zuordnung der Nahrungsmittel um sie dem Buch entsprechend verwenden zu können.

In der Spalte Kategorie sehen Sie, ob die Nahrungs- und Genussmittel vor allem Eiweiß, Fett oder Kohlenhydrate enthalten, wobei E für Eiweiß, F für Fett und K für Kohlenhydrate steht.

In der Spalte Thermik ist aufgelistet, welchen Temperatureinfluss die Nahrungsmittel auf den Körper haben, ob sie uns also wärmen oder abkühlen. Die Einstufung geht von heiß über warm und neutral bis zu kühl und kalt.

Der Geschmack sagt viel über die Wirkung und die Zuordnung zum Element aus. Hier steht H für Holz, F für Feuer, E für Erde, M für Metall und W für Wasser. Diese Abkürzungen verwenden wir auch in unseren Rezepten, damit Sie leichter im Kreis kochen können.

Die letzten sechs Spalten geben Auskunft darüber, wie gut ein Nahrungsmittel für den jeweiligen Stoffwechseltyp geeignet ist und ob es deshalb häufiger oder eher selten oder gar nicht verzehrt werden sollte. Es gibt 4 Stufen von „sehr gut“ über „gut“ und „wenig“ (nicht ideal) bis „nein“ (ungeeignet). Bei einigen Nahrungsmitteln ist uns die Wirkung auf die einzelnen Stoffwechseltypen nicht bekannt, diese sind mit „unbekannt“ gekennzeichnet. Oft handelt es sich um Gewürze oder Zutaten, die man in kleinen Mengen verwendet, die Sie ruhig verwenden können, wenn Sie sie gerne essen und sie Ihnen gut tun.

Nicht immer ist die Zuordnung der Nahrungsmittel ganz nachvollziehbar. Bill Wolcott gewinnt einen Teil der Erkenntnisse durch genaue und umfangreiche Beobachtungen an vielen Probanden. Mit heutigem Wissenstand lässt sich nicht immer einwandfrei sagen, warum ein Nahrungsmittel für einen bestimmten Stoffwechseltyp günstig ist oder nicht. Hier gibt es sicher noch Forschungsbedarf. Bis zu einer logisch nachvollziehbaren Antwort können wir die empirischen Erkenntnisse nutzen und ausprobieren, wie unser Körper darauf reagiert und uns an unserem Wohlfühlen orientieren.

Seit 2024 gibt es die Qiboli-App. Sie erleichtert den Menschen, die sich ihrem Typ entsprechend ernähren, die Umsetzung enorm. Sie enthält ein umfassendes Wissen zur Wirkung der Lebensmittel nach TCM und Stoffwechseltyp und viele wertvolle Spezialrezepte, die unseren Kunden helfen, ihre Gesundheit zu fördern oder sogar zu verbessern. Sie hilft, das eigene Maß an Kohlenhydraten zu finden, um Insulinresistenz garnicht erst entstehen zu lassen oder – wenn der HOMA-Index schon erhöht ist, den Zuckerstoffwechsel wieder ins Lot bringen.

Wer seinen Stoffwechseltyp kennt und in die Qiboli-App eingibt, bekommt günstige Lebensmittel und Rezepte zuerst gereiht. Die App ist sehr gut geeignet, einen eigenen Schatz an wohltuenden Lieblingsrezepten aufzubauen oder seine Rezepte mit Freunden und Familie oder auf Social Media zu teilen. Sie ist erhältlich im Google Play Store und im App Store.

Alphabetische Nahrungsmittelliste

Nahrungs- oder Genussmittel	Kategorie	Thermik	Geschmack	Element	Sympathikus	A-Balanciert	Parasympathikus	Glykotyp	V-Balanciert	Betatyp
Aal	E	warm	salzig	W	nein	sehr gut	sehr gut	sehr gut	sehr gut	nein
Abalone / Meerohren	E	warm	salzig	W	wenig	sehr gut	sehr gut	sehr gut	sehr gut	wenig
Adzukibohnen	E	neutral	salzig	W	gut	sehr gut	sehr gut	sehr gut	sehr gut	gut
Agar-Agar / Agartang		kalt	salzig	W	gut	sehr gut	sehr gut	sehr gut	sehr gut	gut
Agavendicksaft	K	erfrischend	süß	E	wenig	gut	nein	nein	wenig	wenig
Ahornsirup	K	neutral	süß	E	wenig	gut	nein	nein	wenig	wenig
Alfalfasprossen, gekauft	K	erfrischend	sauer	H	nein	nein	nein	nein	nein	nein
Alfalfasprossen, selbst gezüchtet, ab dem 6. Tag	K	erfrischend	sauer	H	sehr gut	sehr gut	sehr gut	wenig	sehr gut	sehr gut
Alkohol, hochprozentig		heiß	scharf	M	nein	nein	nein	nein	nein	nein
Amaranth	K	neutral	bitter	F	sehr gut	sehr gut	sehr gut	sehr gut	sehr gut	gut
Ananas	K	kalt	sauer	H	sehr gut	sehr gut	gut	nein	gut	sehr gut
Anissamen (gemeiner Fenchel)		warm	scharf	M	sehr gut	gut	sehr gut	sehr gut	gut	sehr gut
Apfel, sauer	K	erfrischend	sauer	H	sehr gut	sehr gut	sehr gut	sehr gut	gut	gut
Apfel, süß	K	erfrischend	süß	E	sehr gut	sehr gut	sehr gut	gut	gut	gut
Apfeldicksaft	K	erfrischend	süß	E	wenig	gut	nein	nein	wenig	wenig
Apfelessig		warm	sauer	H	gut	gut	wenig	wenig	gut	wenig
Apfelsaft	K	erfrischend	süß	E	wenig	wenig	nein	nein	wenig	wenig
Apfelsine / Orange	K	erfrischend	sauer	H	gut	wenig	wenig	nein	wenig	gut
Aprikose / Marille	K	warm	süß	E	sehr gut	sehr gut	sehr gut	wenig	gut	sehr gut
Arame-Alge		kalt	salzig	W	sehr gut	sehr gut	gut	gut	sehr gut	sehr gut
Artischocke	K	erfrischend	bitter	F	gut	sehr gut	sehr gut	sehr gut	sehr gut	nein
Aubergine / Melanzani	K	erfrischend	süß	E	sehr gut	sehr gut	gut	wenig	sehr gut	sehr gut

Nahrungs- oder Genussmittel	Kategorie	Thermik	Geschmack	Element	Sympathikus	A-Balanciert	Parasympathikus	Glykotyp	V-Balanciert	Betatyp
Augenbohne / Kuhbohne	E	neutral	salzig	W	sehr gut	sehr gut	wenig	wenig	sehr gut	sehr gut
Austern	E	erfrischend	salzig	W	wenig	sehr gut	sehr gut	sehr gut	sehr gut	wenig
Austernpilz	E	neutral	süß	E	gut	sehr gut	sehr gut	sehr gut	sehr gut	nein
Avocado	F	kalt	süß	E	gut	sehr gut	sehr gut	sehr gut	sehr gut	wenig
Avocadoöl	F	erfrischend	süß	E	wenig	wenig	wenig	wenig	wenig	wenig
Baldriantee		kalt	bitter	F	unbekannt	unbekannt	unbekannt	unbekannt	unbekannt	unbekannt
Balsamicoessig		warm	sauer	H	wenig	gut	sehr gut	nein	gut	gut
Bambussprossen	K	kalt	süß	E	sehr gut	sehr gut	gut	wenig	sehr gut	sehr gut
Banane	K	kalt	süß	E	sehr gut	sehr gut	gut	unbekannt	unbekannt	gut
Banane, mit grünen Enden	K	kalt	süß	E	unbekannt	unbekannt	unbekannt	sehr gut	gut	unbekannt
Bärlauch	K	warm	sauer	H	unbekannt	unbekannt	unbekannt	unbekannt	unbekannt	unbekannt
Barsch (Fluss-, See-, Zacken-)	E	neutral	salzig	W	sehr gut	sehr gut	wenig	wenig	sehr gut	sehr gut
Barsch (Gold-, Rot-)	E	neutral	salzig	W	wenig	sehr gut	sehr gut	gut	sehr gut	wenig
Basilikum, frisch		warm	bitter	F	sehr gut	gut	sehr gut	sehr gut	gut	sehr gut
Basilikum, getrocknet		warm	scharf	M	sehr gut	gut	sehr gut	sehr gut	gut	sehr gut
Basmatireis	K	neutral	scharf	M	sehr gut	sehr gut	gut	wenig	sehr gut	sehr gut
Beifuß, getrocknet		warm	bitter	F	unbekannt	unbekannt	unbekannt	unbekannt	unbekannt	unbekannt
Bier (Altbier, dunkel, mit viel Malz)		erfrischend	bitter	F	wenig	wenig	wenig	wenig	wenig	wenig
Bier (Pils)	K	kalt	bitter	F	wenig	wenig	wenig	wenig	wenig	wenig
Birne	K	erfrischend	süß	E	sehr gut	sehr gut	sehr gut	wenig	unbekannt	gut
Birne, nicht ganz reif	K	erfrischend	süß	E	unbekannt	unbekannt	unbekannt	sehr gut	gut	unbekannt
Birnendicksaft	K	erfrischend	süß	E	wenig	gut	nein	nein	wenig	wenig
Birnensaft	K	erfrischend	süß	E	wenig	wenig	nein	nein	wenig	wenig
Bitterlikör		heiß	bitter	F	wenig	wenig	wenig	wenig	wenig	wenig

Blasentang	K	kalt	salzig	W	gut	sehr gut	sehr gut	sehr gut	sehr gut	gut
Blauschimmelkäse, z.B. Gorgonzola	E	heiß	scharf	M	gut	sehr gut	sehr gut	sehr gut	sehr gut	wenig
Blumenkohl / Karfiol	K	erfrischend	süß	E	gut	sehr gut	sehr gut	sehr gut	sehr gut	nein
Bockshornkleesamen		warm	bitter	F	sehr gut	gut	sehr gut	sehr gut	gut	sehr gut
Bohnenkraut		warm	bitter	F	sehr gut	gut	sehr gut	sehr gut	gut	sehr gut
Borretschöl	F	neutral	süß	E	sehr gut	gut	sehr gut	sehr gut	gut	sehr gut
Boxdorn / Fructus Lycii / Goji Beere	E	neutral	sauer	H	unbekannt	unbekannt	unbekannt	unbekannt	unbekannt	unbekannt
Brasse	E	neutral	salzig	W	wenig	gut	gut	gut	gut	wenig
Brennnessel		neutral	bitter	F	unbekannt	unbekannt	unbekannt	unbekannt	unbekannt	unbekannt
Broccoli	K	erfrischend	süß	E	sehr gut	sehr gut	gut	nein	sehr gut	sehr gut
Brombeere	K	neutral	sauer	H	sehr gut	gut	sehr gut	wenig	gut	sehr gut
Brottrunk		erfrischend	sauer	H	unbekannt	unbekannt	unbekannt	unbekannt	unbekannt	unbekannt
Buchweizen	K	erfrischend	bitter	F	sehr gut	sehr gut	wenig	gut	sehr gut	gut
Butter	F	neutral	süß	E	sehr gut	gut	sehr gut	gut	gut	sehr gut
Butterbohne (weiß) / Limabohne	E	erfrischend	salzig	W	gut	sehr gut	sehr gut	sehr gut	sehr gut	gut
Buttermilch	E	erfrischend	sauer	H	sehr gut	sehr gut	gut	wenig	sehr gut	sehr gut
Butterschmalz / Ghee	F	neutral	süß	E	sehr gut	gut	sehr gut	sehr gut	gut	sehr gut
Calamari / Oktopus / Tintenfisch	E	erfrischend	salzig	W	wenig	sehr gut	sehr gut	sehr gut	sehr gut	wenig
Carob / Johannisbrotmehl	K	warm	bitter	F	gut	gut	wenig	wenig	gut	wenig
Cashewnüsse	F	erfrischend	süß	E	sehr gut	sehr gut	wenig	wenig	sehr gut	sehr gut
Cayennepfeffer		heiß	scharf	M	sehr gut	gut	sehr gut	sehr gut	gut	sehr gut
Champagner		erfrischend	scharf	M	wenig	wenig	wenig	wenig	wenig	wenig
Champignon	K	erfrischend	süß	E	gut	sehr gut	sehr gut	sehr gut	sehr gut	nein
Chicorée	K	erfrischend	bitter	F	sehr gut	sehr gut	gut	gut	sehr gut	sehr gut
Chili (Schote oder gemahlen)		heiß	scharf	M	sehr gut	gut	sehr gut	sehr gut	gut	sehr gut
Chinakohl	K	neutral	süß	E	sehr gut	sehr gut	gut	wenig	sehr gut	sehr gut

Nahrungs- oder Genussmittel	Kategorie	Thermik	Geschmack	Element	Sympathikus	A-Balanciert	Parasympathikus	Glykotyp	V-Balanciert	Betatyp
Clementine	K	erfrischend	sauer	H	gut	wenig	wenig	nein	wenig	gut
Cognac		heiß	bitter	F	nein	nein	nein	nein	nein	nein
Creme fraiche	F	erfrischend	sauer	H	gut	sehr gut	sehr gut	sehr gut	sehr gut	wenig
Cumin / Kreuzkümmel		warm	scharf	M	sehr gut	gut	sehr gut	sehr gut	gut	sehr gut
Curcuma / Gelbwurz		warm	bitter	F	sehr gut	gut	sehr gut	sehr gut	gut	sehr gut
Currypulver		heiß	scharf	M	sehr gut	gut	gut	sehr gut	gut	sehr gut
Daikon	K	erfrischend	scharf	M	sehr gut	sehr gut	gut	wenig	sehr gut	sehr gut
Dattel, getrocknet	K	neutral	süß	E	gut	wenig	wenig	nein	wenig	wenig
Dicke Bohne / Saubohne / Fava-Bohne	E	neutral	salzig	W	nein	nein	nein	nein	nein	nein
Dill		warm	scharf	M	sehr gut	gut	sehr gut	sehr gut	gut	sehr gut
Dinkel	K	neutral	sauer	H	sehr gut	sehr gut	gut	gut	sehr gut	sehr gut
Distelöl	F	erfrischend	süß	E	wenig	wenig	wenig	wenig	wenig	gut
Dulse-Alge		kalt	salzig	W	sehr gut	sehr gut	gut	gut	sehr gut	sehr gut
Ei, Ente	E	neutral	süß	E	sehr gut	gut	gut	gut	gut	sehr gut
Ei, Huhn	E	neutral	süß	E	sehr gut	gut	gut	gut	gut	sehr gut
Ei, Huhn, Eigelb	E	neutral	süß	E	gut	gut	gut	gut	gut	gut
Ei, Huhn, Eiweiß	E	neutral	süß	E	sehr gut	gut	gut	gut	gut	sehr gut
Eis					nein	nein	nein	nein	nein	nein
Eisbergsalat	K	neutral	bitter	F	sehr gut	sehr gut	sehr gut	gut	sehr gut	sehr gut
Eisenkrauttee		kalt	bitter	F	unbekannt	unbekannt	unbekannt	unbekannt	unbekannt	unbekannt
Elch	E	warm	scharf	M	nein	sehr gut	sehr gut	sehr gut	sehr gut	nein
Endiviensalat	K	neutral	bitter	F	sehr gut	sehr gut	gut	nein	sehr gut	sehr gut
Ente	E	erfrischend	sauer	H	wenig	sehr gut	sehr gut	sehr gut	sehr gut	wenig

Enziantee		kalt	bitter	F	unbekannt	unbekannt	unbekannt	unbekannt	unbekannt	unbekannt
Erbsen, frisch	E	neutral	süß	E	gut	sehr gut	sehr gut	sehr gut	sehr gut	nein
Erbsen, getrocknet	E	neutral	salzig	W	gut	sehr gut	sehr gut	sehr gut	sehr gut	nein
Erdbeere	K	erfrischend	sauer	H	sehr gut	sehr gut	sehr gut	wenig	gut	sehr gut
Erdnüsse	F	warm	süß	E	gut	sehr gut	sehr gut	sehr gut	sehr gut	gut
Erdnussöl	F	warm	süß	E	wenig	wenig	wenig	wenig	wenig	gut
Essiggurkerl, konventionell	K	kalt	sauer	H	nein	nein	nein	nein	nein	nein
Estragon, frisch		erfrischend	süß	E	sehr gut	gut	sehr gut	sehr gut	gut	sehr gut
Estragon, getrocknet		warm	scharf	M	sehr gut	gut	sehr gut	sehr gut	gut	sehr gut
Fasan	E	warm	scharf	M	wenig	sehr gut	sehr gut	sehr gut	sehr gut	wenig
Feige, getrocknet	K	neutral	süß	E	gut	wenig	wenig	nein	wenig	wenig
Feldsalat / Vogerlsalat / Rapunzelsalat	K	neutral	bitter	F	sehr gut	sehr gut	gut	gut	sehr gut	sehr gut
Fenchel, Gemüse	K	warm	süß	E	sehr gut	sehr gut	sehr gut	wenig	sehr gut	sehr gut
Fenchelsamen		warm	scharf	M	sehr gut	gut	sehr gut	sehr gut	gut	sehr gut
Fetakäse (vom Schaf)	E	warm	bitter	M	sehr gut	sehr gut	gut	gut	sehr gut	gut
Fisch, geräuchert - je nach Sorte	E	warm	salzig	W	unbekannt	unbekannt	unbekannt	unbekannt	unbekannt	unbekannt
Fischöl	F	neutral	süß	E	sehr gut	gut	sehr gut	sehr gut	gut	sehr gut
Flaschenkürbis	K	neutral	süß	E	sehr gut	sehr gut	gut	gut	sehr gut	sehr gut
Flunder	E	warm	salzig	W	sehr gut	sehr gut	wenig	wenig	sehr gut	sehr gut
Flusskrebs	E	kalt	salzig	W	wenig	sehr gut	sehr gut	sehr gut	sehr gut	wenig
Forelle	E	neutral	salzig	W	wenig	sehr gut	sehr gut	sehr gut	sehr gut	wenig
Frauenmanteltee		kalt	bitter	F	unbekannt	unbekannt	unbekannt	unbekannt	unbekannt	unbekannt
Früchtetee		neutral	sauer	H	sehr gut	unbekannt	unbekannt	unbekannt	unbekannt	unbekannt
Fruchtsaft		erfrischend	sauer	H	nein	nein	nein	nein	nein	nein
Frühlingszwiebeln	K	warm	scharf	M	gut	sehr gut	sehr gut	nein	sehr gut	sehr gut
Gans	E	neutral	scharf	M	wenig	sehr gut	sehr gut	sehr gut	sehr gut	wenig

Nahrungs- oder Genussmittel	Kate-gorie	Thermik	Ge-schmack	Ele-ment	Sympathi-kus	A-Balan-ciert	Parasym-pathikus	Glykotyp	V-Balan-ciert	Betatyp
Gänseschmalz	F	neutral	süß	E	wenig	gut	sehr gut	sehr gut	gut	wenig
Garnelen („Krabbe“, Crevette oder Shrimps)	E	warm	salzig	W	wenig	sehr gut	sehr gut	sehr gut	sehr gut	wenig
Gegrilltes Fleisch - je nach Sorte	E	heiß	bitter	F	unbekannt	unbekannt	unbekannt	unbekannt	unbekannt	unbekannt
Gelatine	E	neutral	süß	E	gut	gut	sehr gut	gut	gut	gut
Gemüsesaft	K	erfrischend	süß	E	sehr gut	gut	gut	wenig	gut	sehr gut
Gepökeltes, gesalzenes, geräuchertes und luftgetrocknetes Fleisch	E	warm	salzig	W	wenig	gut	gut	gut	gut	wenig
Gerste	K	erfrischend	süß	E	sehr gut	sehr gut	gut	gut	sehr gut	gut
Getreidekaffee		neutral	bitter	F	unbekannt	unbekannt	unbekannt	unbekannt	unbekannt	unbekannt
Glühwein		heiß	bitter	F	wenig	wenig	wenig	nein	wenig	wenig
Granatapfel	K	warm	sauer	H	sehr gut	sehr gut	gut	nein	gut	sehr gut
Granatapfelsaft, ungesüßt		warm	sauer	H	wenig	wenig	nein	nein	wenig	wenig
Grüne Bohnen / Fisolen	K	neutral	süß	E	gut	sehr gut	sehr gut	sehr gut	sehr gut	nein
Grüner Tee		kalt	bitter	F	sehr gut	gut	wenig	wenig	gut	sehr gut
Grünkern	K	warm	sauer	H	sehr gut	sehr gut	gut	gut	sehr gut	sehr gut
Grünkohl	K	erfrischend	süß	E	sehr gut	sehr gut	gut	wenig	sehr gut	sehr gut
Guave	K	kalt	sauer	H	sehr gut	sehr gut	gut	nein	gut	sehr gut
Guavendicksaft	K	neutral	süß	E	wenig	gut	nein	nein	wenig	wenig
Gurke, Salat-	K	kalt	süß	E	sehr gut	sehr gut	gut	wenig	sehr gut	sehr gut
Gurke, saure, selbsteingelegt	K	kalt	sauer	H	sehr gut	sehr gut	gut	gut	sehr gut	sehr gut
Hafer	K	warm	scharf	M	sehr gut	sehr gut	gut	gut	sehr gut	gut
Hafermilch	K	warm	scharf	M	sehr gut	gut	nein	nein	gut	sehr gut
Hagebuttentee		neutral	sauer	H	sehr gut	unbekannt	unbekannt	unbekannt	unbekannt	unbekannt

Hai	E	neutral	salzig	W	gut	gut	gut	gut	gut	wenig
Hammel, Filet	E	heiß	bitter	F	wenig	sehr gut	sehr gut	sehr gut	sehr gut	wenig
Hammel, Keule	E	heiß	bitter	F	wenig	sehr gut	sehr gut	sehr gut	sehr gut	wenig
Hanföl	F	neutral	süß	E	wenig	wenig	wenig	wenig	wenig	wenig
Hase	E	neutral	scharf	M	nein	sehr gut	sehr gut	sehr gut	sehr gut	nein
Haselnuss	F	neutral	süß	E	gut	sehr gut	sehr gut	sehr gut	sehr gut	gut
Hecht	E	neutral	salzig	W	gut	gut	wenig	wenig	gut	gut
Hefe		neutral	Süß	E	gut	gut	sehr gut	sehr gut	gut	wenig
Heidelbeere, gezüchtet	K	erfrischend	sauer	H	sehr gut	sehr gut	sehr gut	wenig	gut	sehr gut
Heidelbeere, wild	K	erfrischend	sauer	H	unbekannt	unbekannt	unbekannt	unbekannt	unbekannt	unbekannt
Heilbutt	E	neutral	salzig	W	sehr gut	sehr gut	wenig	wenig	sehr gut	sehr gut
Hering	E	neutral	salzig	W	nein	sehr gut	sehr gut	sehr gut	sehr gut	nein
Hibiskustee		erfrischend	sauer	H	unbekannt	unbekannt	unbekannt	unbekannt	unbekannt	unbekannt
Hickorynüsse	F	neutral	süß	E	gut	sehr gut	sehr gut	sehr gut	sehr gut	gut
Hijiki-Alge		kalt	salzig	W	gut	sehr gut	sehr gut	sehr gut	sehr gut	gut
Himbeere	K	neutral	sauer	H	sehr gut	gut	sehr gut	wenig	gut	sehr gut
Hirsch	E	heiß	scharf	M	nein	sehr gut	sehr gut	sehr gut	sehr gut	nein
Hirse	K	neutral	süß	E	sehr gut	sehr gut	gut	wenig	sehr gut	gut
Hokkaidokürbis	K	warm	süß	E	sehr gut	sehr gut	gut	gut	sehr gut	sehr gut
Holunderbeeren	K	erfrischend	bitter	F	sehr gut	sehr gut	sehr gut	wenig	gut	sehr gut
Honig		neutral	süß	E	wenig	gut	nein	nein	wenig	wenig
Honigmelone	K	kalt	süß	E	sehr gut	sehr gut	gut	nein	gut	sehr gut
Honigwein		warm	süß	E	wenig	wenig	nein	nein	wenig	wenig
Huhn, Brat-	E	warm	sauer	E	gut	sehr gut	sehr gut	sehr gut	sehr gut	gut
Huhn, Brust	E	warm	sauer	E	sehr gut	sehr gut	gut	gut	sehr gut	sehr gut
Huhn, Keule	E	warm	sauer	E	gut	sehr gut	sehr gut	sehr gut	sehr gut	gut

Nahrungs- oder Genussmittel	Kategorie	Thermik	Geschmack	Element	Sympathikus	A-Balanciert	Parasympathikus	Glykotyp	V-Balanciert	Betatyp
Huhn, Suppen-	E	warm	sauer	E	gut	sehr gut	sehr gut	sehr gut	sehr gut	gut
Hülsenfrüchtesprossen	E	erfrischend	sauer	H	sehr gut	sehr gut	sehr gut	wenig	sehr gut	sehr gut
Hummer	E	warm	salzig	W	wenig	sehr gut	sehr gut	sehr gut	sehr gut	wenig
Hüttenkäse	E	erfrischend	sauer	H	sehr gut	sehr gut	gut	gut	sehr gut	sehr gut
Ingwer, frisch		warm	scharf	M	gut	sehr gut	sehr gut	wenig	sehr gut	sehr gut
Ingwer, getrocknet		heiß	scharf	M	sehr gut	gut	gut	sehr gut	gut	sehr gut
Irisch Moos		kalt	salzig	W	gut	sehr gut	sehr gut	sehr gut	sehr gut	gut
Jakobsmuschel	E	warm	salzig	W	nein	sehr gut	sehr gut	sehr gut	sehr gut	nein
Joghurt, 3,5%-ig	E	kalt	sauer	H	sehr gut	sehr gut	gut	wenig	sehr gut	sehr gut
Johannisbeere / Ribisel	K	erfrischend	sauer	H	unbekannt	unbekannt	unbekannt	unbekannt	unbekannt	unbekannt
Kabeljau / Dorsch	E	warm	salzig	W	sehr gut	sehr gut	wenig	wenig	sehr gut	sehr gut
Kaffee		warm	bitter	F	wenig	gut	gut	nein	gut	gut
Kaffee, koffeinfrei, Bio-		warm	bitter	F	gut	gut	gut	wenig	gut	gut
Kaffee, koffeinfrei, konventionell		warm	bitter	F	nein	nein	nein	nein	nein	nein
Kakaopulver		warm	bitter	F	gut	gut	wenig	wenig	gut	wenig
Kakifrucht	K	kalt	süß	E	sehr gut	sehr gut	gut	nein	gut	sehr gut
Kalb	E	neutral	süß	E	wenig	sehr gut	sehr gut	sehr gut	sehr gut	wenig
Kalb, Leber	E	neutral	süß	E	nein	sehr gut	sehr gut	sehr gut	sehr gut	nein
Kamut	K	neutral	sauer	H	sehr gut	sehr gut	gut	gut	sehr gut	gut
Kaninchen	E	erfrischend	scharf	M	nein	sehr gut	sehr gut	sehr gut	sehr gut	nein
Kapuzinerkresse	K	erfrischend	sauer	H	unbekannt	unbekannt	unbekannt	unbekannt	unbekannt	unbekannt
Karambola / Sternfrucht	K	kalt	süß	E	unbekannt	unbekannt	unbekannt	unbekannt	unbekannt	unbekannt
Kardamom		warm	scharf	M	sehr gut	gut	sehr gut	sehr gut	gut	sehr gut
Karpfen	E	neutral	salzig	W	wenig	sehr gut	sehr gut	sehr gut	sehr gut	wenig

Kartoffel / Erdapfel	K	neutral	süß	E	sehr gut	sehr gut	gut	wenig	sehr gut	sehr gut
Käse, ab 45 %, z.B. Gouda, Tilsiter	E	neutral	süß	E	gut	sehr gut	sehr gut	sehr gut	sehr gut	wenig
Käse, stark fermentiert, ab 45 %, z.B. Emmentaler, Bergkäse	E	warm	scharf	M	gut	sehr gut	sehr gut	sehr gut	sehr gut	wenig
Katfisch / Steinbeißer	E	neutral	salzig	W	wenig	gut	gut	gut	gut	wenig
Kaviar	E	kalt	salzig	W	nein	sehr gut	sehr gut	sehr gut	sehr gut	nein
Kefir	E	erfrischend	sauer	H	sehr gut	sehr gut	gut	wenig	sehr gut	sehr gut
Kelp		kalt	salzig	W	gut	sehr gut	sehr gut	sehr gut	sehr gut	gut
Kerbel, frisch		warm	bitter	F	sehr gut	gut	sehr gut	sehr gut	gut	sehr gut
Kerbel, getrocknet		warm	scharf	M	sehr gut	gut	sehr gut	sehr gut	gut	sehr gut
Ketchup, Bio		kalt	sauer	H	gut	gut	wenig	nein	gut	gut
Ketchup, konventionell		kalt	sauer	H	nein	nein	nein	nein	nein	nein
Kichererbsen	E	erfrischend	salzig	W	sehr gut	sehr gut	gut	gut	sehr gut	sehr gut
Kidneybohnen	E	neutral	salzig	W	gut	sehr gut	sehr gut	sehr gut	sehr gut	gut
Kirsche	K	warm	süß	E	sehr gut	sehr gut	sehr gut	wenig	gut	sehr gut
Kirschenkompott, ungesüßt	K	warm	sauer	H	sehr gut	sehr gut	sehr gut	wenig	gut	sehr gut
Kirschsaft, ungesüßt	K	warm	sauer	H	wenig	wenig	nein	nein	wenig	wenig
Kiwi	K	kalt	sauer	H	sehr gut	sehr gut	gut	nein	gut	sehr gut
Klettenwurzeltee		kalt	bitter	F	unbekannt	unbekannt	unbekannt	unbekannt	unbekannt	unbekannt
Knoblauch	K	heiß	scharf	M	gut	sehr gut	sehr gut	nein	sehr gut	sehr gut
Kohl / Kraut	K	neutral	süß	E	sehr gut	sehr gut	gut	wenig	sehr gut	sehr gut
Kohlrabi	K	neutral	süß	E	sehr gut	sehr gut	gut	wenig	sehr gut	sehr gut
Kohlrübe / Steckrübe	K	neutral	süß	E	gut	sehr gut	sehr gut	wenig	sehr gut	sehr gut
Kokosfett	F	neutral	süß	E	sehr gut	gut	sehr gut	sehr gut	gut	sehr gut
Kokosmilch	F	warm	süß	E	sehr gut	gut	sehr gut	sehr gut	gut	gut
Kokosnuss, -flocken	F	warm	süß	E	sehr gut	sehr gut	sehr gut	sehr gut	gut	gut

Nahrungs- oder Genussmittel	Kategorie	Thermik	Geschmack	Element	Sympathikus	A-Balanciert	Parasympathikus	Glykotyp	V-Balanciert	Betatyp
Kombu-Alge		kalt	salzig	W	sehr gut	sehr gut	gut	gut	sehr gut	sehr gut
Kopfsalat / Häuptelsalat	K	erfrischend	bitter	F	sehr gut	sehr gut	sehr gut	gut	sehr gut	sehr gut
Koriander, frisch	K	warm	scharf	M	sehr gut	sehr gut	gut	wenig	sehr gut	sehr gut
Koriandersamen		warm	scharf	M	sehr gut	gut	sehr gut	sehr gut	gut	sehr gut
Krabbe	E	kalt	salzig	W	wenig	sehr gut	sehr gut	sehr gut	sehr gut	wenig
Kresse	K	erfrischend	scharf	M	unbekannt	unbekannt	unbekannt	unbekannt	unbekannt	unbekannt
Kümmel		warm	scharf	M	sehr gut	gut	sehr gut	sehr gut	gut	sehr gut
Kumquat	K	warm	sauer	H	sehr gut	sehr gut	sehr gut	wenig	gut	sehr gut
Kürbis, mit harten Kernen / Winterkürbis	K	neutral	süß	E	sehr gut	sehr gut	gut	gut	sehr gut	sehr gut
Kürbis, mit weichen Kernen / Sommerkürbis	K	erfrischend	süß	E	gut	sehr gut	sehr gut	wenig	sehr gut	sehr gut
Kürbiskerne	F	neutral	süß	E	gut	sehr gut	sehr gut	sehr gut	sehr gut	gut
Kürbiskernöl	F	warm	süß	E	wenig	wenig	wenig	wenig	wenig	wenig
Kuzu		erfrischend	süß	E	unbekannt	unbekannt	unbekannt	unbekannt	unbekannt	unbekannt
Lachs	E	warm	salzig	W	wenig	sehr gut	sehr gut	sehr gut	sehr gut	wenig
Lamm, Brust	E	heiß	bitter	F	wenig	sehr gut	sehr gut	sehr gut	sehr gut	wenig
Lamm, Keule, Bug	E	heiß	bitter	F	wenig	sehr gut	sehr gut	sehr gut	sehr gut	wenig
Languste	E	warm	salzig	W	wenig	sehr gut	sehr gut	sehr gut	sehr gut	wenig
Lauch / Porree	K	warm	scharf	M	gut	sehr gut	sehr gut	nein	sehr gut	sehr gut
Laver-Alge		kalt	salzig	W	sehr gut	sehr gut	gut	gut	sehr gut	sehr gut
Leinöl	F	erfrischend	süß	E	sehr gut	gut	nein	nein	gut	sehr gut
Leinsamen	F	erfrischend	süß	E	gut	sehr gut	sehr gut	sehr gut	sehr gut	gut
Liebstöckel		warm	scharf	M	unbekannt	unbekannt	unbekannt	unbekannt	unbekannt	unbekannt

Likör		warm	süß	E	nein	nein	nein	nein	nein	nein
Limabohnen / Butterbohnen	E	erfrischend	salzig	W	gut	sehr gut	sehr gut	sehr gut	sehr gut	gut
Limette	K	kalt	sauer	H	gut	wenig	wenig	nein	wenig	gut
Limonade (Cola, Fanta, etc.)					nein	nein	nein	nein	nein	nein
Linsen	E	neutral	salzig	W	gut	sehr gut	sehr gut	sehr gut	sehr gut	gut
Litschi	K	neutral	süß	E	sehr gut	sehr gut	gut	gut	gut	sehr gut
Longan	K	neutral	süß	E	sehr gut	sehr gut	gut	wenig	gut	sehr gut
Lopino	E	neutral	süß	E	unbekannt	unbekannt	unbekannt	unbekannt	unbekannt	unbekannt
Lorbeer		warm	scharf	M	sehr gut	gut	sehr gut	sehr gut	gut	sehr gut
Lotoskern		neutral	süß	E	unbekannt	unbekannt	unbekannt	unbekannt	unbekannt	unbekannt
Lotoswurzel		erfrischend	süß	E	unbekannt	unbekannt	unbekannt	unbekannt	unbekannt	unbekannt
Löwenzahnblätter	K	erfrischend	bitter	F	sehr gut	sehr gut	gut	wenig	sehr gut	sehr gut
Löwenzahnwurzeltee		kalt	bitter	F	unbekannt	unbekannt	unbekannt	unbekannt	unbekannt	unbekannt
Macadamianüsse	F	neutral	süß	E	gut	sehr gut	sehr gut	sehr gut	sehr gut	gut
Magerkäse	E	neutral	süß	E	sehr gut	sehr gut	gut	gut	sehr gut	sehr gut
Magerkäse, z.B. Harzerkäse / Handkäse / Quargel	E	warm	scharf	M	sehr gut	sehr gut	gut	gut	sehr gut	sehr gut
Mahi-Mahi	E	neutral	salzig	W	sehr gut	sehr gut	wenig	wenig	sehr gut	sehr gut
Mais, Gemüse	K	neutral	süß	E	gut	sehr gut	sehr gut	sehr gut	sehr gut	wenig
Maishaartee		neutral	süß	E	unbekannt	unbekannt	unbekannt	unbekannt	unbekannt	unbekannt
Maiskeimöl	F	neutral	süß	E	nein	nein	nein	nein	nein	nein
Majoran		warm	scharf	M	sehr gut	gut	sehr gut	sehr gut	gut	sehr gut
Makrele	E	warm	salzig	W	nein	sehr gut	sehr gut	sehr gut	sehr gut	nein
Malventee		erfrischend	sauer	H	unbekannt	unbekannt	unbekannt	unbekannt	unbekannt	unbekannt
Malz, alle Sorten		neutral	süß	E	unbekannt	unbekannt	unbekannt	unbekannt	unbekannt	unbekannt
Malzbier		neutral	süß	E	wenig	wenig	wenig	wenig	wenig	wenig

Nahrungs- oder Genussmittel	Kategorie	Thermik	Geschmack	Element	Sympathikus	A-Balanciert	Parasympathikus	Glykotyp	V-Balanciert	Betatyp
Mandarine	K	erfrischend	sauer	H	gut	wenig	wenig	nein	wenig	gut
Mandelmilch	F	neutral	süß	E	gut	gut	gut	gut	gut	gut
Mandeln	F	neutral	süß	E	sehr gut	sehr gut	gut	gut	sehr gut	sehr gut
Mandelöl	F	neutral	süß	E	wenig	wenig	wenig	wenig	wenig	wenig
Mango	K	kalt	süß	E	sehr gut	sehr gut	gut	nein	gut	sehr gut
Mangold	K	erfrischend	süß	E	sehr gut	sehr gut	gut	nein	sehr gut	sehr gut
Margarine	F	erfrischend	süß	E	nein	nein	nein	nein	nein	nein
Marone / Edelkastanie	K	warm	süß	E	sehr gut	sehr gut	wenig	wenig	sehr gut	sehr gut
Marzipan	K/E	warm	süß	E	unbekannt	unbekannt	unbekannt	nein	unbekannt	unbekannt
Masala - je nach Mischung		warm	scharf	M	unbekannt	unbekannt	unbekannt	unbekannt	unbekannt	unbekannt
Maulbeeren	K	kalt	süß	E	unbekannt	unbekannt	unbekannt	unbekannt	unbekannt	unbekannt
Mayonnaise, konventionell	F	neutral	süß	E	nein	nein	nein	nein	nein	nein
Mayonnaise, selbstgemacht mit Olivenöl	F	neutral	süß	E	wenig	gut	sehr gut	sehr gut	gut	nein
Meeräsche	E	neutral	salzig	W	sehr gut	sehr gut	wenig	wenig	sehr gut	sehr gut
Meerrettich / Kren	K	warm	scharf	M	gut	gut	sehr gut	nein	gut	gut
Melasse		neutral	süß	E	gut	gut	nein	nein	wenig	wenig
Melissentee		erfrischend	sauer	H	unbekannt	unbekannt	unbekannt	unbekannt	unbekannt	unbekannt
Miesmuschel	E	warm	salzig	W	nein	sehr gut	sehr gut	sehr gut	sehr gut	nein
Milch, laktosefrei	E	neutral	süß	E	wenig	wenig	wenig	wenig	wenig	wenig
Milch, Mager-	E	neutral	süß	E	nein	nein	nein	nein	nein	nein
Milch, Voll-, pasteurisiert, homogenisiert	E	neutral	süß	E	wenig	wenig	wenig	wenig	wenig	wenig
milchsauer eingelegtes Gemüse		erfrischend	sauer	H	unbekannt	unbekannt	unbekannt	unbekannt	unbekannt	unbekannt

Mineralwasser mit Kohlensäure		kalt	salzig	W	nein	nein	nein	nein	nein	nein
Mirabelle	K	neutral	süß	E	sehr gut	sehr gut	wenig	wenig	gut	gut
Miso		neutral	salzig	W	unbekannt	unbekannt	unbekannt	unbekannt	unbekannt	unbekannt
Mohn	F	warm	bitter	F	sehr gut	sehr gut	wenig	wenig	sehr gut	sehr gut
Mohnöl	F	warm	süß	E	wenig	wenig	wenig	wenig	wenig	wenig
Möhre / Karotte	K	neutral	süß	E	gut	sehr gut	sehr gut	sehr gut	sehr gut	gut
Molke					sehr gut	sehr gut	wenig	nein	sehr gut	sehr gut
Moosbeere / Cranberry	K	erfrischend	sauer	H	sehr gut	sehr gut	sehr gut	wenig	gut	sehr gut
Most (Vorstufe von Wein)		erfrischend	sauer	H	wenig	wenig	wenig	wenig	wenig	wenig
Mozzarella	E	erfrischend	sauer	H	sehr gut	sehr gut	gut	gut	sehr gut	sehr gut
Mungbohnen	E	erfrischend	salzig	W	gut	sehr gut	sehr gut	sehr gut	sehr gut	gut
Mungbohnensprossen	E	kalt	sauer	H	sehr gut	sehr gut	sehr gut	wenig	sehr gut	sehr gut
Muskatblüte		warm	scharf	M	sehr gut	gut	sehr gut	sehr gut	gut	sehr gut
Muskatnuss		warm	scharf	M	sehr gut	gut	sehr gut	sehr gut	gut	sehr gut
Nachtkerzenöl	F	neutral	süß	E	sehr gut	gut	sehr gut	sehr gut	gut	sehr gut
Nektarine	K	warm	süß	E	sehr gut	sehr gut	sehr gut	wenig	gut	sehr gut
Nelke		warm	scharf	M	sehr gut	gut	sehr gut	sehr gut	gut	sehr gut
Nori-Alge		kalt	salzig	W	sehr gut	sehr gut	gut	gut	sehr gut	sehr gut
Okra	K	erfrischend	süß	E	gut	sehr gut	sehr gut	gut	sehr gut	sehr gut
Öl aus schwarzen Johannisbeeren	F		süß	E	wenig	wenig	wenig	wenig	wenig	wenig
Oliven, mariniert	F	erfrischend	salzig	W	sehr gut	sehr gut	sehr gut	sehr gut	sehr gut	wenig
Olivenöl	F	erfrischend	süß	E	sehr gut	gut	sehr gut	sehr gut	gut	sehr gut
Oregano, frisch		warm	bitter	F	sehr gut	gut	sehr gut	sehr gut	gut	sehr gut
Oregano, getrocknet		warm	scharf	M	sehr gut	gut	sehr gut	sehr gut	gut	sehr gut
Pak Choi / Bok Choy	K	warm	scharf	M	sehr gut	sehr gut	gut	wenig	sehr gut	sehr gut
Palmkernöl	F	neutral	süß	E	sehr gut	gut	sehr gut	sehr gut	gut	sehr gut

Nahrungs- oder Genussmittel	Kategorie	Thermik	Geschmack	Element	Sympathikus	A-Balanciert	Parasympathikus	Glykotyp	V-Balanciert	Betatyp
Palmöl	F	neutral	süß	E	sehr gut	gut	sehr gut	sehr gut	gut	sehr gut
Pampelmuse / Grapefruit	K	erfrischend	bitter	F	gut	wenig	wenig	nein	wenig	gut
Papaya	K	kalt	süß	E	sehr gut	sehr gut	gut	nein	gut	sehr gut
Paprika, alle Farben	K	erfrischend	süß	E	sehr gut	sehr gut	gut	nein	sehr gut	sehr gut
Paprikapulver, süß		warm	bitter	F	sehr gut	gut	sehr gut	sehr gut	gut	sehr gut
Paranüsse	F	erfrischend	süß	E	gut	sehr gut	sehr gut	sehr gut	sehr gut	gut
Parmesan	E	warm	scharf	M	gut	sehr gut	sehr gut	sehr gut	sehr gut	wenig
Pastinake	K	erfrischend	bitter	F	sehr gut	sehr gut	gut	nein	sehr gut	sehr gut
Pekannuss	F	neutral	süß	E	gut	sehr gut	sehr gut	sehr gut	sehr gut	gut
Peperoni	K	heiß	scharf	M	sehr gut	sehr gut	gut	nein	sehr gut	sehr gut
Petersilie		warm	sauer	H	sehr gut	sehr gut	gut	nein	sehr gut	sehr gut
Petersilientee		warm	sauer	H	sehr gut	sehr gut	gut	nein	sehr gut	sehr gut
Pfeffer		heiß	scharf	M	sehr gut	gut	gut	sehr gut	gut	sehr gut
Pfefferminztee		erfrischend	scharf	M	sehr gut	gut	sehr gut	sehr gut	gut	sehr gut
Pfeilwurzelmehl		erfrischend	süß	E	unbekannt	unbekannt	unbekannt	unbekannt	unbekannt	unbekannt
Pfirsich	K	warm	süß	E	sehr gut	sehr gut	sehr gut	wenig	gut	sehr gut
Pflaume / Zwetschke, frisch	K	neutral	süß	E	sehr gut	sehr gut	sehr gut	wenig	gut	sehr gut
Pflaume / Zwetschke, getrocknet	K	neutral	süß	E	gut	wenig	wenig	nein	wenig	gut
Piment		heiß	scharf	M	unbekannt	unbekannt	unbekannt	unbekannt	unbekannt	unbekannt
Pinienkerne	F	warm	süß	E	sehr gut	sehr gut	wenig	wenig	sehr gut	sehr gut
Pistazien	F	neutral	süß	E	sehr gut	sehr gut	gut	gut	sehr gut	sehr gut
Polenta	K	neutral	süß	E	sehr gut	sehr gut	wenig	wenig	sehr gut	sehr gut
Portwein		warm	süß	E	wenig	wenig	wenig	wenig	wenig	wenig
Preiselbeere	K	erfrischend	sauer	H	sehr gut	sehr gut	sehr gut	wenig	gut	sehr gut

Prosecco		erfrischend	sauer	H	wenig	wenig	wenig	wenig	wenig	wenig
Pu-Erh Tee		erfrischend	bitter	F	unbekannt	unbekannt	unbekannt	unbekannt	unbekannt	unbekannt
Pute / Truthahn, Brust	E	neutral	scharf	M	sehr gut	sehr gut	gut	gut	sehr gut	sehr gut
Pute / Truthahn, Keule	E	neutral	scharf	M	gut	sehr gut	sehr gut	sehr gut	sehr gut	gut
Quark / Topfen, fett	E	neutral	sauer	H	wenig	sehr gut	sehr gut	sehr gut	gut	wenig
Quark / Topfen, mager	E	neutral	sauer	H	sehr gut	sehr gut	wenig	wenig	gut	sehr gut
Quinoa	K	neutral	bitter	F	sehr gut	sehr gut	gut	gut	sehr gut	gut
Quitte	K	erfrischend	bitter	F	unbekannt	sehr gut	wenig	wenig	gut	gut
Radicchio	K	erfrischend	bitter	F	sehr gut	sehr gut	sehr gut	wenig	sehr gut	sehr gut
Radieschen	K	erfrischend	scharf	M	sehr gut	sehr gut	gut	gut	sehr gut	sehr gut
Radieschensprossen	K	erfrischend	scharf	M	sehr gut	sehr gut	gut	gut	sehr gut	sehr gut
Rapsöl	F	warm	süß	E	nein	nein	nein	nein	nein	nein
Rebhuhn	E	warm	scharf	M	unbekannt	unbekannt	unbekannt	unbekannt	unbekannt	unbekannt
Rehrücken	E	warm	scharf	M	nein	sehr gut	sehr gut	sehr gut	sehr gut	nein
Reisessig / Genmaisu		warm	sauer	H	wenig	gut	sehr gut	nein	gut	gut
Reismilch	K	neutral	süß	E	sehr gut	gut	nein	nein	gut	sehr gut
Reiswein / Sake		warm	scharf	M	wenig	wenig	wenig	wenig	wenig	wenig
Renke / Maräne / Felchen	E	neutral	salzig	W	gut	gut	gut	gut	gut	wenig
Rettich, schwarz	K	neutral	scharf	M	sehr gut	sehr gut	gut	wenig	sehr gut	sehr gut
Rettich, weiß	K	erfrischend	scharf	M	sehr gut	sehr gut	gut	wenig	sehr gut	sehr gut
Rhabarber	K	kalt	sauer	H	sehr gut	sehr gut	sehr gut	wenig	gut	sehr gut
Ricotta / Frischkäse	E	erfrischend	sauer	H	sehr gut	sehr gut	gut	gut	sehr gut	sehr gut
Rind	E	neutral	süß	E	wenig	sehr gut	sehr gut	sehr gut	sehr gut	wenig
Rind, Zunge, Leber	E	neutral	süß	E	nein	sehr gut	sehr gut	sehr gut	sehr gut	nein
Roggen	K	neutral	bitter	F	sehr gut	sehr gut	gut	gut	sehr gut	gut
Rosenkohl / Kohlsprossen	K	warm	bitter	F	sehr gut	sehr gut	gut	nein	sehr gut	sehr gut

Nahrungs- oder Genussmittel	Kategorie	Thermik	Geschmack	Element	Sympathikus	A-Balanciert	Parasympathikus	Glykotyp	V-Balanciert	Betatyp
Rosine, Korinthe, Sultanine	K	warm	süß	E	gut	wenig	wenig	nein	wenig	wenig
Rosmarin, frisch		warm	bitter	F	sehr gut	gut	sehr gut	sehr gut	gut	sehr gut
Rosmarin, getrocknet		warm	scharf	M	sehr gut	gut	sehr gut	sehr gut	gut	sehr gut
Rot- und Weißschimmelkäse, z.B. Münsterkäse, Brie, Camembert	E	warm	scharf	M	gut	sehr gut	sehr gut	sehr gut	sehr gut	unbekannt
Rotbuschtee		erfrischend	bitter	F	unbekannt	unbekannt	unbekannt	unbekannt	unbekannt	unbekannt
Rote Beete / Rote Rübe, gekocht	K	neutral	bitter	F	sehr gut	sehr gut	gut	gut	sehr gut	sehr gut
Rote Beete / Rote Rübe, roh	K	erfrischend	bitter	F	sehr gut	sehr gut	gut	gut	sehr gut	sehr gut
Rotkohl / Rotkraut	K	neutral	süß	E	sehr gut	sehr gut	gut	wenig	sehr gut	sehr gut
Rucola	K	erfrischend	bitter	F	sehr gut	sehr gut	gut	wenig	sehr gut	sehr gut
Safran		neutral	süß	E	sehr gut	gut	sehr gut	sehr gut	gut	sehr gut
Sago	K	warm	süß	E	unbekannt	unbekannt	unbekannt	unbekannt	unbekannt	unbekannt
Sahne, sauer / Sauerrahm	E	erfrischend	sauer	H	sehr gut	sehr gut	gut	gut	sehr gut	sehr gut
Sahne, süß / Schlagobers	E	erfrischend	süß	E	gut	sehr gut	sehr gut	sehr gut	sehr gut	wenig
Salami	E	warm	salzig	W	wenig	gut	gut	gut	gut	nein
Salbei, frisch		erfrischend	bitter	F	sehr gut	gut	sehr gut	sehr gut	gut	sehr gut
Salz, jodiert, natriumarm		kalt	salzig	W	nein	nein	nein	nein	nein	nein
Salz, Stein-, Meer-		kalt	salzig	W	sehr gut	gut	sehr gut	sehr gut	gut	wenig
Sanddorn	K	kalt	sauer	H	unbekannt	unbekannt	unbekannt	unbekannt	unbekannt	unbekannt
Sardelle / Anchovis	E	warm	salzig	W	nein	sehr gut	sehr gut	sehr gut	sehr gut	nein
Sardine	E	neutral	salzig	W	nein	sehr gut	sehr gut	sehr gut	sehr gut	nein
Sauerampfer	K	kalt	sauer	H	unbekannt	unbekannt	unbekannt	unbekannt	unbekannt	unbekannt
Sauerkirsche / Weichsel	K	erfrischend	sauer	H	sehr gut	sehr gut	sehr gut	wenig	gut	sehr gut
Sauerkraut	K	erfrischend	sauer	H	sehr gut	gut	gut	wenig	sehr gut	sehr gut

Sauermilch / Dickmilch	E	erfrischend	sauer	H	gut	gut	gut	gut	gut	gut
Schafgarbentee		kalt	bitter	F	unbekannt	unbekannt	unbekannt	unbekannt	unbekannt	unbekannt
Schafkäse, ab 45%	E	warm	bitter	F	gut	sehr gut	sehr gut	sehr gut	sehr gut	wenig
Schafkäse, mager	E	warm	bitter	F	sehr gut	sehr gut	wenig	wenig	sehr gut	sehr gut
Schafmilch, pasteurisiert, homogenisiert	E	warm	bitter	F	wenig	wenig	wenig	wenig	wenig	wenig
Schalotten	K	warm	scharf	M	gut	sehr gut	gut	nein	sehr gut	sehr gut
Schellfisch	E	neutral	salzig	W	sehr gut	sehr gut	wenig	wenig	sehr gut	sehr gut
Schnecken	E				unbekannt	gut	gut	gut	gut	unbekannt
Schnittlauch		warm	scharf	M	sehr gut	gut	sehr gut	sehr gut	gut	sehr gut
Schokolade, bitter		warm	bitter	F	gut	gut	wenig	wenig	gut	wenig
Schokolade, Milch-		neutral	süß	E	wenig	gut	nein	nein	wenig	wenig
Scholle	E	warm	salzig	W	sehr gut	sehr gut	wenig	wenig	sehr gut	sehr gut
Schwarze Bohnen	E	erfrischend	salzig	W	gut	sehr gut	sehr gut	sehr gut	sehr gut	gut
Schwarzer Tee		erfrischend	bitter	F	wenig	gut	gut	wenig	gut	sehr gut
Schwarzwurzel	K	erfrischend	süß	E	gut	sehr gut	sehr gut	sehr gut	sehr gut	gut
Schwein, Filet, Kotelett	E	neutral	salzig	W	wenig	sehr gut	sehr gut	sehr gut	sehr gut	wenig
Schwein, Kochschinken	E	warm	salzig	W	gut	sehr gut	gut	gut	sehr gut	gut
Schwein, Leber	E	neutral	salzig	W	nein	sehr gut	sehr gut	sehr gut	sehr gut	nein
Schwein, Schmalz	F	neutral	süß	E	wenig	gut	sehr gut	sehr gut	gut	wenig
Schwein, Speck	F	warm	salzig	W	wenig	gut	sehr gut	sehr gut	sehr gut	nein
Seehecht	E	warm	salzig	W	gut	sehr gut	wenig	wenig	sehr gut	sehr gut
Seelachs	E	warm	salzig	W	sehr gut	sehr gut	wenig	wenig	sehr gut	sehr gut
Seesaibling	E	neutral	salzig	W	wenig	sehr gut	sehr gut	sehr gut	sehr gut	wenig
Sekt		erfrischend	sauer	H	wenig	wenig	wenig	wenig	wenig	wenig
Sellerieknolle	K	erfrischend	süß	E	gut	sehr gut	sehr gut	sehr gut	sehr gut	gut

Nahrungs- oder Genussmittel	Kategorie	Thermik	Geschmack	Element	Sympathikus	A-Balanciert	Parasympathikus	Glykotyp	V-Balanciert	Betatyp
Selleriestangen	K	erfrischend	süß	E	gut	sehr gut	sehr gut	sehr gut	sehr gut	gut
Senf, Bio-		warm	scharf	M	sehr gut	gut	gut	nein	gut	gut
Senf, konventionell		warm	scharf	M	nein	nein	nein	nein	nein	nein
Senfsamen		warm	scharf	M	sehr gut	gut	gut	nein	gut	gut
Sesamöl	F	erfrischend	süß	E	wenig	wenig	wenig	wenig	wenig	wenig
Sesamsamen	F	neutral	süß	E	sehr gut	sehr gut	gut	gut	sehr gut	sehr gut
Shiitakepilz	E	neutral	süß	E	gut	sehr gut	sehr gut	sehr gut	sehr gut	nein
Snapper	E	neutral	salzig	W	sehr gut	sehr gut	wenig	wenig	sehr gut	sehr gut
Sojabohne, gelb	E	erfrischend	salzig	W	nein	nein	nein	nein	nein	nein
Sojabohne, schwarz oder rot	E	erfrischend	salzig	W	unbekannt	unbekannt	unbekannt	unbekannt	unbekannt	unbekannt
Sojamilch	E	erfrischend	süß	E	nein	nein	nein	nein	nein	nein
Sojaöl	F	warm	süß	E	nein	nein	nein	nein	nein	nein
Sojasoße (Tamari, Shoyu)		kalt	salzig	W	sehr gut	gut	sehr gut	sehr gut	gut	wenig
Sonnenblumenkerne	F	neutral	süß	E	sehr gut	sehr gut	wenig	wenig	sehr gut	sehr gut
Sonnenblumenöl	F	erfrischend	süß	E	wenig	wenig	wenig	wenig	wenig	wenig
Sorbet					nein	nein	nein	nein	nein	nein
Spargel	K	erfrischend	süß	E	gut	sehr gut	sehr gut	sehr gut	sehr gut	nein
Speiserübe	K	neutral	süß	E	gut	sehr gut	sehr gut	gut	sehr gut	sehr gut
Spinat	K	erfrischend	süß	E	sehr gut	sehr gut	sehr gut	sehr gut	sehr gut	wenig
Spirulina	E	kalt	salzig	W	unbekannt	unbekannt	unbekannt	unbekannt	unbekannt	unbekannt
Stachelbeere	K	erfrischend	sauer	H	sehr gut	sehr gut	sehr gut	wenig	gut	sehr gut
Steinbutt	E	neutral	salzig	W	sehr gut	sehr gut	wenig	wenig	sehr gut	sehr gut
Sternanis		heiß	scharf	M	unbekannt	unbekannt	unbekannt	unbekannt	unbekannt	unbekannt
Strauß	E	neutral	süß	E	sehr gut	sehr gut	gut	gut	sehr gut	sehr gut

Süßholztee		neutral	süß	E	unbekannt	unbekannt	unbekannt	unbekannt	unbekannt	unbekannt
Süßkartoffel	K	warm	süß	E	sehr gut	sehr gut	sehr gut	gut	sehr gut	sehr gut
Süßreis / Mochireis	K	warm	süß	E	sehr gut	sehr gut	gut	nein	sehr gut	sehr gut
Süßstoffe, künstliche					nein	nein	nein	nein	nein	nein
Taube	E	neutral	scharf	M	unbekannt	unbekannt	unbekannt	unbekannt	unbekannt	unbekannt
Tempeh	E	neutral	salzig	W	gut	sehr gut	sehr gut	sehr gut	sehr gut	gut
Thunfisch, dunkles Fleisch	E	warm	salzig	W	wenig	sehr gut	sehr gut	sehr gut	sehr gut	wenig
Thunfisch, helles Fleisch	E	warm	salzig	W	sehr gut	sehr gut	wenig	wenig	sehr gut	sehr gut
Thymian, frisch		warm	bitter	F	sehr gut	gut	sehr gut	sehr gut	gut	sehr gut
Thymian, getrocknet		warm	scharf	M	sehr gut	gut	sehr gut	sehr gut	gut	sehr gut
Tofu	E	erfrischend	süß	E	nein	nein	nein	nein	nein	nein
Tomate / Paradeiser	K	kalt	sauer	H	sehr gut	sehr gut	gut	nein	sehr gut	sehr gut
Tomatenmark	K	kalt	sauer	H	sehr gut	sehr gut	gut	nein	sehr gut	sehr gut
Topinambur	K	erfrischend	süß	E	gut	sehr gut	sehr gut	sehr gut	sehr gut	nein
Traubenkernöl	F	erfrischend	süß	E	wenig	wenig	wenig	wenig	wenig	wenig
Traubensaft, rot	K	neutral	süß	E	wenig	wenig	nein	nein	wenig	wenig
Traubensaft, weiß	K	neutral	süß	E	wenig	wenig	nein	nein	wenig	wenig
Umeboshi-Pflaume	K	erfrischend	salzig	W	unbekannt	unbekannt	unbekannt	unbekannt	unbekannt	unbekannt
Umesu (essigsaure Würzsoße)		warm	sauer	H	unbekannt	unbekannt	unbekannt	unbekannt	unbekannt	unbekannt
Vanille, echt		neutral	süß	E	wenig	gut	gut	gut	gut	gut
Venusmuschel	E	neutral	salzig	W	wenig	sehr gut	sehr gut	sehr gut	sehr gut	wenig
Vollkornreis	K	neutral	scharf	M	sehr gut	sehr gut	gut	wenig	sehr gut	sehr gut
Wacholderbeere		warm	bitter	F	unbekannt	unbekannt	unbekannt	unbekannt	unbekannt	unbekannt
Wachtel	E	neutral	scharf	M	wenig	sehr gut	sehr gut	sehr gut	sehr gut	wenig
Wachtelbohnen / Pinto-Bohnen	E	neutral	salzig	W	sehr gut	sehr gut	gut	gut	sehr gut	sehr gut
Wakame-Alge		kalt	salzig	W	gut	sehr gut	sehr gut	sehr gut	sehr gut	gut

Nahrungs- oder Genussmittel	Kategorie	Thermik	Geschmack	Element	Sympathikus	A-Balanciert	Parasympathikus	Glykotyp	V-Balanciert	Betatyp
Waldpilze	E/K	neutral	süß	E	gut	sehr gut	sehr gut	sehr gut	sehr gut	nein
Walnuss	F	warm	süß	E	gut	sehr gut	sehr gut	sehr gut	sehr gut	gut
Walnussöl	F	warm	süß	E	wenig	wenig	wenig	wenig	wenig	wenig
Wasabi		warm	scharf	M	sehr gut	gut	wenig	wenig	gut	sehr gut
Wasser, Leitungs-, je nach Qualität		kalt	salzig	W	unbekannt	unbekannt	unbekannt	unbekannt	unbekannt	unbekannt
Wasser, Quell-		kalt	salzig	W	sehr gut	sehr gut	sehr gut	sehr gut	sehr gut	sehr gut
Wasserkastanie	K	neutral	süß	E	sehr gut	sehr gut	gut	wenig	sehr gut	sehr gut
Wassermelone	K	kalt	süß	E	sehr gut	sehr gut	gut	nein	gut	sehr gut
Wein, Rot-		warm	bitter	F	wenig	wenig	wenig	wenig	wenig	wenig
Wein, Weiß-, sauer		erfrischend	sauer	H	wenig	wenig	wenig	wenig	wenig	wenig
Wein, Weiß-, trocken		erfrischend	scharf	M	wenig	wenig	wenig	wenig	wenig	wenig
Weinessig		warm	sauer	H	nein	nein	nein	nein	nein	nein
Weintrauben	K	erfrischend	süß	E	sehr gut	sehr gut	sehr gut	nein	gut	sehr gut
Weiße Bohnen	E	erfrischend	salzig	W	sehr gut	sehr gut	gut	gut	sehr gut	sehr gut
Weiße Rübe	K	neutral	süß	E	gut	sehr gut	sehr gut	wenig	sehr gut	sehr gut
Weißkraut	K	neutral	süß	E	sehr gut	sehr gut	gut	wenig	sehr gut	sehr gut
Weizen	K	erfrischend	sauer	H	sehr gut	sehr gut	gut	wenig	sehr gut	sehr gut
Weizenbier		kalt	sauer	H	wenig	wenig	wenig	wenig	wenig	wenig
Weizenkeimöl	F	erfrischend	süß	E	wenig	wenig	wenig	wenig	wenig	wenig
Wels	E	neutral	salzig	W	gut	gut	gut	gut	gut	wenig
Wermuttee		kalt	bitter	F	unbekannt	unbekannt	unbekannt	unbekannt	unbekannt	unbekannt
Wildreis	K	neutral	scharf	M	sehr gut	sehr gut	gut	gut	sehr gut	sehr gut
Wildschwein	E	warm	scharf	M	nein	sehr gut	sehr gut	sehr gut	sehr gut	nein
Wirsingkohl	K	neutral	süß	E	sehr gut	sehr gut	gut	wenig	sehr gut	sehr gut

Yamswurzel	K	neutra	süß	E	sehr gut	sehr gut	gut	gut	sehr gut	unbekannt
YiYiRen / Hiobstränensamen	K	erfrischend	süß	E	sehr gut	sehr gut	gut	gut	sehr gut	gut
Yogitee		heiß	scharf	M	unbekannt	unbekannt	unbekannt	unbekannt	unbekannt	unbekannt
Ysop		warm	bitter	F	unbekannt	unbekannt	unbekannt	unbekannt	unbekannt	unbekannt
Zander	E	neutral	salzig	W	sehr gut	sehr gut	wenig	wenig	sehr gut	sehr gut
Ziege	E	heiß	bitter	F	wenig	sehr gut	sehr gut	sehr gut	sehr gut	wenig
Ziegenkäse	E	warm	bitter	F	gut	sehr gut	sehr gut	sehr gut	sehr gut	wenig
Ziegenmilch, pasteurisiert, homogenisiert	E	warm	bitter	F	wenig	wenig	wenig	wenig	wenig	wenig
Zimt		heiß	süß	E	sehr gut	gut	gut	sehr gut	gut	sehr gut
Zitrone	K	kalt	sauer	H	gut	wenig	wenig	nein	wenig	gut
Zitronenmelisse		kalt	sauer	H	unbekannt	unbekannt	unbekannt	unbekannt	unbekannt	unbekannt
Zucchini, alle Sorten	K	erfrischend	süß	E	sehr gut	sehr gut	gut	wenig	sehr gut	sehr gut
Zucker, Vollrohr-		neutral	süß	E	wenig	gut	nein	nein	wenig	wenig
Zucker, weiß		kalt	süß	E	nein	nein	nein	nein	nein	nein
Zuckermelone	K	kalt	süß	E	sehr gut	sehr gut	gut	nein	gut	sehr gut
Zuckerrübensirup	K	erfrischend	süß	E	wenig	gut	nein	nein	wenig	wenig
Zwiebel, roh	K	warm	scharf	M	sehr gut	sehr gut	sehr gut	nein	sehr gut	sehr gut

Ernährungsprotokoll

Zeit	Mahlzeit: Was wurde gegessen?	JA	Beurteilung 2-3 Stunden nach der Mahlzeit	NEIN
	Frühstück:	☐	Ich fühle mich satt.	☐
		☐	Ich bin leistungsfähig.	☐
		☐	Ich bin zufrieden.	☐
		☐	Ich bin emotional ausgeglichen.	☐
		☐	____________	☐
	Mittagessen:	☐	Ich fühle mich satt.	☐
		☐	Ich bin leistungsfähig.	☐
		☐	Ich bin zufrieden.	☐
		☐	Ich bin emotional ausgeglichen.	☐
		☐	____________	☐
	Abendessen:	☐	Ich fühle mich satt.	☐
		☐	Ich bin leistungsfähig.	☐
		☐	Ich bin zufrieden.	☐
		☐	Ich bin emotional ausgeglichen.	☐
		☐	____________	☐

Wenn nicht alle Punkte positiv beurteilt wurden, Mahlzeit überprüfen:

- Wurden die Anteile berücksichtigt? (Stimmte das Mengenverhältnis Eiweiß – Fett – Kohlenhydrate?)
- Waren alle Nahrungsmittel günstig oder neutral? (siehe Liste grün und blau)
- Passte die Portionsgröße?
- Passte die Zubereitungsart? (keine Tiefkühlkost, keine Mikrowelle?)
- Passte die Qualität der Nahrungsmittel? (keine industriell verarbeitete Nahrung, keine Lightprodukte oder Fertiggerichte?)

Literaturverzeichnis

Artikel von Bert Ehgartner: *Tödliches Fett,* Zeitschrift Profil vom 31. Januar 2005. S. 86ff.

Bieler Dr. med., Henry: *Richtige Ernähung. Deine beste Medizin,* 3. Auflage 1975, Hermann Bauer Verlag

Brockhaus Lexikon – Enzyklopädie, Ausgabe 1996

Dalai Lama: *Ratschläge des Herzens,* 10. Auflage 2003, Diogenes

EU.L.E.n-Spiegel 4/2008 (www.das-eule.de)

Forschungsinstitut für Wildtierkunde und Ökologie der Veterinärmedizinischen Universität Wien: *„Gesundes" Fett im Wildfleisch,* Artikel der Zeitschrift Weidwerk 12/2004

Gershon, Michael: *„Der kluge Bauch". Die Entdeckung des zweiten Gehirns,* 2001, Goldmann

Gittleman, Ann Louise; Templeton, James; Versace, Candelora: *Ernährung nach dem Stoffwechseltyp,* 2. Auflage 2003, Windpferd Verlag

Grimm, Hans-Ulrich: *Aus Teufels Topf,* 2. Auflage 1999, Klett-Cotta

Grimm, Hans-Ulrich: *Die Ernährungslüge,* 2003, Droemer/Knaur

Grimm, Hans-Ulrich: *Die Suppe lügt,* 1999, Knaur

Heinen, Martha P.: *Kochen und leben mit den Fünf Elementen,* 4. Auflge 2001, Windpferd Verlag

Hessmann-Kosaris, Anita: *Die Blutgruppen-Diät,* 1998, Mosaik Verlag

Horn, Florian; u. a.: *Biochemie des Menschen – Das Lehrbuch für das Medizinstudium,* 2002, 2003, 2. korrigierte Auflage, Georg Thieme Verlag

Jacoby, Bengt: *Die fünf Elemente für gesundes Leben,* 2002, Herder

Kaptchuk, Ted J.: *Das große Buch der chinesischen Medizin,* 2001, Heyne

Königs, Peter: *Kokosfett – Ideal für Genuss, Gesundheit und Gewicht,* 2003, VAK Verlag

Pies, Josef: *Milch – aber natürlich! So gesund ist naturbelassene Milch,* 2005, VAK Verlag

Pschyrembel. Klinisches Wörterbuch, 259. Auflage 2002, de Gryter

Silbernagl, Stefan; Despopoulos, Agamemnon: *Taschenatlas der Physiologie,* 1979, 2003, 6. korrigierte Auflage, Georg Thieme Verlag

Spektrum der Wissenschaft – Dossier *Die Evolution des Menschen,* Dossier-ND 2/2004

Spektrum der Wissenschaft – Dossier *Evolution des Menschen II,* 2004

Temelie, Barbara: *Ernährung nach den Fünf Elementen*, 1999 überarb. u. erw. Auflage, Joy-Verlag

Temelie, Barbara, Trebuth, Beatrice: *Das Fünf Elemente Kochbuch*, 26. Auflage 2002, Joy-Verlag

von Haller, Albert: *Gefährdete Menschheit,* 10. Auflage 2001, Hippokrates

Williams Dr., Roger: *Biochemical Individuality,* 1956, New York, Wiley and Sons

Williams Dr., Roger: *Nutrition against desease,* 1973, New York, Bantam

Wolcott, William; Fahey, Trish: *Essen, was mein Körper braucht,* 3. Auflage 2002, VAK-Verlag

Worm, Nicolai: *Syndrom X oder Ein Mammut auf den Teller!,* 6. Auflage 2002, Systemed

Die Autorinnen

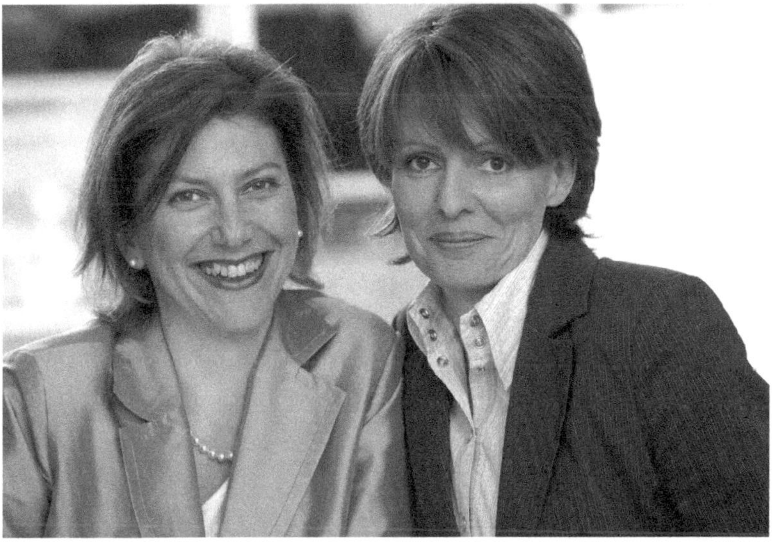

Dr. jur. Karin Stalzer (links) war nach 13-jähriger Erfahrung als Juristin in der Privatwirtschaft von 2001 bis 2021 als Ernährungsberaterin in eigener Praxis tätig. In dieser Zeit hat sie viele Vorträge und Seminare vor allem im deutschen Sprachraum gehalten.

Christina Schnitzler (rechts) arbeitet seit 2001 als Ernährungsberaterin und Epigenetik Coach unter ihrer Marke Qiboli – Iss dich gesund & glücklich vor allem online und in ihrer Praxis in der Wachau. Neben individuellen Beratungen und Webinaren ist sie hauptsächlich in der Weiterbildung für Ernährungs- und Gesundheitsfachleute zum Thema Stoffwechseltypen tätig.

Kontaktadresse:
Ernährungsberatung Christina Schnitzler
3622 Mühldorf, Ottenschlagerstraße 15, +43 664 460 68 10
info@qiboli.com, www.qiboli.com

Rezeptverzeichnis

Rezepte für den Sympathikustyp

Rezepte für den Parasympathikustyp

Rezepte für den Glykotyp

Rezepte für den Betatyp

Rezepte für die Balancierten Stoffwechseltypen
(A-Balanciert und V-Balanciert)

Die superschnellen Frühstücksideen (Übersicht Seite 246)

Weitere Bücher zum Thema Ernährung im BACOPA Verlag

Ulrike von Blarer Zalokar/Rüegg Eve/Fendrich Barbara/Kamb Petra/ Haas Karin

Praxisbuch - Nahrungsmittel und Chinesische Medizin. Wirkungsbeschreibungen und Indikationen der im Westen gebräuchlichen Lebensmittel.

6. Auflage, 376 Seiten, farbige Fotos, inkl. umfangreichen Index mit 64 Seiten, mit 2 Lesebändchen, geb.

ISBN: 9783901618598 € 69,00

Bengt Jacoby

Gesünder leben mit den fünf Elementen. Lebensmittel als Medizin

3. Auflage, 316 Seiten, Grafiken, mit Lesebändchen, geb.

ISBN: 9783902735065 € 19,90

Manuela Heider de Jahnsen

Das große Handbuch der Chinesischen Ernährungslehre Eine Anleitung zur gesunden Lebensgestaltung

427 Seiten, kart., Pb.

ISBN: 9783991140627 € 19,00

Mandl Mike

Du bist, was du isst: Karma a la Carte. Die Ernährungsformel der TCM für deinen Typ

192 Seiten, durchgehend vierfarbig, mit Lesebändchen, Flexopack, geb.

ISBN: 9783991140764 € 24,80

Fehrer Roswitha

Das Fünf Elemente Kochen im Einklang mit Beruf und Haushalt. Eine ausgewählte Rezeptsammlung

4. Auflage, 168 Seiten, mit Lesebändchen, geb.

ISBN: 9783901618765 € 19,90

Hornfeck Susanne/Nelly Ma

Die acht Schätze - Heilernährung aus China

4. Auflage, 192 Seiten, 20 s/w Illustrationen, brosch.

ISBN: 9783991140306 € 19,80

Stalzer Karin/Schnitzler Christina

Was den einen nährt, macht den anderen krank. Fünf-Elemente-Ernährung für jeden Stoffwechsel-Typ

7. Auflage, 328 Seiten, s/w Abb., brosch.

ISBN: 9783991140788 € 19,80

eBook. **Was den einen nährt, macht den anderen krank. Fünf-Elemente-Ernährung für jeden Stoffwechsel-Typ**

ISBN: 9783991140795 € 14,99

Inderbitzin Sascha/Ulrike von Blarer

Die ersten 1000 Tage für Mama, Papa und Kind. Ernährung während der Schwangerschaft und den ersten beiden Babyjahren mit den besten gluten- und milchfreien Rezepten.

128 Seiten, durchgehend vierfarbig, Lesebändchen, geb.

ISBN: 9783991140146 € 24,80

Wintgen Siegfried

Sporternährung aus Sicht der Traditionellen Chinesischen Medizin. Gesundheitsprävention und Leistungsoptimierung mit einer bedarfsorientierten Ernährung

2. Auflage, 196 Seiten, Abb., mit Lesebändchen, geb.

ISBN: 9783901618802 € 19,90

Sprung Albert/Winter Christine

Hausmannskost nach den 5 Elementen

155 Seiten, mit Lesebändchen, geb.

ISBN: 9783902735560 € 19,80

Pieber Elisabeth Hrsg.

Shambhala kocht - genussvoll und bewusst - im Sinne der 5 Elemente Lehre.

84 Seiten, vierfarb. Fotos, mit Lesebändchen, geb.

ISBN: 9783902735225 € 19,90

Harnisch Günter

Nahrungsergänzungsmittel für die Seele bei Schlafproblemen, depressiven Stimmungen, Burnout und mehr

156 Seiten, Lesebändchen, geb.

ISBN: 9783903071513 € 19,80

Herr Wilfried/Herr Ina

Vitalstoff-Medizin

331 Seiten, Tabellen, mit Lesebändchen, geb.

ISBN: 9783902735881 € 29,00

Fehrer Roswitha

Lehrtafel Zuordnung der Nahrungsmittel nach den Fünf Elementen

Plakat, vierfarbig, ca. 35 x 65cm

ISBN: 978390273517 € 8,80

Ploberger Florian

Plakat **Nahrungsmittel mit 83 Abbildungen entsprechend den 5 Elementen**

2. Auflage, ca. 70 x 100 cm inkl. Postklemmschiene und zwei Hängern

ISBN: 9783901618727 € 18,00

Ploberger Florian

Plakat **Nahrungsmittel und Westliche Kräuter mit 224 Abbildungen**

5. Auflage, ca. 70 x 100 cm inkl. Postklemmschiene und zwei Hängern

ISBN: 9783901618734 € 18,00

...

Aus der Traditionellen Europäischen Naturheilkunde TEN/TEM und der indischen Ernährungslehre